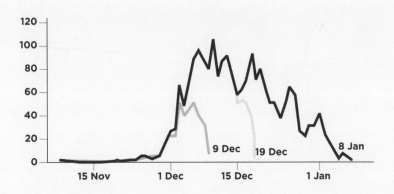

9 Dec   19 Dec   8 Jan

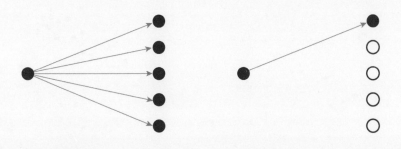

THINKr
新思

新 一 代 人 的 思 想

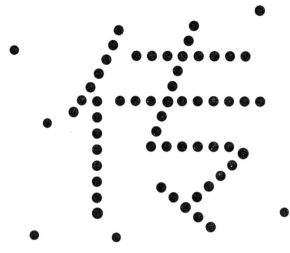

为什么疾病、金融危机和
社会行为会流行？

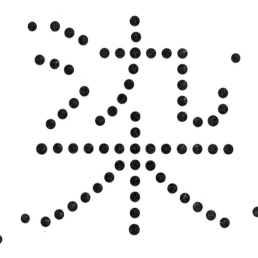

[英] 亚当·库哈尔斯基 ————— 著

谷晓阳 李瞳 王兴伟 王雪萍 ————— 译

中信出版集团 | 北京

图书在版编目（CIP）数据

传染：为什么疾病、金融危机和社会行为会流行？/
（英）亚当·库哈尔斯基著；谷晓阳等译 . -- 北京：中
信出版社 , 2020.10
　　书名原文：The Rules of Contagion: Why Things
Spread - and Why They Stop
　　ISBN 978-7-5217-2198-0

　　Ⅰ . ①传… Ⅱ . ①亚… ②谷… Ⅲ . ①流行病学—研
究方法 Ⅳ . ① R181.2

　　中国版本图书馆 CIP 数据核字 (2020) 第 168079 号

传染——为什么疾病、金融危机和社会行为会流行？

著　者：〔英〕亚当·库哈尔斯基
译　者：谷晓阳　李瞳　王兴伟　王雪萍
出版发行：中信出版集团股份有限公司
　　　　　（北京市朝阳区惠新东街甲 4 号富盛大厦 2 座　邮编　100029）
承 印 者：河北鹏润印刷有限公司

开　本：880mm×1230mm　1/32　印　张：13　字　数：290 千字
版　次：2020 年 10 月第 1 版　印　次：2020 年 10 月第 1 次印刷
京权图字：01-2020-4421
书　号：ISBN 978-7-5217-2198-0
定　价：69.00 元

推荐与赞誉

《传染》一书的故事性很强，涉及从传染病疫情到枪支暴力，从金融危机到虚假消息的传播等各种话题。如果你对流行病学以及各类危机的应对策略感兴趣，那么一定不要错过这本书。

彼得·皮奥

微生物学家、埃博拉病毒发现者

欧盟委员会新型冠状病毒疫情专家顾问团成员

从现代流行病学诞生至今的一百多年间，流行病学的研究方法已经从简单地记录和分析病例的发现地点，发展到结合生命科学、数学、计算机科学等诸多学科的技术手段，来解析疾病的特征并制定防控措施。在《传染》中，作者以传染病疫情和科学发现为脉络，讲述了流行病学的这种发展历程。学科融合也在反向影响其他领域。如今，流行病学方法已经被广泛应用于社会学、犯罪学、经济学以及文化研究等领域。《传染》与其他同类题材图书相比最大的不同，就是介绍了流行病学方法在这些领域的应用。加深对流行病学以及流行病学研究方法的了解，有利于我们做好准备，应对未来的危机。

曾光

中国疾病预防控制中心前首席专家

每当谈到病毒、细菌这样的微生物，我们首先联想到的可能都是各类疾病，尤其是传染病。只有做好防控工作，才可能避免致病微生物引发灾难性的后果，流行病学研究的意义正在于此。但实际上，在人的社会行为中，"传染"可以说无处不在，因为许多社会行为和现象的传播也有类似传染病的特征。在这些领域，流行病学方法也有它的用武之地。《传染》不仅讲述了科学家追溯各类传染病的源头，预测传染病疫情的发展趋势以及制定防控措施的故事，更特别的地方在于使用很大的篇幅介绍了流行病学方法在经济学、传播学以及文化研究等领域的应用。无论是金融危机的爆发和扩散，互联网上的病毒式营销，童话故事的传播和演变，还是家庭暴力和自杀行为的"传染"，《传染》都从流行病学的角度做了详细的介绍和分析。加深对流行病学和流行病学方法的了解，不仅能使我们更好地认识和应对疾病，也有助于我们理解社会。

石正丽

中国科学院武汉病毒研究所研究员、新发传染病研究中心主任每当提到流行病学，我们的脑海中浮现出的几乎总是"疾病""疫情"这样的字眼。但实际上，流行病学研究不仅在帮助我们更有效地应对疾病的挑战，其方法还惠及了社会学、经济学和文化研究等诸多其他领域。除了介绍传染病疫情的防控史和研究外，《传染》的一大特点就是生动地介绍了流行病学方法在许多其他领域的应用，让我们领略到跨学科研究工作的魅力。

薛澜

清华大学苏世民书院院长、公共管理学院教授

传染病的传播、新产品的普及、时尚的流行、金融的风暴、社会行为的模仿，这些事情其实都是网络事件。看起来像是偶然的，其实背后有严格的规律；看起来像是必然的，其实有时候取决于偶然因素。"传染"，是让科学家着迷的现象。亚当·库哈尔斯基这本书告诉我们科学家的精彩探索。为什么这个病毒传播开了那个病毒没事，为什么这个演员火了那个演员没火，这里面大有奥妙。

万维钢

科学作家、"得到"APP《精英日课》专栏作者

随着科技和社会的进步，我们的生活、工作以及旅行方式发生了巨大的变化，人际距离变得越来越短。这使检测、预防和控制可

能暴发的传染病疫情变得越发重要。在《传染》一书中，作者用通俗的语言介绍了流行病学家是如何采集流行病学数据，解析疫情的特征，追溯其源头，并制定防控措施的。更难能可贵的是，作者还把话题拓展到了其他领域，使读者注意到流行病学方法在其他学科中发挥的重大作用。

周程

北京大学医学人文研究院院长

《传染》深入浅出地以历史角度来讲述流行病研究的各个过程，介绍了各种数学模型，深刻地揭示了数学模型背后的原理，但又避开了晦涩难懂的数学公式，是我读过的一本难得的科普入门好书。

吴晔

北京师范大学新闻传播学院教授

近年来，重大传染病疫情不断，对于传染病基本知识的了解正成为公众科学素养的一环。这本书作者在塞卡、埃博拉和新冠等传染病的建模与分析方面成绩突出，书中选题视角独特，通俗易懂，富有启发性。

高道舟
上海师范大学数理学院教授

各国的政策制定者都需要了解《传染》中介绍的疾病传播模型，媒体上那些空谈流行病学的人也应该读一读这本书。《传染》适时地提醒了我们疾病模型的重要性，没有这些模型，我们在抗击新型冠状病毒的过程中面临的困难将会大得多。

医学期刊《柳叶刀》

在今天的许多国家，流行病学家的工作正影响着人们的自由和日常生活。在新型冠状病毒疫情期间，这些模型研究者分析和预测旅行禁令、社交隔离以及居家政策如何改变疫情的发展趋势。《传染》介绍了这门至关重要的科学的历史，以及它在预测从疾病到假新闻的一切传播中起的中心作用。

《经济学人》

从冠状病毒到电脑病毒，从金融危机到虚假新闻，传染背后的数学规律非常相似。如果你想推广一个产品或者传播一条政治信息，你会希望它的 R 值越大越好；如果你想遏制一种病毒（无论是生物病毒还是电脑病毒）的扩散，你会希望它的 R 值越小越好。《传染》汇总了各个领域的科学认知，介绍了事物传播的方式以及如何遏制（或者促进）它们的传播。

《金融时报》

很多读者都听说过疾病的数学模型和 R 值。《传染》的作者亚当·库哈尔斯基认为，R 值是理解"传染的法则"的关键。这些法则不仅适用于生物传染，也适用于金融危机中的恐慌、枪支犯罪、"冰桶挑战"等社会传染。

《纽约时报》

肥胖、吸烟，甚至孤独也能传染。这本书介绍了金融危机、持刀犯罪等现象中的传染，以及如何借用公共卫生领域的方法来消灭这些问题，或者减缓这些问题的传播。

《卫报》

亚当·库哈尔斯基的新书《传染》介绍了如何将数据和模型应用于生活中的各个领域。这些方法可以被用于预测恐慌如何在全球金融系统中扩散，也可以被用于预测虚假信息如何在脸书上传播。

《连线》杂志

目录

CONTENTS

2003 年，SARS（严重急性呼吸综合征）肆虐，刚加入华大不到一年的我，毫不犹豫地投身到抗击非典的战"疫"中。在疫情高发期，华大用 36 个小时就测出了 4 株 SARS 病毒的序列，用 96 个小时做出了 SARS 病毒酶联免疫试剂盒。为了尽快量产试剂盒，我连续在电脑前奋战了几十个小时，完成了数百页的研发和注册材料。最终，在试剂盒顺利通过药监局的审批后，我和同事代表华大向全国防治非典型肺炎指挥部捐赠了加急生产出的 30 万人份的试剂盒。

17 年后，恰逢抗击新型冠状病毒疫情，华大又是首个成功研制出核酸 RT-PCR（逆转录聚合酶链反应）和测序诊断试剂并率先获国药总局批准的机构。我和我的数千名同事在各地一线勠力同心，日夜奋战，以最快的速度协助各地疾控系统完成病毒核酸检测以解疫情之急。

　　和《传染》的作者亚当·库哈尔斯基一样，经过对这几次大型传染病的研究，我非常认同他的观点：清楚传染病的特征，分析传播模型和数据，追溯传染病的源头，这些都对传染病的预防和控制至关重要。作为一名投身生命科学领域20多年的科研工作者，我一直认为，生命的本质是化学，化学的本质是物理，物理的本质用数学来描述。

　　早在数千年前，儒家思想便提到"格物致知"，在科技高速发展的今天，"格物"的能力尤为重要，正如工具决定论之于大科学时代的重要性。在某些时候，"学会数理化，走遍天下都不怕"这句俗话不无道理。数学思维能帮助我们更好地理解事件背后的驱动力和隐藏的规律。以此次新冠疫情为例，面对未知的病毒，建立有效的病毒传播模型，能为公共卫生防疫提供不少颇具参考性的建议。

　　中国能够在短期内有效控制疫情，政府和社会的有效组织肯定是关键的因素，但从根本上讲，工具和数学思维起到了非常重要的作用。科学家们基于国产高通量测序仪，在疫情初期快速确定传染病毒（只用了2周时间，相比SARS的6个月快了很多），了解病毒的传播方式和途径，并利用大数据对潜在高危人群、潜在风险人群进行精准排查、预防和监测，有效控制"核心人群"，阻断传染路径。他们还通过建立有效的模型来寻找疾病传播的规律，预测疾病传播的走向，并结合社会、政治、自然等因素，在不同的传播阶段采取不同的防控措施。

　　作者善于通过传染病在人类中传播的规律思考社会问题，在西非埃博拉病毒、南美塞卡病毒等疫情中的丰富经历，使他不仅对传染病的传播规律有深刻的研究和认识；还可以用生动的故事和案例，讲述对于把流行病学方法应用于经济学、社会学、传播学等其他学科领域的见解和思考，最后，又能娴熟地将在这一系列社会现象中总结出的规律反过来用于启发疾病的研究。

正如书中所讲的那样，数据或模型仅仅是一种解决问题的科技手段或方法，无论科技有多发达，疫情防控仍需要我们长期致力于解决政治上或者其他更多层面较为复杂的多维度问题。截至目前，新冠疫情在海外还处于持续传播的过程中，而且很可能会与人类长期共存。新冠肺炎不是第一个大流行的疾病，人类也不是第一次与病毒或其他微生物战斗。

但对于和微生物共存的关系而言，人类还处于一个非常低级的阶段。毕竟，微生物已经在地球上生存了几十亿年，而人类成为地球霸主不过万年的时间，放在地球亿万年尺度的背景来看，只是短短一瞬。但从种群的角度讲，人类几乎扛住了每一场和微生物的竞争，无论是打平还是惨胜。

对于病毒，人类还真的"赢下了"一部分穷凶极恶的对手，比如用疫苗使天花灭种，比如用抗病毒药物对丙型肝炎病毒"赶尽杀绝"。

而对于细菌，人类至今还没有赢下任何一个对手，虽然在抗生素发展的巅峰时期，人类曾经不止一次认为即将大获全胜。但今天，我们更多看到的是一大批多重耐药甚至全耐药细菌的肆虐。

对于寄生虫，人类主要是通过公共卫生预防的方式来对抗，比如对抗包虫或者血吸虫。迄今为止，我们还未能成功开发出一款人用寄生虫疫苗，要知道即使是小小的疟原虫，每年依然可以引起超过 2 亿人次的疟疾，造成超过 50 万人死亡。

不过，大家也不必恐慌，在没有光学显微镜时，我们看不到细菌；在没有电子显微镜时，我们看不到病毒；在没有基因测序仪时，我们也不可能在短短数周内锁定新冠肺炎的元凶；在没有有效的流行病学模型时，我们也无法短期内控制病毒的传播。魔高一尺之时，道也必高一丈……如此循环。

引用书中的一句话："最好的数学模型未必是致力于对未来做出准确预测的模型。重要的是它能否揭示我们的理解与现实状况的差距。"了解对手并未雨绸缪，学会与之和谐共处，会让我们面对危机时更加从容。

尹烨

华大基因 CEO、《生命密码》系列作者

感冒、艾滋病、肥胖、孤独、打哈欠、大笑、暴力行为、犯罪、骚乱、自杀、金融危机、谣言、童话、网络模因（online meme）、政治态度、政治参与、社会运动、"冰桶挑战"、计算机病毒（这个单子还可以继续列下去），它们有什么共同之处？

答案是它们都可以传播，或者更聚焦一些，用《传染》这本书使用的概念，它们都可以"传染"。

在普通人的字典里，传播是信息的传递或共享，上述大部分现象并不涉及信息的流动，为什么可以将其称为"传播"？其实回到"communication"一词的源头，最初它就包括观念的传递和物的交通两个含义。媒介不仅传送符号和思想，也传送物质与能量，因此无论是信息的传播，还是病毒的传播，都属于一个更大的传播范畴。

传染是传播中的特殊形态，它涉及包括非人在内的社会行动者之间的相互影响。"influenza"（流感）这个词在意大利语中就是"影响"的意思，只不过当时的人们认为这是星象的影响。本书的目的是通过研究生活中各个领域的事件的传播，找出事件传播背后客观的驱动力和暴发模式背后的动因。作者亚当·库哈尔斯基是一位传染病和流行病研究专家，尤其精于使用数学模型研究传染病和社会行为的暴发与传播。他希望把传染病学的研究方法和思路推广到更为复杂的人类社会。

这样一种思路我们并不陌生，从马尔萨斯的人口理论、社会达尔文主义，到信息论、控制论，将自然科学中的概念或者数学模型应用于社会解释的做法层出不穷，甚至在有些专业领域已经成为不容怀疑的惯例与常识。但这种做法也常因为忽略社会与自然的差异，遭到人文社科学者的抵制。

自然世界与人类社会的二分法是启蒙时代以后的产物。法国社会学家拉图尔认为，这是一次人为制造的大分裂。通过纯化，两个世界分别建立起自己的标准，修建壕沟与城墙，将彼此分隔开。但研究科学史和科学哲学的学者发现，所谓科学独立于人类社会的看法，只是一种幻象，科学家对自然世界的看法同样受到了人类世界价值观与秩序的影响。维柯很早就发现了这一问题，人对世界的许多观念其实是人类身体的投射，这体现在我们的词语中，比如山有"顶""腰""脚"，壶有"嘴"，杯子有"口"，梳子有"齿"，果实有"肉"和"皮"，"腹"地，中"心"，等等。

莱考夫等现代认知语言学家也发现，语言中的基本范畴，如上下，就源自身体的感受，因为只有在地球上才有上下，在太空中不会有这种感觉。由于地球引力的作用，向上比向下更困难，所以

"上"被赋予了积极的价值含义，比如"天天向上""步步高升"。除此以外，里外、前后左右、运动的方向、分类的基本层次以及颜色等概念无不来自人身体感官在客观世界的投射。

除了这些基本范畴，人类还把社会的价值观、秩序观移植到对世界的认识上。比如涂尔干、莫斯舅甥对原始分类起源的研究就认为，将事物划分成不同种属的"分类"观念其实也是原始部落对世界秩序想象的产物：为了争夺利益，划分势力范围，他们建立起不同的动物图腾崇拜，彼此区分。这一观念逐渐深入到了日常生活中。

英国爱丁堡学派研究科学史的夏平与谢弗发现，波义耳和霍布斯虽然一个是物理学家，一个是政治学家，但他们都同时具有一套科学理论和一套政治理论。波义耳的科学研究中渗透着政治的价值观，而霍布斯的国家理论中也包含着对自然世界的理解。

换句话说，自然与社会的大分裂，以及后来两个世界的纯化也是一种社会建构。打破这种简单固化的分类，将自然与社会作为整体加以考察，是《传染》这本书的一大特色。不过打破壁垒只是第一步。第二步是如何超越自然-社会二分法，以新的视角思考作为传播的"传染"，以及这种视角何以成为可能。

美国传播学者埃利休·卡茨曾基于影响者和被影响者是否知晓影响发生，将人际社会影响分为说服、操纵、模仿和传染四类。如果影响者和被影响者都不知道自己处在一种影响与被影响的关系中，甚至被影响者还会反过来影响影响者（比如体育比赛现场或者骚乱），那么这种影响就可以称为"传染"。显然，本书中的"传染"概念要比传播学所定义的"传染"更广，包括了上述这四种类型。这里的"传染"几乎等于传播。其中确实也讨论了诸如政治说服、传言（中文中无恶意的、不知源头的信息，相当于英语中的"rumor"）、谣言（中文中一般是指有恶意的信息，相当于英语中的"disinformation"）、错误信息（misinformation）、社交媒体上热门文章的扩散等传播现象。

随着技术的变化，传播或者"传染"概念也发生了变化。即使是无意的人际病毒传播，也由于加速社会的来临以及时间与空间的压缩而呈现出新的特征。另一方面，新闻和传言获取速度的加快也让防疫工作变得复杂起来。新型冠状病毒疫情的全球暴发就是一个绝佳的例子，这和交通工具发达以及社会流动性增加密不可分。充满矛盾的社会恐慌与积极行动相伴而生，这和社交媒体有必然的联系。这反过来让我们意识到只关注信息（尤其是大众传播信息）的传统"传播"概念曾经遮蔽了很多值得关注的问题。我们熟悉的大众传播这种等级制的、依赖固定网络的传播，可能只是传播中的特例，而像病毒、传言、暴力、童话、计算机病毒这样的传播也许才是更典型的传播。它们沿着不断生成的、横向延伸的、由人和非人行动者共同构成的网络扩散或暴发。和流俗的看法相反，网络、关系、传染是传播的结果，而不是传播的前提。

条条大路通罗马。本书的作者库哈尔斯基从传染病学出发，重新"发明"了一次传播学，帮助我们在更一般的意义上重新理解何为传播。近年来像网络大数据、物流、金融、政务管理等领域经常发生类似重新发明传播学的现象。这从侧面说明一个超越信息、符号和物质的更一般的"传播"概念已经出现在地平线上。

概念是容易把人引向别处的路标。前人的研究中，对于本书所讲的"传染"现象已有涉及，只不过用了不同的概念。比如创新扩散理论的提出者埃弗雷特·罗杰斯使用了"扩散"的概念来描述这一过程。他的书中把传染病视为一种"创新"。这本书也吸收了罗杰斯的创新扩散 S 曲线理论及扩散阶段理论。法国 19 世纪的社会学家加布里埃尔·塔尔德把这一社会过程称为"模仿"。卡茨曾戏称，如果塔尔德当时使用"传播"这个概念，那么传播学的发明权就会归塔尔德所有。畅销书作家马尔科姆·格拉德威尔则用"流行"和"引爆点"（tipping point）来说明本书中的"传染"和暴发。当然，格拉德威尔那本《引爆点》基本上是将罗杰斯的创新扩散理论中的概念改头换面、重新排列组合而成，原创性要弱很多。另一个描述群体传染的"名著"则是法国勒庞的《乌合之众》。在这本充满争议的书中，他用泰纳的历史学、催眠术、民族心理以及民科级别的心理学和生物学知识拼凑出了一个极易受心理暗示"传染"的集群（crowd）理论，并将其推而广之，认为人人皆属乌合之众，人类社会进入了大写的集群时代。

《传染》一书吸收了罗杰斯和格拉德威尔的上述观点，但不同的是，这本书是基于传染病学的理论和数学模型，关注重点是事件的暴发，目的是提出一个具有普适性的理论模型。至于作者是否成功，相信读过这本书的人自有结论。

这本书使用了罗纳德·罗斯的理论，将事件分成两类。第一类事件在对人的影响上是相互独立的，这类事件发生在你身上后，并不会增加或降低随后发生在其他人身上的概率。根据罗斯的观点，这类事件包括没有传染性的疾病、事故、离婚等。另一类是依存事件，某一事件发生在一个人身上的概率取决于目前有多少其他人受到了该事件的影响，比如传染病的传染。

这两类事件的"传染"具有不同的动力。前者是单个独立事件的简单相加，后者更具有动态性。但是研究也发现，其实前一分类所说的独立事件也很难独立。比如本书提到的 2007 年尼古拉斯·克里斯塔基斯医生和社会学家詹姆斯·福勒的一项研究发现，肥胖可能在朋友之间传播，还可能会在社交网络引发连锁反应，潜在地影响朋友的朋友，以及朋友的朋友的朋友。同一社交网络中的其他几种现象，包括吸烟、幸福、离婚和孤独也具有"传染性"。但如何解释上述现象中的因果关系却存在争议。社会濡染、同类相聚和共同的环境这三种解释，很难确定哪一个才是正确的。

上述现象是通过经验数据发现的，属于从果倒推因，如果不做实地实验，很难确定其因果关系。这种做法与本书作者投身的数学模型预测不同。数学模型更理想化，适合研究对每个个体的动力机制高度相似的"传染"现象，比如用再生数 R 就可以比较准确地预测病毒的传染。但如果"传染"动力在个体身上的表现大相径庭，统一的模型就难以建立。即使能够建立，我们也很难搞清楚其具体机制，不能判断该模式是偶然的还是必然的，本书中提到的自杀、暴力、童话、社交平台爆款文就是这一类事件。

这本书提到了一个有趣的现象：打哈欠虽然具有"传染性"，但婴幼儿似乎不会被父母的哈欠"传染"。实验表明，孩子直到 4 岁后，才会对哈欠"易感"。这是否说明打哈欠、发笑和其他一些情绪反应是哲学家梅洛-庞蒂所说的"身体场"的反应，既不是纯粹生理的，也不是纯粹心理的？类似的还有马克·布洛赫在《国王的神迹》里提到的国王触摸治病，以及气功师的发功、仪式中的兴奋等现象。人类学家兰德尔·柯林斯在他的互动仪式链理论里提到身体在场、参与者的相互"凝视"和关注是造成群体情感"传染"的主要原因。

在这些例子中，"媒介"不再是用具或者具象的客体（如病毒），而是身体、社会感知、具有社会意义的姿态等。媒介和扩散机制的多样性、建构性使传染模型在解释复杂传播现象时显得力不从心。

本书作者显然已经意识到问题的复杂性，因此尽管借鉴了传染病学的数学模型思维，但并没有表现出强烈的"数学模型沙文主义"，非常难得地在本书中跨越学科，对"传染"的社会过程做了大量研究工作，打开了一个思考超越自然与社会二分法的事件传播的新空间。不过更重要的问题是在什么基础上重建这个新的"传染理论"或"传播理论"。单纯用数学模型或者单纯用社会的理论来解释自然-社会现象还不是真正的融合。要提出超越性的理论，还需要数学家、传染病学家等来自传统自然科学领域的专家和哲学家、社会学家、政治学家、心理学家、传播学领域的学者等来自传统社会科学领域的专家进行更深入的对话与讨论。

刘海龙
中国人民大学新闻学院教授

献给艾米丽

几年前，我曾不经意间引发一次小规模传谣。那天，在上班的路上，一位在科技公司工作的朋友发给我一张新闻配图，图上一伙人戴着套头露脸帽，弓身在桌前。我俩之前曾开玩笑说，现在关于电脑黑客的新闻报道里，经常放一些把人刻画得十分邪恶的照片。但这张以网上黑市为主题的配图却更进了一步：除了套头露脸帽，图上还有一堆毒品和一个没穿裤子的男人。这看起来太离奇了，让人无法理解。

我决定把它发到推特上。我说，"这张配图在很多方面与众不同"，并将图中所有的诡异之处都指了出来。[1] 网友们很赞同我的看法，几分钟之内便有好几十人转发了我的推文并点"赞"，其中包括几名记者。然而，正当我好奇究竟有多少人会看到这条推文时，有网友指出我犯了一个错误。这压根不是一张新闻配图，而是一部讲述在社交媒体上进行毒品交易的纪录片里的截图。这样看来，我之前觉得诡异的地方就合理多了（除了不穿裤子这点以外）。

我觉得有点儿尴尬，赶紧发了更正帖，大家的兴趣这才渐渐消退。但在这么短的时间里，已经有接近5万人看了我的推文。因为我的工作和分析疾病的暴发有关，我当时便对此事充满了好奇。为什么我的推文会在一开始的时候传播得那么快？更正帖真的降低了原帖的热度吗？如果大家再晚一些发现这个错误的话，将会是怎样的一种情况？

诸如此类的问题在各个领域都会出现。一提到传染，我们通常会想到传染病或者疯传的网络内容。但实际上传染暴发的形式很多，既可能像恶意软件、暴力行为或金融危机那样带来危害，也可能像创新活动或文化那样带来好处。有的暴发是以病原体或电脑病毒等有形的形式出现的，有的则是以抽象的观点和信念的形式出现的。暴发有的时候发展迅速，有的时候则需要较长的时间。有的暴发呈现的模式超乎想象，能引起人们的兴奋、好奇甚至恐惧。那么，为什么各种暴发的发生和消退会表现出不同的模式呢？

第一次世界大战爆发一年半之后，人类遇到了一种新的威胁。当时德军正在法国发动"春季攻势"，而在大西洋的对岸，美国堪萨斯州繁忙的芬斯顿军营（Camp Funston）里却不断有人死去。引发死亡的是一种新型流感病毒，这种病毒很可能是从附近农场的动物传给人的。在1918年和1919年两年里，这场疫情演变成了全球大流行，并导致超过5 000万人死亡，其最终导致的死亡人数则是"一战"死亡人数的两倍。[2]

在接下来的一个世纪里，会出现4次全球性流感大流行。人们不禁要问，下一次的流感暴发会是什么样子？不幸的是，这个问题很难回答，因为之前的几次流感大流行彼此间都略有不同：不仅病毒株不同，而且疫情在有的地方严重一些，在有的地方轻微一些。事实上，我所在的领域有一句名言："就算你见识过一次全球大暴发，那你也仅仅是了解这一次全球大暴发而已。"[3]

不管是研究疾病传播、网络趋势还是其他事物，我们都面临一个同样的问题：某一次暴发并不一定与其他暴发相同。我们需要找到一种方法来区分特定暴发的特点与驱动传播的基本原埋。这种方法要超越简单的解释，揭示暴发模式背后的关键信息。

这便是我写作本书的目的。在本书中，通过研究生活中各个领域事件的传播，我们将找出事件传播的驱动力和暴发模式形成的原因。接着，我们会找出表面上毫不相干的问题之间的联系：从银行危机、枪支暴力、虚假新闻，到疾病演化、阿片类药物成瘾和社会不平等。除了阐释有助于应对疫情暴发的观点外，我们还会涉及一些不同寻常的情景，这些情景正在改变我们对感染、信仰和行为模式的看法。

我们先来看看一场疫情暴发的趋势。当得知新的疫情暴发后，疾病研究人员首先要做的便是画出疫情的流行曲线，以此来呈现病例数量随时间变化的情况。虽然不同疫情的曲线形状不尽相同，但它们通常都会包含 4 个主要阶段：散发期（spark）、扩散

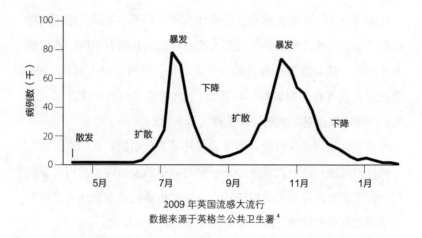

2009 年英国流感大流行
数据来源于英格兰公共卫生署[4]

期（growth）、暴发期（peak）、下降期（decline）。* 在很多案例中，这几个阶段可能会多次出现。以 2009 年的猪流感为例，疫情于 4 月到达英国，在初夏迅速发展，并在 7 月达到峰值。疫情随后继续发展，并在 10 月下旬再次达到高峰（后续章节会再次提到这个案例）。

虽然疫情有不同的阶段，但我们经常将关注的重点放在散发期上。人们想要了解一场疫情为什么会迅速发展，是如何开始的，责任又在谁。暴发过后，总有人会想出各种解释和说辞，就好像疫情

---

* 传染病流行一般分为传入期、扩散期、暴发流行期、下降期和终止期 5 个阶段。作者这里除了未包含最后一个阶段外，其余 4 个阶段与此基本一致。这种分法可能与作者通过数学模型研究传染病暴发的动力学有一定关系，以 2020 年新冠疫情为例，就有模型研究者采用与作者类似的标准将其流行分为 4 个阶段（分别为 index stage、takeoff stage、exponential stage 和 decline stage，见：https://www.medrxiv.org/content/10.1101/2020.03.17.20037481v1）。平衡各方面的考虑，本书中文版将这 4 个阶段分别翻译为"散发期""扩散期""暴发期""下降期"。——译者注

是不可避免的，并且还会以相同的方式再次发生一样。但如果只是将流行病或流行趋势的特点简单地罗列出来，我们并不能对暴发的机制形成全面深入的理解。大多数事物并不会成功经历散发期：每当有一种流感病毒成功从动物传到人身上并引发全球大流行，就有数百万种病毒没能成功感染人类；每一条火爆的推文背后，肯定会有更多的推文被淹没在网络信息的海洋中。

即使真的出现疫情，这也仅仅是开始。我们可以试着画出某场暴发（可以是疾病暴发，也可以是某个新观点的传播）的发展趋势，然后回答以下几个问题：这场暴发的发展速度有多快？为什么会这么快？何时会到达顶峰？只会出现一个顶峰吗？下降期会持续多久？

我们不仅需要评估会不会出现暴发，还需要考虑如何对暴发进行测量和预测。以 2014 年西非的埃博拉疫情为例，该病从几内亚传到塞拉利昂和利比里亚之后，病例数量急剧上升。我的团队的分析显示，在疫情最严重的地区，发病人数每两周就会增加一倍。[5] 这意味着，如果现在有 100 个病人，14 天以后患病人数将超过 200 人，一个月后将会达到 400 人。因此，卫生部门需要快速响应：应对疫情花的时间越长，所付出的防控代价就会越大。本质上讲，马上开设一家新的治疗中心的效果与一个月后开四家的效果相同。

有些暴发发展得甚至更快。2017 年 5 月，WannaCry 电脑病毒袭击了全球很多计算机，其中包括英国国民医疗服务系统（National Health Service，缩写为 NHS）。在该病毒暴发早期，被攻击的计算机的数量几乎每小时增长一倍，最终导致 150 个国家超过 20 万台计算机受到影响。[6] 其他类型的技术传播则需要更长的时间。20 世纪 80 年代录像机刚流行时，拥有量大约每 480 天才会翻一倍。[7]

除了速度外，还有规模的问题：较快的传播并不一定能引发大规模的全面暴发。那到底是什么导致"疫情"*达到高峰的呢？高峰过后又会怎样？这个问题对金融、政治、技术和医疗等很多行业都有影响。然而，不同的人对暴发可能会持不同的态度。我的研究目标是阻止疾病传播，而我妻子在广告行业工作，她希望尽力将观点和信息传播出去。虽然不同的人的出发点不尽相同，但我们可以借鉴其他领域的观点，帮助我们对不同行业中的传播现象进行衡量和比较。在接下来的章节中，我们会明白为什么金融危机会与性传染病的传播类似，为什么疾病研究人员会轻而易举地预测"冰桶挑战"这类活动的发展趋势，以及根除天花的思路是如何帮助我们减少枪支暴力的。我们还将讨论采用何种策略来减缓疾病的传播或者改善营销的效果。

近年来，我们对传染的理解取得了突飞猛进的发展，而且这种理解并不限于我所在的疾病研究领域。在获取了详细的社交互动数据后，研究者发现了信息是如何获取更强的说服力和可分享性的，为什么像 2009 年流感这样的全球流行病能够不断传播蔓延，远方朋友之间的小圈子如何帮助或阻碍某些观点迅速传播。同时，我们对谣言的出现和传播也有了更深的了解，知道了为什么有的暴发比其他暴发更难以解释，以及网络算法是如何影响我们的生活，侵入

---

* 本书中介绍的暴发并不都是疾病，还有谣言等其他形式，但其传播特点又与疫情传播有相似之处，中文版在必要的地方加引号以示区别。——译者注

我们的隐私的。

正因为如此，传染病学的很多观念正在帮助我们解决许多其他领域的威胁。例如，各国的中央银行正在利用传染病学方法阻止未来发生金融危机，科技公司也在制作新的防御系统以对抗有害软件。在这一过程中，研究人员对长时间以来人们关于疫情暴发机制的认识发起了挑战。谈到传染，历史告诉我们，我们对传染病传播途径的理解并不总是与现实情况相吻合。比如，在中世纪，人们将疫情的零星暴发归因于星象的影响，"influenza"（流感）这个词在意大利语中便是"影响"的意思。[8]

很多流传很广的疫情解释不断地被科学发现所否定。本书的目的是揭开和传染有关的疑云，告诉大家如何避免被一些简单的传闻所蛊惑，如何避免采取无效的应对方式。虽然科学家在传染领域的研究取得了很多进步，但媒体对暴发的报道仍然非常含糊：一般只会报道某种病有传染性或者某事物正在疯传，但我们很少知道为什么它们的增长势头那么快（或者那么慢），其达到峰值的原因是什么，以及如果再次发生会怎样。不管是对观点和创新的传播感兴趣，还是对控制病毒和遏制暴力感兴趣，我们都需要弄清楚这些东西传播背后的原因是什么。有时候，这意味着重新审视我们目前对传染所持的所有看法。

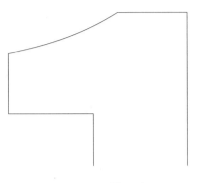

第 1 章

蚊子定理
用模型思维破译疾病传染

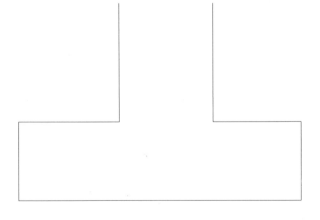

　　三岁那年，我丧失了走路的能力。症状是逐渐出现的：有的时候，站起来会有点儿困难；有的时候，又缺乏平衡能力。但病情后来迅速恶化，稍微走几步都很困难，几乎无法上下坡和走楼梯。1990年4月一个星期五的下午，父母带我去巴斯市的皇家联合医院看腿。第二天早上，一名神经科医生就接诊了我。刚开始，医生怀疑是脊柱长了肿瘤，因此给我做了几天检查：拍X光片、验血、神经刺激，甚至还做了腰椎穿刺，抽取了脑脊液。最终的诊断结果排除了肿瘤，确诊为一种名叫"吉兰-巴雷综合征"（Guillain-Barré Syndrome，缩写为GBS）的罕见病。这种病因法国神经病学家乔治·吉兰（Georges Guillain）和让·亚历山大·巴雷（Jean Alexandre Barré）得名，是一种由免疫系统功能紊乱引起的疾病。免疫系统没能保护我的身体，反而掉转矛头开始攻击神经，引发瘫痪。

正如法国作家大仲马所说，有时候人类智慧的要义就体现在"等待和希望"这两个词上。[1]于我而言，"等待和希望"便是医生开给我的药方。由于没有可以用来测试小孩子的小型家用设备，医生给了我父母一个派对上用的多彩喇叭 *，来检测我的呼吸力度。如果哪天我无法将喇叭吹开，就说明瘫痪已经蔓延到了负责吸气的肌肉上了。

我有一张那个时候的照片。照片里的我坐在祖父的大腿上，而他则坐在轮椅里。祖父 25 岁那年在印度感染了天花，自那以后就不能走路了。从我能记事起他就是如此。由于双腿不听使唤，他总是用一对粗壮的胳膊移动轮椅。在我患病期间，与祖父在一起的经历让我不至于对自己的新处境感到完全陌生。但我和祖父的情况也不尽相同：两种病虽然症状相同，但天花带来的残疾是永久性的，而吉兰-巴雷综合征尽管让人痛苦，却通常是暂时性的。

因此，父母和我都耐心等待，希望病情好转。那只喇叭一如既往地展开，而我也开始了漫长的康复过程。我父母告诉我，吉兰-巴雷综合征的英文缩写是 GBS，这在英语里代表"慢慢好起来"†的意思。12 个月以后，我能走路了；又过了 12 个月，我能跑起来了。尽管如此，在后来的几年里，我的平衡能力还是有些问题。

随着症状的消失，我对这段过往的记忆也越来越模糊，仿佛这些事发生在遥远的过去，属于另外一段人生。我已记不清每次打针

---

* 多彩喇叭又叫吹卷笛，吹气时会展开并发出声音。——译者注
† "慢慢好起来"（Getting Better Slowly）的英文首字母缩写也是 GBS。——译者注

前父母拿巧克力哄我的场景。之后不久，哪怕是不打针的时候，我也不愿意吃巧克力，生怕吃了之后会给我打针。小学时和同学们玩"贴标签"游戏的记忆也早已远去，那时候我腿脚不好，总是追不上大家，所以我总得扮演追人的角色。患病之后的 25 年里，我从未跟别人提过吉兰-巴雷综合征。之后我念完了高中，考上了大学，获得了博士学位。吉兰-巴雷综合征这种病太罕见了，没有办法和人聊，没人知道吉兰是啥，巴雷又是谁。在那之后，我从未与人分享过我患病的故事，对于我来说，故事似乎已经结束了。

然而，故事并未就此结束。2015 年我在斐济首都苏瓦再次遭遇了吉兰-巴雷综合征，但这一次却是以专业人士的身份遇上的。那年我正好到苏瓦去调查当地不久前发生的登革热疫情。[2] 登革热是蚊媒传染病，病毒经蚊子传播，时不时会出现在斐济这样的岛屿上。虽然登革热的症状通常很轻微，但严重时也会引发高烧，甚至住院。2014 年初的几个月里，斐济有超过 25 000 人因疑似感染登革热而到医疗机构就诊，给医疗系统造成了沉重的负担。

说起斐济首都苏瓦，如果你脑中浮现的是阳光沙滩与海景办公室，那就大错特错了。与景区遍布的斐济西部不同，苏瓦是位于斐济主岛维提岛东南部的一个港口城市。该市的两条主路沿半岛两岸向南延伸并相连，像一块马蹄形的磁铁，中间区域经常下雨。有熟悉英国天气的当地人开玩笑说，斐济会让我有种回到英国老家的感觉。

另一个让我有"回家"感觉的原因很快也会出现，这个原因会勾起我更久远的记忆。在一次介绍会上，一位来自世界卫生组织的同事提到太平洋诸岛上最近不断有人患上吉兰-巴雷综合征。这太不寻常了。通常，每十万人中每年只会出现 1 ~ 2 例吉兰-巴雷综合征，但在太平洋诸岛的一些地区，却出现了十几甚至几十例之多。[3]

没人找出过我患吉兰-巴雷综合征的原因。据说这种病与流感、肺炎或者其他一些疾病存在关联性，[4]因此有时患这些病后会继发吉兰-巴雷综合征。但也有很多病例并没有明确的诱因。我的发病只是一个噪点，是人类健康宏图里的一个偶然事件。但 2014—2015 年该病在太平洋诸岛的暴发却是一个信号，拉美地区不久后出现的新生儿缺陷潮也是如此。

隐藏在这些信号背后的是寨卡病毒。这种病毒因乌干达南部的寨卡森林得名。寨卡病毒是登革热病毒的"近亲"，1947 年在寨卡森林的蚊子体内首次被发现。在当地语言中，"寨卡"是"过度生长"的意思。[5]正如这个名字描述的那样，寨卡病毒后来从乌干达传播到了塔希提岛、里约热内卢以及其他更遥远的地方。2014 年和 2015 年在太平洋诸岛和拉丁美洲出现的这些信号会逐渐变得更加清晰。研究人员发现了越来越多的证据，证明寨卡病毒感染与神经系统疾病存在关联，而且除了吉兰-巴雷综合征外，寨卡病毒还能引发孕期并发症。最令人担心的并发症是小头畸形：患儿的脑小于正常儿童，颅骨因此也比同龄人小。[6]这种病会导致一系列严重的健康问题，包括癫痫和智力障碍。

2016 年 2 月，由于担心寨卡病毒可能导致新生儿小头畸形，[7]世界卫生组织宣布寨卡病毒疫情为"国际关注的突发公共卫生事件"（缩写为 PHEIC）。早期的研究发现，每 100 个孕期感染寨卡病毒的病例中，会有 1 ~ 20 名患有小头畸形的婴儿出生。[8]虽然后来小头畸形成了人们对寨卡病毒的最大担忧，但最先引起卫生部门和我个人对寨卡病毒关注的是吉兰-巴雷综合征。2015年，我坐在苏瓦的临时办公室里，突然意识到，虽然我童年的很长一段时间都笼罩在吉兰-巴雷综合征的阴影下，但我对这种病却知之甚少。这种无知主要是我自己的原因，当然，也有我父母的因素：吉兰-巴雷综合征有可能致死这件事，他们瞒了我很多年，我完全理解他们的这种做法。

与此同时，医学界正面临着更深层次的无知。寨卡病毒引发了很多疑问，医学界能回答的却寥寥无几。流行病学家劳拉·罗德里格斯在2016年初写道："科学家几乎从未遇到过如此紧急且又知之甚少的全新科研课题。"9对我来说，第一个挑战是想办法搞清楚寨卡病毒暴发的动力学。寨卡病毒的传播性有多强？疫情暴发的特点是否与登革热疫情相似？大概会有多少人被感染？

为了回答这些问题，我们的研究小组开始研究疫情暴发的数学模型。这些方法目前被广泛应用于公共卫生和其他一些领域。但这些模型源自何处？又为什么有效？这得从1883年说起。这是一个年轻军医、一个水箱以及一个愤怒的参谋之间的故事。

罗纳德·罗斯想长大后成为一名作家，但父亲却坚持让他进医学院学习。在伦敦圣巴塞洛缪医院*学医期间，罗斯把大量的时间花在了诗歌、戏剧和音乐上。等到1879年参加执业考试时，两门考试中他只通过了外科一门。这意味着他无法加入当时的驻印医务部

队，而这是他的父亲希望他从事的职业。[10]

由于无法执业，罗斯在随后的一年中应征当了驻船医师，一整年都航行在大西洋上。最终，他勉强通过了剩余的一门医学考试，并于1881年加入了驻印医务部队。在马德拉斯待了两年后，罗斯于1883年9月被派往班加罗尔担任驻军医师（Garrison Surgeon）。从一个过着惬意生活的殖民者的角度来讲，班加罗尔是一个集阳光、花园、别墅于一身的城市，日子逍遥自在，唯一的问题是蚊子。罗斯的新别墅比其他的部队住宅更容易招蚊子，他怀疑这与窗外的水箱有关：水箱周围整天都有大量的蚊子在飞。

罗斯的解决办法是掀翻水箱，破坏蚊子繁殖的场所。这种方法貌似奏效了：没有了死水，蚊子少了很多。受这次成功的启发，罗斯于是问部队的参谋，是否可以把其他的水箱也挪走。罗斯还觉得，既然都开始干了，为什么不把散落四周的瓶瓶罐罐也都清理掉？如果蚊子失去了繁殖的场所，它们自然就只能离开这里。但参谋对此却丝毫不感兴趣。罗斯后来回忆道："参谋对我的想法嗤之以鼻，拒绝让士兵这么做。他说打破自然秩序的做法不可取，既然上帝出于某种原因创造了蚊子，我们就有义务容忍它们的存在。"

这是罗斯第一次做与蚊子有关的实验，此后的一生中，他都会做跟蚊子有关的分析研究。他第二次做与蚊子有关的研究是在十多年后，引发这项研究的原因是在伦敦的一场谈话。1894年，罗斯返回英国休假一年。与上次回来相比，伦敦城发生了很大的变化：伦敦塔桥建成了，首相威廉·格莱斯顿刚刚辞职，英国第一家电影院即将开张。[11]但回到伦敦后，罗斯的心思却在别处上：他想尽快了解疟疾研究的最新进展。在印度，人们经常患疟疾，导致发烧、呕吐甚至死亡。

疟疾是人类已知最古老的疾病之一。事实上，自从有了人类以来，疟疾可能便与我们相伴。[12] 但"疟疾"这个名字却是起源于中世纪的意大利。在意大利语中，"疟疾"一词的意思是"糟糕的空气"。[13] 在当时，发热的病人常常将自己的病情归咎于"糟糕的空气"。"疟疾"这个名字沿袭了下来，将患病归咎于空气状况的做法同样如此。虽然疟疾的病因最终被追溯到一种名为"疟原虫"的寄生虫上，但在罗斯回英国休假时，疟疾传播的原因仍然是个谜。

在伦敦期间，罗斯拜访了圣巴塞洛缪医院的生物学家阿尔弗雷多·坎特哈克（Alfredo Kanthack），希望从他那儿了解一些因为待在印度落下的医学进展。坎特哈克说，如果罗斯想多了解一些疟原虫等寄生虫的知识，他可以去和帕特里克·曼森（Patrick Manson）[*] 医生聊一聊。曼森曾在中国南方专门做过几年寄生虫研究。在那里，他发现了当地人是如何被一类名为"丝虫"（filariae）的寄生虫感染的。这些寄生虫非常小，能够进入人体的血液中并感染淋巴结，导致淋巴液在体内淤积。很多重症患者的四肢能够肿大到正常大小的数倍，医学上称之为"象皮病"。曼森不仅发现了丝虫是如何导致象皮病的，还证明了当蚊子叮咬感染者时，可将感染者体内的丝虫一并吸入体内。[14]

---

[*] 帕特里克·曼森（1844—1922），英国医生，伦敦热带医学校（今伦敦卫生与热带医学院）的创立者，被誉为"热带医学之父"。曼森曾在中国工作和教学多年，中文名又译作"万巴德""白文信""孟生"等。——译者注

曼森邀请罗斯参观自己的实验室，教他如何在感染者体内寻找疟疾等疾病的病原体，还将他在印度期间错过的医学研究论文拿给他看。罗斯后来回忆说："我经常去拜访他，从他那里获益良多。"一个冬日的下午，曼森和罗斯走在牛津街上，曼森忽然说出了一句改变罗斯职业生涯的话。"你知道吗？"他说，"我构想出了一个理论：蚊子不仅可以传播丝虫病，还可以传播疟疾。"

很长时间以来，其他文明也曾猜测蚊子和疟疾之间存在某种潜在的联系。英国地理学家理查德·伯顿（Richard Burton）曾提到，在索马里，人们认为被蚊子叮咬会导致致命的高烧。不过伯顿自己并不认可这种说法，他在 1856 年写道："这种迷信的说法很可能是因为蚊灾和高烧在同时暴发而出现的。"[15] 人们尽管并不清楚疟疾的病因，但还是研究出了一些治疗疟疾的方法。公元 4 世纪，中国学者葛洪曾记载青蒿可以起到退烧作用，而在现代，治疗疟疾正是依赖于青蒿提取物。[16]（其他的方法没有青蒿有效。例如，在古罗马，人们用"阿布拉卡达布拉"的咒语来驱除疟疾。）[17]

罗斯之前听人说过蚊子和疟疾可能存在某种关联，但曼森是第一个真正说服他接受这种观点的人。曼森认为，蚊子吸食人血时会将各种微小的寄生虫吸入体内，疟原虫很可能就是通过这种方式进入蚊子体内的。这些寄生虫在蚊子体内繁殖，之后又通过某种方式进入人体。曼森认为饮用水可能是引发感染的源头。在回到印度后，罗斯开始对这种想法展开实验。如果是在今天，罗斯的这些实验是不太可能通过伦理委员会的审查的。[18] 首先，他让蚊子吸食一名疟疾患者的血，然后让蚊子在一瓶水中产卵。蚊卵孵化后，他花钱雇了三个人，让他们喝掉了这瓶水。令他失望的是，这三个人都没有患上疟疾。那么疟原虫是如何进入人体的呢？

最终，罗斯写信给曼森，提出了一个新的理论：疟疾可能是通过蚊子叮咬传播的。在叮人的时候，蚊子会向人体注入一定量的唾液，也许这足以让疟原虫趁机进入人体？由于没能招募到足够多的志愿者展开研究，罗斯只能用鸟来做实验。他捕捉了很多蚊子，让这些蚊子吸食一只染上了疟疾的鸟的血，然后再让这些蚊子去叮咬健康的鸟，这些健康的鸟随后也染上了疟疾。罗斯最后还解剖了一只感染了疟疾的蚊子，并在它的唾液腺里发现了疟原虫。在发现了疟疾真正的传播途径后，他才意识到自己之前的理论猜想有多么荒唐可笑。"人和鸟都不会到处去找死掉的蚊子吃。"他告诉曼森。

1902年，由于在疟疾研究方面的贡献，罗斯获得了诺贝尔生理学或医学奖，他的发现是第二项被授予诺贝尔奖的医学研究。曼森虽然对罗斯的发现有贡献，但并没有与罗斯一起分享这项荣誉。他是看到报纸后才知道罗斯获奖这件事的。[19] 曾经关系亲密的师徒从此分道扬镳，逐渐成了针锋相对的仇人。罗斯虽然是一名出色的科学家，但作为同事，却是一个不怎么好相处的人。他曾多次陷入与学术竞争对手的纠纷中，还常常卷入官司。1912年，罗斯甚至威胁要起诉曼森诽谤，[20] 理由令人哭笑不得：曼森为一位将接任罗斯教授职位的学者写了推荐信，信中不乏溢美之词。但曼森并没有与罗斯辩驳，反而向他道歉。"只有两个人都是傻子才会选择吵架。"曼森后来写道。[21]

罗斯在没有曼森的情况下继续研究疟疾。在这一过程中，他会为自己的固执己见找到新的发泄口，也会遇到很多全新的对手。在发现了疟疾的传播途径后，他想证明疟疾的传播是可以被阻断的。

在过去，疟疾的传播范围比今天要广很多。从奥斯陆到安大略，疟疾曾肆虐欧洲和北美大陆几个世纪之久。即使在 17—18 世纪，气温因小冰期（Little Ice Age）有所下降，寒冬之后人们仍要面临蚊子肆虐的夏季。[22] 在很多温带地区，疟疾是地方性流行病，传播不断，并且每年都有比较固定的新发病例。在 8 部莎士比亚的戏剧中，都提到了"ague"一词，也就是疟疾在中世纪的名称。几个世纪以来，位于伦敦东北方向的埃塞克斯盐沼一直因频发疟疾而闻名，罗纳德·罗斯在念书时便诊治过一名在那里感染疟疾的妇女。

在确定了蚊子与染上疟疾的关系后，罗斯提出，消灭蚊子是控制疟疾的关键。他在印度积累的经验（比如在班加罗尔做过的水箱实验）告诉他，降低蚊子数量是可以实现的。但罗斯的这个想法与当时普遍的认知相悖。当时的人们认为，不可能把蚊子消灭得一只不剩，因此总会有蚊子存活下来，这就意味着仍然有疟疾传播的潜在可能。罗斯承认总会有蚊子存活下来，但他依然相信可以阻断疟疾的传播。从弗里敦（Freetown）*到加尔各答，人们普遍对罗斯的建议置之不理，甚至还有人因此取笑他。罗斯后来回忆道："我提出在城镇采取灭蚊措施，但收获的只是大家的嘲笑，人人都在嘲笑我。"

---

* 弗里敦是今塞拉利昂共和国的首都，塞拉利昂当时仍是英国的殖民地。——译者注

1901 年，罗斯带队前往塞拉利昂，实验自己的控蚊措施。他们清理了大量的瓶瓶罐罐，并在蚊子繁殖较多的积水中喷洒灭蚊药。罗斯回忆说，他们将各处的坑都填平了，因此路面上不会有积水。最后的效果非常好：当罗斯一年后再次来到塞拉利昂时，蚊子比之前少多了。尽管如此，他还是提醒当地的卫生部门，只有继续采取管控措施才能维持现有的成果。这项实验的资金来自一位富有的格拉斯哥捐助人，可惜的是，在资金用光后，人们对这件事的热情也大减，蚊子数量再次回升。

第二年，罗斯成功说服苏伊士运河公司（Suez Canal Company）采纳他的控蚊措施，说服过程也比之前顺利得多。在埃及城市伊斯梅利亚（Ismailia），每年有大约 2 000 人感染疟疾。在进行了大规模的灭蚊行动后，年感染人数下降到了 100 人以下。在其他地方，灭蚊行动也被证明有效。19 世纪 80 年代，在法国人开凿巴拿马运河期间，有数千名工人死于疟疾和黄热病（另一种蚊媒传染病）。1905 年，美国接管了巴拿马运河的修建项目，并在陆军上校威廉·戈格斯（William Gorgas）的监管下进行了大规模的灭蚊行动，运河最终得以建成。[23] 与此同时，在美洲南部的巴西，奥斯瓦尔多·克鲁兹（Oswaldo Cruz）和卡洛斯·查加斯（Carlos Chagas）两位医生也在开展抗疟运动，希望减少该病在建筑工人中的发病率。[24]

虽然这些项目都取得了成效，但很多人仍然对灭蚊行动持怀疑态度。因此，罗斯需要一个更有力的理由来说服自己的同行。为了找到这个理由，罗斯最终采用了数学方法。他早年在驻印医务部队服役时就自学过数学，而且学到了很高的水平。罗斯心里有着艺术家的一面，非常欣赏数学令人惊叹的美。他后来说："一个得到证明的命题就像一幅布局完美的图画，无穷级数则像一首永不停歇的奏鸣曲。"当意识到自己有多喜欢数学时，罗斯很后悔在学校时没有好好学习数学。他已经在医学之路上走了相当长的一段时间，没有办法再转向了。对于一名医学工作者，数学到底能发挥什么作用？根据罗斯的记述，他当时的感觉是"就像一个已婚男人看上了某位美女，内心热情似火却又无法企及"。

虽然罗斯暂时搁置下了自己对数学的喜爱，但在发现蚊子和疟疾的潜在关联后，他又开始求助于数学。这一次，他找到了将自己的数学爱好应用于专业工作的途径。在当时，罗斯面临的一个关键问题是，在不消灭所有蚊子的情况下，有没有可能控制疟疾？为了找到这个问题的答案，罗斯设计了一个简单的疟疾传播概念模型。首先，他要计算出特定地理区域内每个月的疟疾平均感染人数，这意味着将疟疾传播过程分解成不同的基本构成要素。罗斯认为，疟疾要传播，本地区内至少要有一个人已经感染了疟疾。举个例子，如果一个 1 000 人的村庄里有 1 人感染了疟疾，疟疾要从这个人传给另外一个人，必须要有按蚊（*Anopheles*）叮咬这个病人。罗斯假设，每 4 只蚊子当中，只有 1 只能成功叮咬到人。如果这个地区有 48 000 只蚊子，那么就有 12 000 只蚊子能叮咬到人。由于该地区的 1 000 个人中只有 1 个人感染了疟疾，因此这 12 000 只蚊子中有 12 只叮咬到了这个病人，并成功将疟原虫吸入体内。

疟原虫在蚊子体内繁殖需要一定的时间，因此这些感染了疟疾的蚊子得存活足够长的时间才能具备传染能力。罗斯进一步假设，每 3 只蚊子中只有 1 只能活那么久，这就意味着在这 12 只蚊子中，到最后只有 4 只能获得传染能力。根据开始的假设，这 4 只蚊子中只会有 1 只成功吸食人血，这意味着只有 1 只蚊子能够传染疟疾。罗斯的计算表明，即使该地区有 48 000 只蚊子，平均也只能导致 1 个人感染疟疾。

如果该地区有更多蚊子或者更多染上疟疾的病人，按照上述逻辑，每个月就会有更多的人感染疟疾。然而，还有一个过程会起到相反的效果：罗斯估计，有 20% 的疟疾病人会在一个月内康复。这意味着疟疾要在该地区持续流行，感染过程和康复过程要达到某种平衡。如果康复的速度超过了感染的速度，那么患病人数最终会下降为零。

这便是罗斯理论的核心。要控制疟疾的传播，无须将所有蚊子都消灭。他提出了关键蚊子密度（critical mosquito density）的概念，一旦蚊子数量降到该水平以下，疟疾就会自己慢慢销声匿迹。正如罗斯所说："只有当社区中有足够多的按蚊存在，导致新感染人数多于康复人数时，疟疾才能在该社区中持续存在。"

在他 1910 年出版的著作《疟疾的预防》（*The Prevention of Malaria*）中，罗斯承认有的读者可能不太理解他的计算过程，但他相信读者会重视计算得出的结论。他写道："读者应该仔细研究一下这些观点，即使他们的数学知识已经忘得差不多了，这些内容理解起来也不会有太大困难。"遵从数学界的惯例，罗斯将自己的发现称为"蚊子定理"。

罗斯的分析不仅表明疟疾的传播是可以被控制住的，同时还包含了一个更深层次的理念，这个理念会让我们对传染病的看法发生翻天覆地的变化。罗斯认为，对疾病的分析有两种方法，分别是描述法（descriptive method）和机制法（mechanistic method）。在

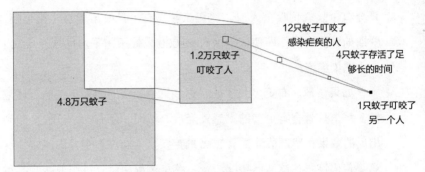

12只蚊子叮咬了
感染疟疾的人

4只蚊子存活了足
够长的时间

1.2万只蚊子
叮咬了人

4.8万只蚊子

1只蚊子叮咬了
另一个人

根据罗斯的计算，在一个有 48 000 只蚊子的村庄，如果有 1 人感染了疟疾，最终或许只能导致 1 个新增疟疾病例

罗斯那个年代，大部分研究使用的方法是根据描述性的信息来进行推理：从现实数据着手，归纳反推出可预测的模式（predictable pattern）。威廉·法尔（William Farr）对 19 世纪 30 年代末发生在伦敦的一次天花疫情的分析就采用了这种方法。法尔是一名在政府部门工作的统计员，他发现感染人数在刚开始时增长非常快，但增长速度随后逐渐放缓。感染人数最终达到峰值，接着便开始下降，并且下降的趋势与增长阶段的趋势几乎完全对称。利用病例的相关数据，法尔绘制出了一条描述疫情发展趋势的曲线。他后来发现，1840 年暴发的另一次疫情也基本符合这一趋势。[25] 在他的分析中，法尔并没有为疾病的传播规律提供解释，也没有提到传染速度或者康复速度。这并不令人惊讶，因为在法尔的年代，人们压根不知道引发天花的是一种病毒。法尔的方法关注的是疫情以何种趋势发展，而不是这种趋势背后的原因。[26]

与法尔不同，罗斯采用的是机制法。法尔的描述法首先采集数据，然后找出可以描述数据趋势的模式。而罗斯首先做的则是找出影响疾病传播的主要过程。利用掌握的疟疾知识，罗斯对疟疾的感染途径、传播途径以及患者的康复时间进行了阐释。他用数学公式总结出了一个疟疾传播的概念模型，并用这个模型来分析和预测疫情未来的发展趋势。

由于他的分析中包含对疟疾传播过程的具体假设，因此罗斯可以对其进行微调，看看如果条件改变的话会有什么情况发生。灭蚊行动会带来什么效果？如果传染速度下降的话，这病要多久才会销声匿迹？罗斯的方法能帮助他向前看，思考"如果……将会怎样？"的问题，而不像描述法那样仅仅从现有的数据中寻找规律。虽然其他学者此前也做过这类尝试，但罗斯成功地将自己的想法凝聚成了一个清晰、普遍的理论。[27] 他展示了如何运用动态方法来研究疫情，将疫情视作一系列相互作用的动态过程，而不是一些静态的模式。

描述法和机制法一种向后看，一种向前看，理论上应该最终得出相同的结论。以描述法为例，在拥有充足的现实数据后，这种方法应该能够估测出灭蚊的效果。不管是推倒水箱还是以其他方式灭蚊，我们都可以观察到这一结果。同样，在理想情况下，罗斯通过数学分析得出的预测结果也应该与这些措施的实际效果相吻合。如果某种控蚊策略真有效的话，这两种方法应该都能证明其有效性。两种方法的区别在于，如果使用机制法，我们不需要真的推倒水箱，然后再观察其可能带来的效果。

有人当然会觉得罗斯的这种数学模型非常晦涩复杂。但是从本质上讲，模型是对现实世界的简化，用来帮助我们理解特定情况下到底会发生什么。对于我们无法用实验方法来回答的问题，使用机制法格外有效。如果卫生部门想知道自己的疾控措施效果如何，他们是无法回到过去，然后让疫情重演一遍的。同样，如果他们想知道未来发生的疫情会是什么情况，他们也不可能故意释放新的病毒，然后观察病毒的传播。模型赋予了我们在不干预现实世界的前提下研究疫情的能力。通过模型，我们可以探索疾病的传播、患者的康复等因素将如何影响疫情的扩散。我们还可以向模型中引入灭蚊、注射疫苗等防控措施，然后观察这些措施在不同情况下的效果如何。

20 世纪早期，罗斯需要的正是这种方法。在他宣称按蚊会传播疟疾后，很多同行并不相信灭蚊有助于控制疟疾疫情。在这一点上，描述性分析就遇到了困难，因为如果一项措施没有实际使用的话，就很难评估其效果。然而，基于他的新模型，罗斯坚信长期灭蚊一定会有效果。对他来说，下一个挑战是说服其他人相信自己。

从现代角度来看，这么多人反对罗斯的观点，简直不可思议。虽然流行病学当时在不断进步，科学家也在开创新方法来分析疾病的模式，但在对疟疾的看法上，当时的医学界却与罗斯观点相左。从根本上讲，这是双方在科学哲学层面上的冲突。当时的大部分医生都从描述法的角度来看待疟疾，他们更看重的是对疫情加以分类而不是数学计算。而罗斯大胆地提出了需要将疫情背后的过程定量化的想法，他在 1911 年写道："流行病学实际上是一门数学学科，如果能将更多的精力投入到流行病的数学研究中去，我们会少犯很多幼稚的错误，对疟疾的研究便是如此。" [28]

灭蚊措施直到很多年后才被广泛采纳，罗斯没能活到目睹疟疾患病人数大幅下降的那一天。直到 20 世纪 50 年代，疟疾才从英格兰销声匿迹，直到 1975 年才从欧洲大陆消失。[29] 虽然罗斯的观点后来逐渐流行起来，但对于耽搁了很长时间才被接受，他仍深感痛心。他曾写道："人类需要至少十年才能理解一个新的观点，不管这个观点多么重要、多么简单。"

当然，做出这些实际贡献的并不只有罗斯一人。1901 年，罗斯带队去塞拉利昂，队伍中有个名叫安德森·麦肯德里克（Anderson McKendrick）的年轻人。他来自格拉斯哥，刚获得医师资格。麦肯德里克在驻印医务部队考试中获得了第一名的好成绩，计划从塞拉利昂返回后就去印度的新工作岗位报到上班。[30] 在回英国的船上，麦肯德里克和罗斯详细探讨了疾病传播的数学逻辑。在随后的几年里，两人不断交流想法。最终，麦肯德里克学习了许多数学知识，并将罗斯的分析方法发扬光大。1911 年 8 月，他告诉罗斯："我已拜读您的大作，正在尝试用微分方程得出同样的结论，但这事儿很难，我得扩充自己多方面的数学知识。我不知道自己能否得到想要的结果，但人总要不断超越自我。"[31]

麦肯德里克后来对卡尔·皮尔逊（Karl Pearson）等统计学家持严厉的批评态度，他认为这些统计学家太依赖于描述性分析，却不采用罗斯的机制法。有一次，麦肯德里克读到一篇有关疟疾感染的分析论文，但这篇文章存在缺陷。他随后告诉罗斯："皮尔逊之流总能把研究做糟，我不支持他们，也不认可他们的方法。"[32] 传统的描述法曾是医学的一个重要部分，现在依然如此，但这类方法在理解疾病的传播过程方面存在局限性。麦肯德里克相信，疫情分析的未来是用更动态的方式来思考问题。罗斯认同他的观点，他曾告诉麦肯德里克："我们应该建立一门新的学科。先由我们俩来打开这门学科的大门吧，其他喜欢它的人随后就可以进来了。"[33]

1924 年的一个夏夜，在威廉·科马克（William Kermack）做实验时，化学反应引发了爆炸，腐蚀性的碱溶液喷溅进了他的眼睛。科马克是一位受过正规训练的化学家，正在探索研究脑脊液的常用方法。当晚，他独自一人在爱丁堡皇家内科医师学会（Royal College of Physicians）的实验室工作。爆炸后他在医院接受了两个月治疗，这次事故让这位 26 岁的化学家彻底失明了。[34]

住院期间，科马克让朋友和护士读数学书给他听：在得知自己再也看不见后，他尝试用另一种方式来获取信息。科马克有超强的记忆力，通过心算就能解决数学问题。他的同事威廉·麦克雷（William McCrea）曾评价说："科马克不用纸笔就能做很多事情，这非常不可思议。"

出院后，科马克继续从事科学研究，但研究重点转向了其他领域。他放下了自己的化学实验，开始研究新的项目。具体来说，他开始和安德森·麦肯德里克一起研究数学问题，后者当时已经是爱丁堡实验室的负责人了。在印度服役了近 20 年后，麦肯德里克于 1920 年离开驻印医务部队，举家搬到了苏格兰。

科马克和麦肯德里克一起，将罗斯的观点扩展到了对流行病的普遍性研究中。他们的焦点一直集中在流行病研究中一个最重要的问题上：流行病结束的原因是什么？两人注意到，当时有两种比较流行的解释。第一种解释认为，是易感人群逐渐减少进而消失，导致了传播停止；第二种解释则认为，这是因为随着疫情的发展，病原体本身的传染性会越来越弱。后来的研究发现，在大多数情况下，这两种解释都是错误的。[35]

和罗斯的做法类似，科马克和麦肯德里克首先建立了疾病传播的数学模型。为了简化问题，他们的模型假设一个群体中的人是随机混合的，就像摇晃装在罐子里的玻璃弹珠一样，一个人遇到任意另一个人的概率是相等的。在这个模型中，最早会有几个人感染疾病，此时其他所有人都是易感者。一旦有人病愈康复，这个人就对疾病产生了免疫力。因此，基于不同的人与疾病的关系，我们可以将人群分为三组：

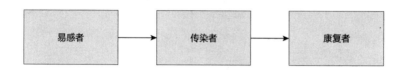

根据这三组人群名字的英文首字母*，人们通常将这个模型称为"SIR 模型"。举例来说，假如一个流感患者进入一个由 10 000 人组成的人群中，我们可以用 SIR 模型来模拟疫情，得到以下趋势：

由于刚开始时只有一个病例，因此模拟的疫情需要一段时间才会显著发展，但疫情仍然在 50 天后达到了顶峰。到第 80 天时，疫情彻底结束了。值得注意的是，在疫情结束时仍然存在易感人群。如果每个人都被感染的话，这 10 000 人最终都会进入"康复者"这个群体。但科马克和麦肯德里克的模型显示，上述这种情况不会发生，事实上在所有人都感染前，疫情就会结束。他们写道："通常来讲，一场疫情会在所有易感者都被感染前就结束。"

---

* 这三组人群对应的英文分别为 susceptible、infectious 和 recovered 。——译者注

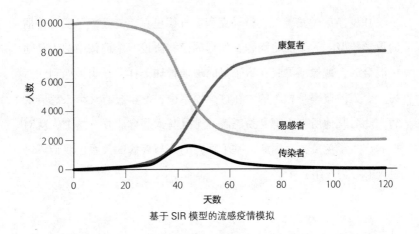

基于 SIR 模型的流感疫情模拟

　　为什么不是所有人都被感染呢？原因在于疫情中期有一个过渡过程。在疫情早期，易感人群非常庞大。因此，每天的感染人数大于康复人数，疫情会不断恶化。然而随着时间的推移，易感人群会逐渐缩小。当易感人群足够小时，局势便会出现反转：每天的康复人数大于新增的感染人数，因此疫情开始消退。虽然这时仍然有易感者，但是易感者的数量非常少，传染者可能在与易感者接触前就已经康复了。

　　为了明晰地阐述这种效应，科马克和麦肯德里克用 SIR 模型再现了 1906 年印度孟买一场鼠疫的暴发过程。在这个模型中，病原体的传染性不随时间的变化而变化，导致疫情起伏的是易感者的人数以及传染者的人数的变化情况。

　　关键变化发生在疫情高峰期的时候，对鼠疫有免疫力的人这时已经非常多，易感人数则变得较少，因此感染人数无法再继续增长，而是开始掉头走下坡路。

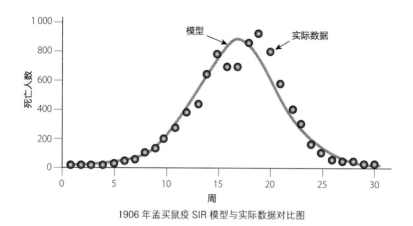

1906 年孟买鼠疫 SIR 模型与实际数据对比图

当免疫人数多到可以阻止疾病传播的时候，我们就说这个群体获得了"群体免疫"。这个术语是由统计学家梅杰·格林伍德（Major Greenwood）上尉在 20 世纪初提出的。[36] 心理学家曾用"群体本能"（herd instinct）这个词来描述那些以集体而非个体为单位行动的群体。[37] 与之相似，群体免疫指的是，虽然群体中的某些个体仍然是易感者，但作为一个整体，这个群体可以阻断某种疾病的传播。

群体免疫的概念会在几十年后流行起来，因为人们逐渐意识到，这是一种遏制疾病传播的有力武器。在一场疫情中，感染了疫病的人，自然就不再属于易感人群。而在很多疫情中，卫生部门可以通过人为接种疫苗的方式使人们不再属于易感人群。罗斯曾说过，不用杀灭所有蚊子就能控制住疟疾。同样，无须给所有人都接种疫苗就能实现群体免疫，进而控制住疾病的传播。在一个人群中，往往会有一些人无法接种疫苗（比如新生儿或者有免疫系统缺陷的人），群体免疫不仅能够保护接种了疫苗的人，同时也能保护这些没有接种的人。[38] 如果某种疾病可以通过接种疫苗来防控，那么很有可能也可以将其从人群中根除。正因为如此，群体免疫的概念现在已经成为流行病学理论的核心要义。正如流行病学家保罗·费恩（Paul Fine）所说："群体免疫这个概念有一种特殊的吸引力。"[39]

除了研究流行病结束的原因外，科马克和麦肯德里克还对看似随机暴发的疫情很感兴趣。通过分析他们建立的模型，两人发现，疾病的传染对病原体以及人群的某些特点的细微差异非常敏感。这也解释了为什么有的大规模疫情看上去像是突然凭空出现的一样。根据 SIR 模型，传染病暴发需要同时具备三个要素：传染性足够强的病原体、人与人之间的充分互动（interaction），以及足够大的易感人群。在群体免疫的阈值上下，这些要素的微小改变就可能导致结果大不相同，从几个病例发展成疫情大暴发。

2007 年初，密克罗尼西亚的雅普岛（Yap）暴发了有报道记载的首次塞卡疫情。在此之前，只有 14 人感染过塞卡病毒，他们分散在乌干达、尼日利亚、塞内加尔等地。但雅普岛的这次疫情却有所不同，呈暴发式发展，岛上大部分人都感染了病毒，这完全出乎意料。很显然，这种来自塞卡森林的罕见病毒进入了一个全新的时代。流行病学家马克·达菲（Mark Duffy）及其同事在疫情报告里总结道："公共卫生部门需要认识到塞卡病毒进一步扩散传播的风险。"[40]

在雅普岛，大家过去对塞卡病毒更多是感到好奇，并不认为这种病毒会对人构成重大威胁。虽然很多人发热或起皮疹，但没人因

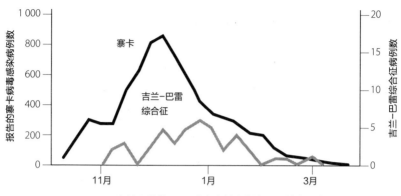

2013—2014 年法属波利尼西亚寨卡病例和吉兰-巴雷综合征病例
数据来源：法属波利尼西亚卫生部 [41]

此住院。然而，当病毒在 2013 年传到法属波利尼西亚面积较大的岛屿时，情况发生了改变。在随后暴发的疫情中，有 42 名吉兰-巴雷综合征患者被送往塔希提岛北岸的帕皮提（Papeete）城市中心医院治疗。这些吉兰-巴雷综合征病例突然出现的时间比寨卡疫情暴发的时间略晚，这与我们的预测一致，因为这种病的症状通常在感染几个星期后才会出现。当地的科学家凡迈·曹劳缪（Van-Mai Cao-Lormeau）及其同事后来发现，几乎所有吉兰-巴雷综合征患者都曾在近期感染过寨卡病毒，这才证实了两种病之间存在联系。[42]

与雅普岛的疫情相似，法属波利尼西亚的疫情规模非常大，大部分人都被感染了寨卡病毒。疫情暴发的时间也比较短，大部分病例都出现在几周内。2014—2015 年，我们的团队曾用数学模型分析过太平洋诸岛上的登革热疫情，这一次，我们决定将精力放在寨卡病毒上。疟疾是通过按蚊传播的，这种蚊子身体呈灰色，能飞好几公里，从而把疟疾传到其他地区。而登革热和寨卡病毒是通过伊蚊

(Aedes）传播的，这种蚊子身上长有斑纹，不喜欢飞（在拉丁语中，伊蚊的意思是"家里的蚊子"）。因此，只有被感染的人从一个地方迁移到另一个地方时，才会把疫情传到其他地区。[43]

当我们试图用模型模拟来再现法属波利尼西亚寨卡病毒的暴发趋势时，我们意识到，此次暴发的传染速度一定非常快，快到与登革热疫情类似的程度，因为只有这样才可能导致当时迅猛发展的疫情。[44]在每次传播过程中，病毒必须先从一个人传到蚊子身上，然后才能传给另一个人。在把这种传播过程中的延迟也纳入考虑后，如此短的疫情暴发时间就显得更加特别了。

在分析法属波利尼西亚寨卡病毒的传播速度时，我们还估算了2013年10月第一批病例出现时大概的感染人数。我们的模型显示，那时法属波利尼西亚已经有数百人感染，这意味着病毒很可能在几周甚至几个月前就来到了这里。这个结果后来与另一个疑问产生了关联：寨卡病毒是如何到达拉丁美洲的？巴西于2015年5月报告了第一起寨卡病例。对于这种传染病是被谁以何种方式带到南美大陆的，当时存在很多猜测。早期的一个猜测指向了2014年六七月份在巴西举行的国际足联世界杯，这场赛事吸引了来自全球各地的300多万球迷。另一种可能则是2014年8月在里约热内卢举行的瓦阿独木舟赛（Va'a sprint canoe championship），这场赛事虽然规模比世界杯小，但却有一支来自法属波利尼西亚的参赛队伍。上述两种解释哪一种可能性更大呢？

在进化生物学家努诺·法里亚（Nuno Faria）及其同事看来，这两种解释都不太好。[45]基于2016年拉美地区寨卡病毒的基因多样性状况，他们认为寨卡病毒进入拉美地区的时间要早很多：这种病毒很可能在 2013 年中段至下半年就已经袭击南美大陆了。虽然这一时间早于独木舟赛和世界杯，但正好与国际足联联合会杯的举办时间一致，即 2013 年 6 月。更重要的是，法属波利尼西亚也是参赛者之一。

然而，这个理论中存在一个时间差：联合会杯足球赛的举办时间比法属波利尼西亚第一批寨卡病例的报告时间早 5 个月。如果真如我们的模型分析的那样，寨卡疫情在法属波利尼西亚的暴发时间早于 2013 年 10 月，那么寨卡病毒在当年夏天就传入了拉美地区这一点就不是不可能。（当然，我们必须谨慎，不能硬把寨卡疫情归因于某个体育赛事。疫情暴发也可能是其他原因导致的，比如，2013 年的某一天，一个来自太平洋上某个岛屿的普通人登上飞机，把病毒带到了巴西。）

除了分析已发生的疫情外，我们还可以用数学模型来预测疫情未来的情况。对于在疫情期间面临决策难题的卫生部门来讲，这种方法非常有用。加勒比地区的马提尼克岛（Martinique）就曾在 2015 年 12 月遇到过这种难题。当时岛上暴发了寨卡疫情，当地政府面临着一个巨大的问题：是否有能力救治入院的吉兰-巴雷综合征患者。如果病人出现了肺功能衰竭，就必须给病人上呼吸机。马提尼克当时有 38 万人口，却只有 8 台呼吸机，呼吸机够吗？

为了解答这个问题，巴黎巴斯德研究所（Pasteur Institute）的研究人员建立了一个寨卡病毒的传播模型。[46] 他们想利用这个模型搞清楚一个关键问题：疫情的总体趋势将会如何发展。如果一名吉兰-巴雷综合征患者上了呼吸机，这台呼吸机通常会被连续占用好几周。因此，如果疫情在短时间内达到高峰，当地医疗系统很可能就会被挤爆。如果疫情时间较长并且发展比较平缓，就不会出现这种情况。由于马提尼克在疫情之初病例并不多，因此研究团队刚开始时使用了法属波利尼西亚的数据作为出发点。在2013—2014年法属波利尼西亚报道的42例吉兰-巴雷综合征患者中，有12人需要使用呼吸机。根据巴斯德研究所的模型，马提尼克可能会遇到很大的麻烦：如果马提尼克的疫情与法属波利尼西亚的疫情走势一致，该岛将很可能需要9台呼吸机，比现有数多1台。

幸运的是，马提尼克的疫情走势并不相同。后来的数据清楚地表明，病毒的传播速度并没有法属波利尼西亚疫情中那么快。巴斯德研究所的研究人员据此预测，在疫情的高峰期，大约会有3名吉兰-巴雷综合征患者需要使用呼吸机。研究人员预计，即使在最糟的情况下，7台呼吸机也足够了。事实证明，他们对呼吸机需求上限的预测是正确的：在疫情高峰期，一共有5名吉兰-巴雷综合征患者使用了呼吸机。疫情期间，一共出现了30起吉兰-巴雷综合征病例，其中2人死亡。要是没有充足的医疗设施的话，结果可能会糟糕很多。[47]

这些关于寨卡疫情的研究反映了罗斯的方法是如何影响我们对传染病的理解的。从预测疫情的走势到评估防控措施，机制分析模型已经成为当今传染病研究的关键领域。使用这些模型，研究人员可以帮助卫生部门应对疟疾、寨卡、艾滋病、埃博拉等各种疫情，惠及的地域甚至包括一些偏远岛屿和战乱地区。

如果罗斯能看到自己的观点如今有如此大的影响力，一定会非常高兴。尽管他因发现蚊子可以传播疟疾获得了诺贝尔奖，但他并不觉得这是自己一生中最大的成就。他曾写道："在我看来，我的主要工作是证实了传染的普遍原理。"[48] 他这里说的"传染"并不仅仅指疾病的传染。

虽然科马克和麦肯德里克后来把罗斯的蚊子原理扩展应用到了其他传染病领域，但罗斯却有着更大的雄心和抱负。在第二版的《疟疾的预防》中，他写道："在生物体遇上的诸多事件中，传染病只是其中之一罢了，我们应该关注的是事件发生的普遍法则。"罗斯建议用一种"事件发生的理论"（Theory of Happenings）来描述受到某种疾病或事件影响的人数随时间变化的规律。

罗斯认为，事件主要可以分为两类。第一类事件对人的影响是独立的，这类事件发生在你身上后，并不会增加或降低随后发生在其他人身上的概率。根据罗斯的观点，这类事件包括没有传染性的疾病、事故或者离婚等。[49] 举一个例子，假如现在出现了一种随机发生的事件，刚开始时人群中没有人受到过这种事件的影响。如果每人每年受到这个事件影响的概率相同，并且一旦受到影响就将终生如此，那么我们会看到，受影响的人数随着时间的推移会逐渐增多。

从第 30 页的图中可以看出，随着时间的推移，曲线变得越来越平缓，这是因为未受影响的人数在不断减少。每年都会有一定比例此前未受影响的人受到这个事件的影响，但随着这种人的数量越来越少，受影响的人数的增长速度逐渐变慢了。如果每个人每年受影响的概率比较低，那么曲线在一开始的时候会增长得更加缓慢，但最终仍然会进入平台期。在现实中，曲线最后并不一定会达到 100% 的水平，最终受到影响的总人数取决于刚开始时这个事件"易感者"的数量。

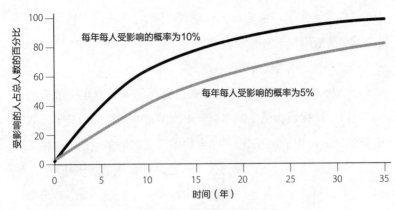

独立事件随着时间的推移发生的变化
在每年每人受影响的概率为 5% 或 10% 的情况下，受影响的人数的增长趋势

以英国自有住房拥有人数为例。在 1960 年出生的人中，很少有人会在 20 岁时就拥有自己的房子，但他们中的大部分人在 30 岁时有了自己的住房。相比之下，在生于 1980 年或 1990 年的人中，20 多岁时就拥有自己住房的比例更低。如果把自有住房拥有者的比例随时间变化的曲线画出来，我们可以清晰地看到不同年龄段的人自有住房拥有率的增长速度。

当然，是否拥有房产并不是完全随机的事件，遗产等因素也许会对人们购房的可能性产生影响，不过是否拥有房产这件事的总体走势仍然与罗斯独立事件的概念相吻合。总的来讲，一个 20 岁的年轻人买下一座房并不会对其他年轻人是否买房产生影响。只要某一个事件能够独立于其他事件以较稳定的速度发生，那么事件的总体趋势就不会有太大的差别。不管曲线描述的是某个年龄段内拥有自己房子的人数，还是等候一定时间后公交车到达的概率，其形状

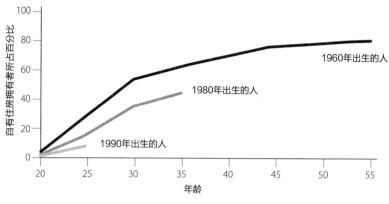

不同年龄段的人中自有住房拥有者的比例
数据来源：英国抵押贷款商协会 [50]

都比较相似。

独立事件是万事当然的起点，但当事件变得有"传染性"时，会更有意思。罗斯将这种有"传染性"的事件叫作"依存事件"（dependent happening），因为某一事件发生在一个人身上的概率取决于目前有多少其他人受到了该事件的影响。最简单的一种模式是，受到影响的人会将相关的事件"传染"给其他人，并且人一旦被"传染"就将终生保持这种状态。在这种情况下，这个事件会逐渐在整个人群中蔓延。罗斯指出，这种"传染"的趋势表现为一根拉长的 S 曲线。刚开始的时候，受影响的人数呈指数级增长，增长速度不断加快，但增长随后会逐渐慢下来，并最终停止。

当然，在传染病领域，一旦染病便终生染病的假设并不总是成立，因为病人可能会康复、接受治疗或者病故，但这个假设可能适用于其他类型的传播。1962 年，埃弗雷特·罗杰斯（Everett

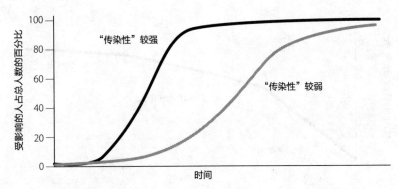

依存事件的 S 曲线增长图（基于罗斯的模型）。图中展示的分别是
一个"传染性"较强和一个"传染性"较弱的事件的发展趋势

Rogers）*在他的著作《创新的扩散》（*Diffusion of Innovations*）[51]一
书中用到了 S 曲线，之后该曲线便在社会学领域大受欢迎。他指
出，新理念和新产品的接受在早期普遍呈现出这样的趋势。20 世纪
中期，收音机和电冰箱等产品的流行过程都遵循 S 曲线，后来的电
视机、微波炉和手机也是如此。

　　罗杰斯认为，在一种产品被逐渐接受的过程中，会出现四种不
同类型的人。早期的增长主要归功于"尝鲜者"（innovator），接着
是"早期接受者"（early adopter），之后是大多数人，最后是"滞
后者"（laggard）。他对创新的研究主要采用描述法，先描绘出 S 曲
线，再设法解释原因。

---

* 埃弗雷特·罗杰斯（1931—2004），美国著名传播学者、社会学家、作家，发展传播学的奠基人之
　一，著有《创新的扩散》《硅谷热》等著作。——译者注

罗斯的研究思路正好相反。他使用机制分析法从头推出 S 曲线，证明这种类型的传播最终都会表现出这种趋势。罗斯的模型还解释了为什么人们对新观念的接受会逐渐慢下来：随着越来越多的人接受新的观念，要碰上一个从未听过这种新观念的人变得越来越难。虽然总的接受人数会继续增加，但在某一时间点上新的接受者会越来越少。因此，新接受者数量的增长速度开始呈下降趋势。

20 世纪 60 年代，基于罗斯的模型，市场营销研究学者弗兰克·巴斯（Frank Bass）提出了一个扩展版模型。[52] 与罗杰斯的描述性分析不同，巴斯用他的模型来研究新概念被接受所需的时间和接受度的变化趋势。通过分析大众对创新的接受方式，巴斯成功地对新技术的发展做出了预测。在罗杰斯的曲线中，尝鲜者是接受者中前 2.5% 的那批人，剩下的 97.5% 则被归为其他人。这样划分看上去有些武断，因为罗杰斯依赖的是描述法，他需要知道 S 曲线的全貌，而只有在一个观念被充分接受后，描述法才能对人群进行分类。与罗杰斯的方法不同，巴斯能使用接受模型的早期曲线来预测尝鲜者和其他人各自扮演的角色，他把后一类人称为"模仿者"（imitator）。在 1966 年的一篇文章中，巴斯预测，彩色电视机的销售（当时的销量仍在不断增长）会在 1968 年达到顶峰。他后来写道："在当时，行业内自己的预测远远比我的预测乐观，因此我的预测不太可能会被业界接受。"[53] 巴斯的预测确实不受欢迎，但后来证明他的预测更接近现实情况。正如巴斯的模型预测的那样，销量的增长速度随后的确开始下降，销量也最终达到了顶峰。

除了研究人们对新事物的兴趣如何进入平台期外，我们还可以研究人们对新事物、新观念的早期接受过程。当埃弗雷特·罗杰斯在 20 世纪 60 年代早期发表有关 S 曲线的研究时，他认为一旦有 20%～25% 的人接受了某一个新观念，就意味着这个观念进入了"流行"阶段。他认为："一旦到了这个时间点，即使有人想阻止这种观念流行，也已经不可能做得到了。"基于暴发的动态分析，我们可以用一个精准的定义来描述这个"流行点"。具体来讲，我们可以计算出新增接受人数的增长速度最快的那个时间点。在这个时间点之后，由于缺乏潜在的接受人群，传播便开始减速，导致本次暴发最终进入平台期。根据罗斯的简易模型，在略高于 21% 的潜在受众接纳了某个观念的那一刻，这个观念的接受人数的增长速度达到最快。值得注意的是，不管一项创新的传播难度如何，情况都是如此。[54]

罗斯的机制法非常有用，能告诉我们不同类型的事件在现实生活中是如何发展的。比较一下录像机拥有者和自有房屋拥有者人数的曲线就会发现，两者最终都会进入平台期，但录像机拥有者的曲线一开始呈指数级增长。简单的"传染"模型的预测结果通常都会表现出录像机拥有者曲线这样的增长趋势，因为一个人接受某种新的观点或事物会导致更多的人接受这种观点或事物，而独立事件的模型却不是如此。这并不意味着呈指数级增长的事物一定具有"传染性"，因为人们快速接受一个事物也可能会有其他原因，但指数级增长确实反映出了不同的"传染"过程对暴发趋势的影响。

如果我们从这种暴发动力学的角度出发进行分析，就可以发现很多在现实中不太可能出现的发展趋势。想象一下，某种疾病的感染人数呈指数级增长，直到所有人都被感染。需要何种条件才会发生这种情况？

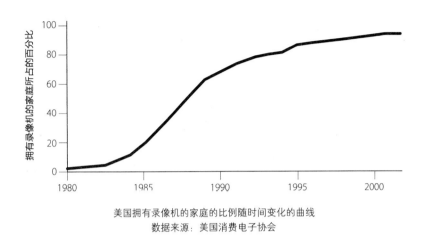

美国拥有录像机的家庭的比例随时间变化的曲线
数据来源：美国消费电子协会

在大规模的传染病疫情中，随着易感人数的减少，传播速度通常会下降。要让疫情继续快速发展，已经感染的人需要在疫情后期"积极寻找"剩余的易感者。就好比你患了感冒，你得找到自己还没有感冒的朋友，然后故意朝他们脸上咳嗽，直到他们被感染。这种形式的疫情最常见于虚构的电影中：一群僵尸不断追杀人类最后几个幸存者。

在现实生活中，有几种传染病会通过影响宿主来增加传染能力。感染了狂犬病毒的动物会变得更有攻击性，这有助于感染动物通过撕咬来传播病毒；[55]感染了疟疾的病人则会释放一种对蚊子有吸引力的气味。[56]但这些并不足以抵消传染病后期易感者数量持续下降带来的影响。更重要的是，很多传染病会对行为产生与以上例子截然相反的影响，引发被感染者嗜睡或不活跃，导致传染的可能性降低。[57]从创新到传染病，不管是何种流行，最终都会随着易感人群的减少而不可避免地慢下来。

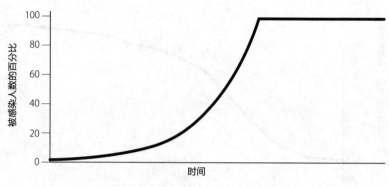

呈指数级暴发直至所有人都被感染的疫情模型

罗纳德·罗斯曾计划对各式各样的暴发开展研究，但随着模型变得越来越复杂，数学计算也随之变难。罗斯能勾画出传播的过程，但却无法分析出最终的动态趋势。因此他去找伦敦西汉姆技术学院（London's West Ham Technical Institute）的讲师希尔达·哈德森（Hilda Hudson）。[58] 哈德森是一名数学家的女儿，10 岁那年便在《自然》（Nature）杂志上发表了自己的第一篇研究论文。[59] 哈德森后来进入剑桥大学学习，在她那一届学生中，她是唯一一个数学获得优等成绩的女生。她的成绩虽然与排名第 7 的男学生一样，但却并没有被列入校方的榜单中（直到 1948 年，剑桥大学才允许女性从该校获得学位）。[60]

哈德森的专业学识使她有能力将事件发生的理论加以拓展，并把不同模型发现的模式以可视化的形式呈现出来：一些事件会随着时间的推移慢慢发酵，逐渐影响到每一个人；另外一些事件则会突然迅速发展然后平息；一些大规模的疫情会逐渐消退到地区流行病的水平；有一些流行病是随着季节的变化暴发和消退的，非常稳定；还有一些则表现出零星暴发的态势。罗斯和哈德森认为，这些方法可以覆盖现实生活中的大部分情境，"目前看来，传染病的起起落落都可以用事件发生的普遍原理来解释"。[61]

遗憾的是，哈德森和罗斯的事件发生理论仅见于三篇论文中。两人的研究遇到的第一个阻碍是第一次世界大战。1916年，因为战时需要，哈德森被征召去协助设计飞机，她后来因此被授予大英帝国勋章（OBE）。[62] 战后他们遇到了第二个阻碍：研究的目标读者并不重视这些论文。罗斯后来写道："'卫生部门'压根对这些研究不感兴趣，我甚至一度觉得继续研究下去毫无用处。"

在刚开始研究事件的发生理论时，罗斯希望最终能解决"与统计学、人口学、公共卫生、演化理论，甚至商业、政治以及政治才能相关的问题"。[63] 这是一个非常远大的目标，这个想法最终改变了我们对"传染"的看法。然而，即使是在传染病研究领域，这些方法也是在数十年后才最终流行起来的。这种思想要进入其他领域，可能还需要更长的时间。

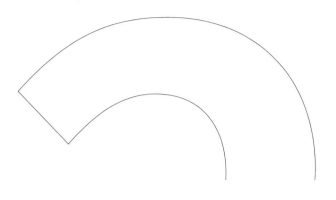

第 2 章

性病、网络和金融危机

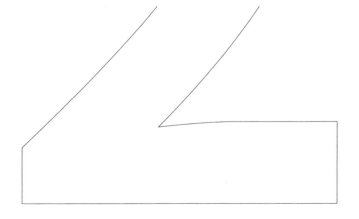

"我可以预测天体的运动，却无法预测人类的疯狂。"据说艾萨克·牛顿在他投资南海公司亏损后曾说过这样的话。牛顿于1719年下半年曾购买南海公司的股票，刚刚看到股价上涨，他便立刻抛售兑现。然而，随后股票价格持续攀升，牛顿开始后悔仓促兑现，因此再次购买了股票。随着几个月后股市泡沫破裂，他损失了20 000英镑，约相当于今天的2 000万英镑。[1]

即使是了不起的学者，在金融投资方面也不是稳赚不赔的。有些人——诸如数学家爱德华·索普（Edward Thorp）和詹姆斯·西蒙斯（James Simons）——投资成功，获得了巨额利润；而另外一些人，却不幸投资失败，遭受亏损。以对冲基金公司长期资本管理公司为例，在1997年和1998年的亚洲和俄罗斯金融危机中，这家公司损失惨重。长期资本管理公司的董事会成员中有2位诺贝尔经济学奖得主，业绩骄人，曾是华尔街上人人羡慕的对象。在危机发生前，很多投资银行不断向长期资本管理公司增加大额贷款，追求越来越激进的交易策略，到 1998 年陷入资金不足的困境时，这家公司已经背负了超过 1 000 亿英镑的债务。[2]

20 世纪 90 年代中期，"金融传染"（financial contagion）这个新出现的短语逐渐在银行家中流行起来。"金融传染"是指经济问题从一个国家扩散至另一个国家。亚洲金融危机便是一个典型的例子。[3] 实际上，重创长期资本管理公司的并不是危机本身，而是扩散至其他领域的间接冲击。由于给长期资本管理公司提供了巨额贷款，银行自身也深陷危机。正是由于"金融传染"造成的恐慌，1998 年 9 月 23 日，华尔街最具实力的银行家们在纽约联邦储备银行（Federal Reserve Bank of New York）大楼 10 层一起商讨对策。为了避免长期资本管理公司面临的困境扩散至其他机构，这些银行寡头同意向其提供 36 亿美元的紧急援助。这次教训代价高昂，但不幸的是，人们并没有引以为戒。差不多整整 10 年后的 2008 年，这些银行家又一次聚到一起，商讨避免"金融传染"的问题。而这一次，情况更糟糕。

2008 年的整个夏天，我一直都在思考如何理解和应用统计学中的"相关性"这一概念。当时我刚刚结束大学第三学年的学习，正在伦敦金丝雀码头（Canary Wharf）*的一家投资银行实习。"相关性"的基本概念非常简单，它衡量的是事物彼此间的关联程度。如

---

* 金丝雀码头是伦敦重要的金融区和商业区之一。——译者注

果股票市场是高度相关的，那么所有股票往往一起上涨，一起下跌；如果不相关，那么会出现一些股票上涨，而另一些股票下跌的情况。如果你预测所有股票未来的行情走势一致，那么最好制定出一个能从这种相关性中获益的交易策略。我的工作便是帮助制定这样的策略。

"相关性"并不仅仅是让具有数学头脑的实习生有事可做的小问题，还是理解为什么 2008 年末会爆发全面经济危机的关键。此外，"相关性"还有助于在更广泛的领域解释危机是如何扩散的，发生扩散的既可以是社会行为，也可以是性传播疾病。我们将在后面的章节中看到，"相关性"是最终将疾病暴发的分析方法运用到现代金融核心问题的一个纽带。

那个夏天，我每天清晨乘轻轨去上班。在停靠金丝雀码头站前，火车会经过银行街 25 号的一幢摩天大楼，雷曼兄弟公司（Lehman Brothers）英国总部就在这幢大楼里。在 2007 年下半年我申请实习工作时，雷曼兄弟公司是众多求职者梦寐以求的终极目标。这家公司当时是全世界规模最大、盈利最高的投资银行之一，这些机构还包括高盛（Goldman Sachs）、摩根大通（JP Morgan）和美林证券（Merrill Lynch）。在 2008 年 3 月破产前，贝尔斯登公司（Bear Stearns）也曾是这个精英银行俱乐部的一员。

贝尔斯登公司被银行家们亲切地称为"贝尔"，因抵押贷款市场（mortgage market）投资失败而倒闭。很快，摩根大通以低于原先估值十分之一的价格将其收购。到那年夏天时，行业里的所有人都在猜测：下一个倒闭的将会是哪家公司？雷曼兄弟公司似乎是最有可能的一个。

对于数学专业的学生来说，能在金融领域实习似乎是个人发展的一条康庄大道，不同于其他任何道路。在我认识的同专业的人中，不管他们最终的职业选择如何，所有人当时都获签了金融领域的实习生合同。做了1个月左右的实习生后，我的想法发生了变化：我决定去攻读博士学位，而不是立刻找到一份工作。之所以改变想法，主要是因为那年早些时候我学了流行病学这门课，我对一个想法感到着迷：疾病暴发并不神秘，也并非不可预测。运用正确的方法，我们可以把疾病暴发和传播的过程拆解开，加以研究，从而揭露其背后的机制，并进行相关的干预。

但在当时，仍然有一些和金融相关的问题吸引着我：金丝雀码头正在发生什么事情？虽然已经决定要去攻读博士学位，我仍然想弄明白银行业正在经历什么。为什么成排成排的交易桌最近变得空无一人了？为什么屡获盛赞的经济理念突然间土崩瓦解了？情况到底会糟到什么程度？

我的主要工作是分析公司的股价。但在前些年，真正赚钱的是信用投资。有一种投资尤其引人注目：各银行争先恐后地将抵押贷款与其他贷款捆绑在一起，做成债务抵押证券（collateralized debt obligation）。在这种投资中，债务抵押证券的投资者分担了抵押贷款放贷人的部分风险，以换取经济回报。[4] 债务抵押证券有时会带来丰厚的回报。以2019年被任命为英国财政大臣的萨义德·贾维德（Sajid Javid）为例，据报道，在2009年离开银行业前，他每年可以通过交易信贷产品获利300万英镑。[5]

债务抵押证券借鉴了人寿保险业的相关理念。保险公司注意到，如果某个人的伴侣去世了，那么他（她）随后死亡的可能性会增加。这种社会效应被称为"心碎综合征"（broken heart syndrome）。20 世纪 90 年代中期，保险公司找到了一种方法，可以在计算保险费时将这种效应纳入考虑。没过多久，银行家们就借用了这一理念，并发现了它的新用途。与保险行业关注死亡不同，银行感兴趣的是当人们拖欠抵押贷款时会发生什么。其他家庭会效仿吗？和其他领域一样，金融领域也常常借用这些数学模型。金融数学家伊曼纽尔·德曼（Emanuel Derman）曾经指出："人的预见能力有限，但想象力却非常丰富，因此，不可避免地，有的模型将会被用到连建模者本人也绝对料想不到的领域。"[6]

不幸的是，抵押贷款模型（mortgage model）有一些重要缺陷。最大的问题也许在于，这些模型是基于历史房价的，但房价在 20 年的大部分时间里都在不断上涨。历史表明，抵押贷款市场中的相关性并不是非常强。举例来说，如果佛罗里达州的某个人拖欠了一笔应付的贷款，并不意味着加利福尼亚州也会有人如此。虽然有人预言过房地产泡沫迟早会破裂，但大部分人仍然持乐观态度。2005 年 7 月，美国全国广播公司商业频道（CNBC）采访了本·伯南克（Ben Bernanke），他当时是小布什政府经济顾问委员会（Council of Economic Advisers）主席，不久后还会担任美国联邦储备委员会（US Federal Reserve）主席。当被问到他认为最坏的结局会是什么，如果全国房价都下跌会发生什么时，伯南特说："那几乎不可能，从来没有发生过全国范围内的房价同时下跌的情况。"[7]

2007 年 2 月，也就是贝尔斯登公司破产的前一年，信贷专家珍妮特·塔瓦科利（Janet Tavakoli）写了一些文章，对债务抵押证券这类投资产品的崛起进行评论。她尤其对评估抵押贷款之间相关性的各类数学模型不以为然。塔瓦科利认为，这些模型依据的是与现实情况相去甚远的假设，因此得出的结论只是数学上的错觉，使高风险的借贷看起来像是低风险的投资。[8]"相关性交易就像一种具有高度传染性的思想病毒，已经传遍了金融市场，"塔瓦科利写道，"目前为止，虽然'死亡人数'还很少，但'被感染者'有的已经患病，而且'疾病'还在迅速传播。"[9]另一些人也和她一样持怀疑态度，认为用这些流行的相关性研究方法来分析信贷产品太过于简单了。据报道，在某家业内领先的对冲基金公司，有一间会议室里一直摆放着一把算盘，算盘旁边有一个标签，上面写着"相关性模型"。[10]

尽管这些模型存在各种各样的缺陷，抵押贷款产品仍然很受欢迎。但随着房价开始下跌，现实的打击随之而至。2008年夏天，我产生了一个想法：其实很多人都意识到了这意味着什么。虽然这些产品的价值一天比一天低，但只要还有天真的"接盘侠"，似乎就并无大碍。这就好像你扛着一大袋子钱，虽然知道袋子底部有个大洞，但你并不在意，因为你正不断地从袋口往里大把大把地塞钱。

作为一种行业策略，这算得上是破绽百出了。钱袋子目前空到什么程度了？关于这个问题的猜测到2008年8月时已经十分普遍。整个城市的所有银行都在寻找资金注入，竞相争夺中东地区的主权财富基金（sovereign wealth fund）。在那一段时间里，我记得股票交易员会一把拽住路过的实习生，告诉他们雷曼兄弟公司股价的最新跌幅。我会经过曾经能带来丰厚回报的债务抵押证券团队的办公区，那里的办公桌此时已经空无一人。每逢有安保人员经过时，我的一些同事都会紧张地抬起头，担心他们会是下一个倒霉鬼。*恐慌在继续蔓延。最后，破产终于来了。

复杂金融产品的出现——以及长期资本管理公司等机构的破产——使中央银行意识到有必要弄明白金融交易错综复杂的网络。2006 年 5 月，纽约联邦储备银行组织了一场关于"系统风险"（systemic risk）的研讨会，想要找出影响金融网络稳定的各种因素。[11]

参会者来自多个科学领域，其中之一是生态学家乔治·杉原（George Sugihara）。他在圣迭戈的实验室主要致力于海洋保护方面的研究，使用数学模型研究鱼群的动态变化。杉原对金融领域也很熟悉，曾于 20 世纪 90 年代后期在德意志银行（Deutsche Bank）工作过 4 年。当时，多数银行都在迅速扩充团队，到处搜罗精通数学模型的人才。为了能将杉原招至麾下，德意志银行曾为他安排了英国乡间别墅的豪华旅游。据说在晚餐时，一位资深银行家在餐巾纸上为杉原开出了一份巨额的高薪邀请。杉原看到数字后大为震惊，不知道该说什么好。面对杉原的沉默，银行家误以为是杉原嫌少，因此拿回餐巾纸，写下了一个更大的数额。杉原仍然没有说话，银行家因此又一次提高了数额。第三次的时候，杉原接受了邀请。[12]

在杉原为德意志银行工作的那些年里，双方均获利颇丰。尽管面对的是有关金融股票（而不是鱼群）的数据，杉原还是成功地

---

* 这里指被解雇后在安保人员的监督下离开公司。——译者注

将他在预测模型方面的丰富经验运用到了新的领域。"从本质上说，我模拟的是生意人的恐慌和贪婪。"杉原后来告诉《自然》杂志。[13]

罗伯特·梅（Robert May）是另一位参与此次研讨会的人。他是杉原攻读博士学位的指导老师。作为一名训练有素的生态学家，梅在传染病分析方面颇有建树。尽管被卷入金融研究纯属偶然，梅还是持续发表了数篇探讨金融市场危机蔓延的相关研究。在2013年为医学杂志《柳叶刀》（The Lancet）写的一篇文章中，梅指出，疾病暴发与金融泡沫间存在显而易见的相似性。他在文章中写道："从曲线的形状上看，金融资产价格的上涨以及接下来的暴跌与麻疹或其他传染病病例的出现及消退几乎完全相同。"他还指出，发生传染病疫情是坏消息，传染病疫情消退则是好消息；相反，金融产品价格上涨被看作好消息，而价格下降则是坏消息。梅认为这种认知是错误的：价格上涨并不总是好兆头。他写道："当事物持续上行，但却找不到令人信服的解释时，这实际上是人们愚蠢的例证。"[14]

历史上最著名的金融泡沫事件之一是17世纪30年代席卷荷兰的"郁金香狂热"（tulip mania）。在流行文化里，这一事件是有关金融狂热的经典故事。当时，无论是富人还是穷人，都把钱投资到了花卉市场，高级郁金香球根的价格已经与一座宅邸的价格相当。有一名水手，误把郁金香球根当作美味的洋葱吃了，因此被投入大牢。传说1637年市场崩溃时，经济遭受重创，有的人跳入运河自溺身亡。[15]然而，按照伦敦国王学院（King's College London）的安妮·戈德加（Anne Goldgar）的说法，当时并没有那么规模浩大的球根泡沫。戈德加说她并未找到任何人因市场崩溃而破产的记录，花很多钱购买昂贵郁金香的只是少数富人，经济也没有受到打击，更没有人自溺身亡。[16]

另一些泡沫事件的影响则大得多。人们首次使用"泡沫"（bubble）一词描述过度投资还是在南海泡沫事件（South Sea Bubble）期间。[17]英国南海公司创建于1711年，控制着美洲的几个贸易公司和奴隶贩卖公司。1719年，南海公司与英国政府达成了一笔有利可图的金融交易。次年，公司股价暴涨，数周内涨了4倍之多，但几个月后股价又急剧下跌。[18]

1720年春，艾萨克·牛顿抛售了持有的大部分南海公司的股票，但在夏天股价高企时再次购入。拿数学家安德鲁·奥德莱兹科（Andrew Odlyzko）的话说："牛顿不仅仅是品尝了泡沫经济的疯狂味道，简直可以说是在开怀畅饮。"另一些人的投资时机则把握得很好。书商托马斯·盖伊（Thomas Guy）投资较早，在股价高企前便全身而退，用赚来的钱创办了伦敦的盖伊医院（Guy's Hospital）。[19]

自那以后，历史上还出现过很多泡沫事件，包括19世纪40年代英国的铁路投机狂潮（Railway Mania）以及20世纪90年代后期美国的互联网泡沫（dot-com bubble）。在泡沫事件的过程中，刚开始时投资者蜂拥而至，导致价格急剧攀升，泡沫随后破裂，价格继而暴跌。奥德莱兹科将泡沫称为诱惑投资者们脱离现实的"美丽的错觉"。出现泡沫经济时，市场价格节节攀升，远超其真实价值。有时候，人们之所以投资，仅仅是因为想当然地认为还会有更多人投资，因此他们投资的产品价格还会升高。[20]这就是所谓的"博傻理论"（greater fool theory）：人们知道花高价买下某件物品是愚蠢

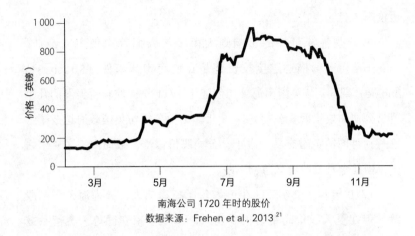

南海公司 1720 年时的股价

数据来源：Frehen et al., 2013 [21]

的，但是却相信有一个更大的笨蛋，会花更高的价格从他们那儿把它买走。[22]

博傻理论最极端的例子之一是金字塔骗局（pyramid scheme）。此类骗局形式多样，但基本理念相同。投资公司向投资者承诺，只要他们能拉来足够数量的投资者，就能分到数量诱人的提成。金字塔骗局遵循严格的运作规则，因此分析起来比较容易。举一个例子，假设一个项目最开始有 10 个人投资，这 10 个人中每人必须再找 10 个投资人。如果这 10 个人都设法找到了 10 个投资人，那么团队就会有 100 名新成员。每一个新加入的成员再去招募另外 10 个人，团队人数就又会增加 1 000 人。下一轮则需要 10 000 人，接着是10 万人，接着是 100 万人。用不了多长时间，就将无法找到足够的"下线"：数轮招募后，泡沫就会破裂。如果知道有多少人容易受到诱惑并有可能加入进来，我们就可以预测骗局将在何时终结。

金字塔骗局具有不可持续的属性，因此一般是违法的。但由于增长快速，并能为顶端人员带来巨额收入，金字塔骗局常常是诈骗分子的首选致富之路，在下线人员数量充足时尤其如此。

金融泡沫没有金字塔骗局那样严格的组织框架，因此较难分析。经济学家让-保罗·罗德里格（Jean-Paul Rodrigue）认为，可以通过将金融泡沫事件分为 4 个主要阶段来加以分析。第一个阶段是隐匿阶段（stealth phase），这期间，专业投资者们为一个新项目投钱。接下来是醒悟阶段（awareness phase），更多投资者加入投资。在这个阶段中，由于早期投资者想要兑现，因此会有抛售行为，就像南海泡沫事件中牛顿早期的抛售行为一样。当项目广为人知后，媒体和公众也会参与其中，在狂热阶段中将价格越炒越高。最后，泡沫破裂，价格暴跌，进入"灰飞烟灭"阶段（blow off phase），此时可能会出现一个二次微小涨幅，这是由于一些心存侥幸的乐观投资者期待价格再一次上涨。在阶段划分上，金融泡沫与疾病暴发很类似，后者可以分为散发、扩散、暴发、下降 4 个阶段。[23]

泡沫事件的标志性特征之一是增长迅速，随着时间的推移，购买行为会不断增加。这种增长往往具有"超指数增长"（super-exponential growth）的特征，[24] 不但购买行为急剧增加，而且增加的速度还不断加快。随着价格的不断攀升，更多的投资者蜂拥而入，不断哄抬价格。就像传染一样，泡沫膨胀得越快，就越能迅速点燃投资者的热情。

不幸的是，到底还有多少人跃跃欲试想要购买，是很难判断的。这也是分析暴发时常常遇到的困难：在最初的扩散期，很难判断我们已经到了哪一步。对于传染病暴发而言，这很大程度上取决

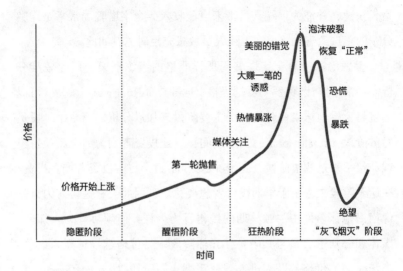

金融泡沫的 4 个阶段
改编自让 – 保罗·罗德里格的原创图

于发现了多少确诊病例。如果大部分感染者都没有被发现并上报，那么就意味着每发现一个确诊病例，实际上就还有很多其他的新发感染，因此人群中易感人数的实际比例会比预测值低。相反，如果大多数感染病例都被发现并上报了，那么人群中易感人数的比例就可能仍然会比较高。解决这个问题的一个办法是收集并检测人群的血样。如果多数人都已经被感染并具有了免疫力，那么暴发阶段就不会持续太久。当然，短时间内并不总是能收集到大量的血样。即便如此，我们仍然可以在一定程度上对暴发的最大可能规模有所了解。无论如何，感染数量总不可能会比总人数还多。

但对于金融泡沫，事情则没有这么简单。人们可以融资交易，借钱投资。如此一来，就很难评估有多少潜在的投资者，因此就很难判断我们处于泡沫的哪个阶段。即便如此，也会出现不可持续增长的蛛丝马迹。在 20 世纪 90 年代后期的互联网泡沫事件中，互联网流量每 100 天就会翻一倍，这使人们相信相关公司的股票价格肯定会不断攀升。这就是基础设施企业的市值估价动辄数千亿美元的原因，也是投资者给世通（WorldCom）这样的网络供应商注入大量资金的原因。但实际上，互联网流量每 100 天翻一倍的说法毫无依据。1998 年，当时在 AT&T 公司实验室担任研究人员的安德鲁·奥德莱兹科意识到，互联网的增长速度其实要慢得多，体量翻倍要 1 年之久。[25] 在一篇新闻稿中，世通声称其用户需求在以每周 10% 的速度增长。如果保持这样的增速，就意味着大约 1 年后，全世界每个人一天 24 小时都要网络在线。[26] 其实，根本没有那么多的潜在用户。

近年来最大的泡沫无疑是比特币。比特币是利用共享公共交易记录创造的去中心化的加密数字货币。喜剧演员约翰·奥利弗（John Oliver）称："把你对钱不了解的概念以及你对计算机不了解的概念加到一起，就是比特币了。"[27] 2017 年 12 月，一枚比特币的价格已经攀升到了接近 2 万美元，一年后，价格则跌到了不足最高价格的五分之一。[28] 自从 2009 年比特币出现以来，已经发生了一系列这种小型金融泡沫事件，其价格经历了多轮飙升和暴跌。(2019 年年中，比特币的价格又开始上升了。)

每一个泡沫都会牵连一大群容易受到影响的人，就像一次疫情暴发逐渐从村庄传到城镇，并最终蔓延到大城市一样。起初，只有少数几名早期投资者，这些人了解比特币技术，并对其潜在价值深信不疑。接着，更多投资人加入了进来，注入更多资金，抬高比特币的价格。最终，比特币席卷大众市场，出现在报纸头条以及公共交通设施的广告上。比特币各个历史峰值间存在延迟，这种现象说明比特币理念并未在不同人群中有效传播。如果这些潜在用户群联系密切，那么就应该大致在同时达到峰值，而不是发生数次小型暴发。

让-保罗·罗德里格认为，在泡沫的主要增长期，总是会发生某些剧烈变化。能到手的钱在增加，平均知识库（knowledge base）却在减少。他指出："随着常规'投资者'创造出'纸上财富'，以及人们的贪念越来越大，市场变得越发繁荣。"[29] 1978 年，经济学家查尔斯·金德尔伯格（Charles Kindleberger）和罗伯特·阿利伯（Robert Aliber）出版了划时代的著作《疯狂、惊恐和崩溃》（*Manias, Panics, and Crashes*）。在这本书中，两人强调了社会濡染（social contagion）在金融泡沫的增长阶段中所扮演的角色："没有什么比看到自己的一位朋友暴富更能影响人们的幸福感和判断力了。"[30] 有的时候，投资者赢利的强烈愿望甚至会使关于泡沫的警告产生适得其反的效果。在 19 世纪 40 年代的英国铁路投机狂潮期间，《泰晤士报》曾发表评论说铁路投资增速过快，会将其他经济领域置于危险的境地。但这反而鼓舞了投资者：他们将其视为铁路公司股价会继续上涨的信号。[31]

到金融泡沫后期，会出现恐慌蔓延，恰如初期时会出现热情的蔓延一样。2008 年发生的抵押贷款泡沫（mortgage bubble）的第一道涟漪早在 2006 年春就出现了，当时，美国的房价已经达到峰值。[32] 人们意识到，抵押贷款投资比预想的要危险得多。这种想法随后在行业内传播扩散，并最终击垮了整个银行业。2008 年 9 月 15 日，在我结束金丝雀码头那家公司实习期大约 1 周后，雷曼兄弟公司宣告破产。与长期资本管理公司不同，雷曼兄弟公司没有救星。这家公司的破产引发了恐慌，人们担心全球金融系统可能会崩溃。为了避免金融系统崩溃，美国和欧洲的各国政府以及中央银行拿出了超过 14 万亿美元来支持金融业。干预力度如此之大，反映出银行投资在之前的几十年中已经扩张到了何等程度。在 19 世纪 80 年代至 20 世纪 60 年代间，英国银行业的资产几乎占据了全国经济体量的一半。到 2008 年时，银行业的资产已经比英国 GDP（国内生产总值）的 5 倍还多了。[33]

我当时没有意识到，虽然我选择离开金融业，转而从事流行病学研究，但在伦敦的另外一个地方，这两个领域正在发生交集。当时，位于针线街（Threadneedle Street）的英格兰银行（Bank of England）正在竭尽全力控制雷曼兄弟公司破产带来的不良影响。[34]有一点比以往任何时候都更显而易见，那就是大家都高估了金融网络的稳定性。金融系统并非像大众想象的那样恢复力强，无比坚挺，金融危机蔓延的后果比人们预想的要严重得多。

此时，疾病研究人员有了用武之地。在 2006 年联邦储备银行的研讨会上，罗伯特·梅就和其他科学家讨论过这个问题。其中之一是他在牛津大学的同事尼姆·阿利纳敏帕斯（Nim Arinaminpathy）。阿利纳敏帕斯回忆说，2007 年以前，将金融系统作为一个整体进行研究还比较少见："大家都相信，复杂的金融系统可以自我恢复，普遍的态度是'我们不需要知道系统是如何运作的，相反，我们需要单独关注一个个机构'。"[35]很不幸，2008

年的金融泡沫破裂事件表明这种方法存在缺陷。那么有更好的方法吗？

20世纪90年代后期，梅曾担任英国政府的首席科学家，他因工作关系认识了默文·金（Mervyn King），后者后来担任过英格兰银行行长。当2008年金融危机爆发时，梅提出应该对危机蔓延进行深入研究：如果一家银行遭遇危机，危机将如何传播至整个金融系统？梅及其同事是研究这个问题的合适人选。其实在此前的几十年中，他们已经对一系列传染病进行了研究——包括麻疹、艾滋病等——并找到了一些新方法指导疾病防控工作。这些疾病研究理念后来给中央银行应对金融危机蔓延带来了革命性的变化。然而，要充分理解这些方法的工作原理，我们首先要探讨一个更基本的问题：我们如何判断一种传染病或者一次危机是否会发生扩散？

自威廉·科马克和安德森·麦肯德里克于20世纪20年代宣布他们的传染病流行理论后，对传染病流行的研究迅速变得数学化。人们继续进行疫情分析，但分析更加抽象化和技术化了。阿尔弗雷德·洛特卡（Alfred Lotka）*等研究人员发表了冗长、复杂的论文，使疫情分析与真实世界的流行病之间的距离越来越远。他们的方法能够用于研究虚拟的疫情，这些疫情可以涉及随机事件、复杂的传播过程，以及多组人群。计算机的出现更是促进了相关技术的发展：

---

* 阿尔弗雷德·洛特卡（1880—1949），美国数学家、统计学家，对生态学领域的族群动力学有重要贡献，曾任美国统计学会会长。——译者注

以前很难人工分析的模型现在可以用计算机来进行模拟。[36]

然而，数学家诺曼·贝利（Norman Bailey）于 1957 年撰写的一部著作让这种倾向戛然而止。和此前一些年的研究一样，这部著作的分析也纯粹是理论化的，几乎没有任何真实世界的数据。贝利的著作对流行病理论进行了精辟探讨，甚至吸引了多名年轻学者从事该领域的研究。但贝利的理论仍然存在一个问题：他忽略了一个重要的理念，而这个理念后来被证明是疫情分析中最重要的概念之一。[37]

这个重要观点由疟疾研究学者乔治·麦克唐纳（George MacDonald）首次提出。他当时就职于伦敦卫生与热带医学院的罗斯研究所（Ross Institute）。20 世纪 50 年代早期，麦克唐纳改良了罗纳德·罗斯的蚊子模型，在原模型中加入了真实世界的数据，包括蚊子的寿命和摄食率。通过不断改进模型，使其更接近真实情况，麦克唐纳可以判断出疟疾传播过程中的哪一个阶段最易被控制。与罗斯一直关注生存于水中的蚊子幼虫不同，麦克唐纳意识到，要阻断疟疾，以成年蚊子为目标会更好，那才是传播链中最脆弱的环节。[38]

1955 年，世界卫生组织首次宣布了彻底消灭一种疾病的计划。受麦克唐纳的启发，世界卫生组织选择了从疟疾开始。"消灭疾病"意味着在全球范围内将疾病彻底铲除。后来证明，这比预期的要困难得多：有的蚊子对杀虫剂产生了抵抗力；此外，针对蚊子的控制措施可能在一些地区有效，在别的地区却效果较差。因此，世界卫生组织后来又选择了天花作为目标，并于 1980 年宣布彻底消灭了这种疾病。[39]

　　麦克唐纳以成年蚊子为目标的理论是一项重要研究，但并不是贝利在其著作中忽略的观点。真正开创性的理念来自麦克唐纳的论文不起眼的附录里。[40] 几乎仅仅是作为补充，麦克唐纳提出了一种审视感染的新思路。他建议不要研究蚊子的密度，而是思考这样两个问题：如果一名感染者来到一个群体中，会发生什么？会产生多少新发感染病例？

　　20 年后，数学家克劳斯·迪茨（Klaus Dietz）注意到了麦克唐纳论文附录里的这一理念，并将其运用到自己的研究中。迪茨的研究最终把对事物流行的研究理论拖出了纯数学化的泥沼，将其领入了公共卫生的广阔领域。迪茨提出了后来广为人知的"再生数"（reproduction number，又称"传染数"）——简称 R 值——的概念。R 值指一个感染者预期平均可导致的新发感染的人数。

　　与科马克和麦肯德里克应用的指标——百分率和阈值——不同，用 R 值解释事物传播更通俗易懂。R 值仅关注有多少人会被传染。本书后面章节将会提到，R 值可以被广泛应用于多个暴发研究领域，包括枪支暴力、网络模因现象 * 等。

　　通过 R 值，人们可以推测是否会发生大暴发，这一点尤为有用。如果 R 值小于 1，那么每 1 位感染者将平均产生不足 1 起新发感染。如此一来，新发病例会随着时间的推移逐渐减少。相反，如果 R 值大于 1，那么新发感染病例则会不断增多，就有可能造成大

---

* "模因"是生物学家理查德·道金斯在其代表作《自私的基因》中的自创词。道金斯认为，正如自然选择的最小单位是基因，文化选择也应当存在最小的单位，即"模因"。之后在传播学中，人们常将信息传播的一些小单元（如词语、曲调、表情包等）称为"模因"。——译者注

流行。

某些疾病的 R 值比较低。比如流感，其 R 值大约为 1~2，与 2013—2016 年西非埃博拉疫情早期大体相当：当时，每 1 名埃博拉感染者平均引起了 1~2 起新发感染。另一些传染病的 R 值则要大一些，这些传染病因此也更易于传播。2003 年早春，亚洲暴发了 SARS 疫情，其病毒的 R 值为 2~3。天花，至今唯一一种被人类消灭的传染病，在完全易感人群中的 R 值高达 4~6。水痘的 R 值则更高，大约为 6~8。但与麻疹病毒相比，这几种病毒的 R 值就太低了。在一个完全易感群体中，1 名麻疹病例平均可造成超过 20 起新发感染。[41] 麻疹病毒的高 R 值源于其不可思议的超强生命力：如果感染者在密闭空间中打一个喷嚏，麻疹病毒就可以在空气中悬浮数小时之久。[42]

除了描述一个感染者传染他人的能力强弱外，R 值还可以为评估传染病的传播速度提供线索。回想一下，金字塔骗局里的人员数量是如何逐步递增的。通过 R 值，我们可以应用同样的逻辑来研究疾病的暴发。如果 R 值为 2，每一个初始病例平均就会导致 2 起新发感染。这 2 个新发病例又会各自平均导致 2 起新发感染，以此类推。如此持续翻倍增长，到暴发第 5 代时，将会产生 32 起新病例，到第 10 代时，每个初始病例平均将会引发 1 024 起新发病例。

因为感染暴发一开始经常呈指数级增长，所以 R 值的微小变化就会导致病例数在数代传播后产生巨大的差异。如前所述，如果 R 值为 2，第 5 代时就会有 32 起新病例；而一旦 R 值由 2 变为 3，则第 5 代时就会出现 243 起新病例。

R 值之所以备受追捧，原因之一是它的值是根据真实世界的数据估计得来的。不管是 HIV（人类免疫缺陷病毒），还是埃博拉病毒，通过 R 值，都可以对疾病传播进行量化和比较。这一切都要归功于罗伯特·梅和他的长期合作伙伴罗伊·安德森（Roy Anderson）。20 世纪 70 年代，两人已将流行病学研究方法拓展到了新的领域。梅和安德森都有生态学教育背景，因此，与那些数学家前辈相比，他们会从更具有实用性的角度看问题。他们感兴趣的是具体数据，以及如何将数学模型应用于真实世界。1980 年，梅读到了罗斯研究所的保罗·费恩和杰奎琳·克拉克森（Jacqueline Clarkson）的一篇论文初稿，论文使用 R 值对麻疹流行进行了分析。[43] 梅和安德森意识到了 R 值的潜在价值，迅速将其应用到了其他领域，并鼓励其他研究者也使用这种研究策略。

人们很快发现，R 值在不同人群中的差异很大。比如，在免疫力有限的群体中，麻疹可以造成大规模传播，但在疫苗接种率高的国家却很少暴发。对于人人都易感的群体，麻疹的 R 值可以高达20；但在疫苗接种率高的人群中，每个感染者平均产生的新发感染则不足 1 起。也就是说，在高接种率人群中，R 值小于 1。

通过 R 值，我们就可以计算出为了控制感染需要接种疫苗的人数。假设某种传染病在完全易感人群中的 R 值为 5（比如天花），但每 5 个人中有 4 个人接种了疫苗。在接种前，1 名感染者可以感染另外 5 个人。假设接种有效率为 100%，在接种后，这 5 个人中就会有 4 个人对感染产生免疫力。如此一来，1 名感染者就只能造成1 起新发感染。

如果我们给超过 80% 的人接种疫苗，那么每一名感染者的平

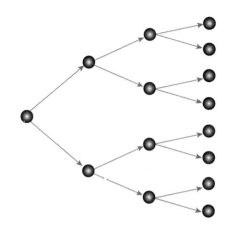

一个感染暴发的例子，每一名感染者会感染另外两个人
圆圈表示感染病例，箭头表示传染方向

均二代病例数就会小于 1。随着时间的推移，感染者的数量就会逐渐减少，传染病因此就会得到控制。使用这种方法，我们可以计算其他传染病的接种策略。假设完全易感人群的 R 值为 10，那么每 10 个人中就至少需要接种 9 个人。如果 R 值为 20（比如麻疹），那么每 20 个人中就需要至少接种 19 个人，或者说，接种率需要超过 95% 才能阻断疾病暴发。这个百分数被称为"群体免疫阈值"（herd immunity threshold），其理念源自科马克和麦肯德里克的研究：如果超过这个比例的人获得了免疫力，传染病就无法传播。

要降低 R 值，最显而易见的方法是降低群体的易感性，但这并不是唯一的方法。研究表明，影响 R 值的因素有 4 个。深入理解这些因素是弄清楚"传染"机制的关键。

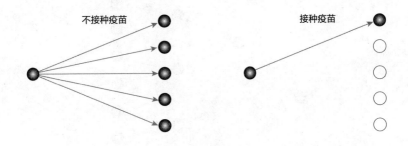

在 R 值为 5 的完全易感人群中，
不接种疫苗与接种率为 80% 时的传染情况对比

1987 年 4 月 19 日，戴安娜王妃来到伦敦米德尔塞克斯医院（Middlesex Hospital），参加一个新的治疗机构的开业仪式。她在那里的举动令随行的媒体人员，甚至医院的工作人员都大吃一惊：她和一名病患握了手。这家新开业的机构是英国第一个艾滋病患者照护机构。尽管科学研究表明艾滋病不会通过接触传染，但在当时，大众仍普遍认为接触可以传染艾滋病。戴安娜王妃和艾滋病患者握手的举动因此意义非凡。[44]

20 世纪 80 年代艾滋病流行后，人们迫切需要揭示其传播方式。究竟是哪些特征导致了这种疾病的广泛传播？就在戴安娜王妃访问米德尔塞克斯医院的 1 个月前，罗伯特·梅和罗伊·安德森发表了一篇论文。在这篇论文中，他们将 HIV 的 R 值分解成若干部分。[45] 这两位研究者指出，R 值的大小受多个不同因素的影响。首先，R 值与个体具有传染性的时间长短有关：传染期越短，传染给其他人的时间窗口就越窄。除此之外，R 值还与感染者在传染期内接触到的人数有关。如果感染者与他人频繁接触，就会为感染的扩散创造大量机会。另外，假定被接触者对疾病具有易感性，R 值的大小还依赖于每次接触时传染发生的概率。

综上，R 值与 4 个因素有关：患者具有传染性的时间长短（duration，D），也就是传染期；患者传染期内每天传播感染的平均机会数（opportunities，O）；每次接触时发生传染的概率（transmission probability，T）；人群的平均易感性（susceptibility，S）。我将其简称为"DOTS"。将这 4 个因素综合到一起，就能得到具体的 R 值：

R= 传染期 × 传染的机会数 × 传染概率 × 易感性

将 R 值分解为"DOTS"，我们就能搞清楚这些因素的消长是如何汇总到一起，影响 R 值的。由于 R 值的某些影响因素可能比其他因素更容易改变，这将帮助我们找到控制传染病的最佳办法。比如，虽然广泛的禁欲会减少 HIV 传染的机会数（O），但对大多数人而言，这种方法不仅不会受欢迎，而且也不现实。因此，公共卫生部门着重倡导人们使用避孕套，以此减少性生活时病毒的传染概率（T）。近年来，所谓的"暴露前预防"（pre-exposure prophylaxis）也取得了很大成功。这种方法的原理是，通过服用抗 HIV 药物来降低 HIV 阴性者的易感性（S）。[46]

各类传染病的传播途径不尽相同。对于流感或天花，仅面对面交谈即可传染；但艾滋病和淋病等传染病则主要通过性接触传播。

由于"DOTS"中各因素的消长都会对 R 值产生影响，因此如果某个人具有传染性的时长翻倍，那么从疾病传播的角度来讲，其效果等同于在传染期不变的情况下接触人数翻了 1 倍。历史上，天花和 HIV 的 R 值都曾高到过 5 左右。[47]然而，由于天花的感染者一般仅在较短的时间内具有传染性，因此天花的 R 值如此之高，就意味着天花感染者每天有较多传染的机会数，或者每个传播机会有较高的传染概率。

R 值已经成为现代传染病暴发研究的核心。但传染病的另一个特征也值得我们思考。由于 R 值呈现的是传播的平均水平，因此无法捕捉并关注到传染病暴发期间可能发生的特殊事件。1972 年 3 月曾发生过一起这种事件。当时，一名塞尔维亚教师因多种罕见症状到贝尔格莱德中心医院就诊。他曾因为出皮疹在当地医学中心接受青霉素治疗，但随后发生了严重出血。由于这被认为是奇怪的药物反应，医院的很多学生和医护人员都聚集过来一探究竟。但这并不是过敏。直到这名教师的兄弟也患病后，医护人员才认识到真正的问题所在，并意识到他们暴露在了怎样的危险之下：这名教师感染了天花。在贝尔格莱德的传染病消退前，还有另外 38 人被天花感染，所有 38 起病例的感染源头均可追溯到这名教师。[48]

尽管要到 1980 年才会在世界范围内彻底消失，但在当时的欧洲，天花早已绝迹。自 1930 年后，塞尔维亚也再未报道过天花病例。这名教师很可能是被一名刚从伊拉克返回的本地神职人员传染的。20 世纪六七十年代，欧洲曾发生过数次类似情况的突然暴发，大部分都与疫区旅行史有关。1961 年，一名年轻女性携带天花病毒从巴基斯坦卡拉奇返回英国布拉德福德（Bradford），不知不觉间传染了 10 个人。1969 年，德国梅舍德（Meschede）发生了一次暴发，传染的源头也追溯到了一名去过卡拉奇的旅行者。这次是一名德国电工将病毒传给了 17 个人。[49]但这些案例实属罕见，事实上，返回欧洲的大部分隐性感染者并没有传染其他人。

在易感人群中，天花病毒的 R 值大约为 4~6。这表示 1 名携带天花病毒的感染者预期的二代病例数大约为 4~6 例。但这同样仅仅是平均数。在现实世界中，每一个感染个体的二代病例数则千差万别。尽管 R 值对了解疾病传播的整体情况非常有用，但对于传染在多大程度上源自流行病学家所谓的少数"超级传播事件"（superspreading event），R 值并不能提供有价值的信息。

关于疾病的暴发，存在一个普遍的错误认知。这种观点认为，感染人数会逐代稳定增长，每个患者会传染相同数量的人。如果一种感染是通过人传人实现的，形成了传染链条，我们就将这种传播称为"延伸性传播"（propagated transmission）。然而，延伸性暴发并不一定如 R 值描述的那样精准，每一代都增加完全相同数量的病例。1997 年，一些流行病学家提出了描述疾病传播的"二八法则"（20/80 rule）。他们发现，类似艾滋病和疟疾这样的传染病，20% 的病例引发了约 80% 的传播。[50]但是，和大多数生物学法则一样，疾病传播的"二八法则"也有例外。研究者们提出"二八法则"的依据是性传播疾病和蚊媒传染病的相关研究，但其他类型的传染病暴发不见得总是遵循这一模式。在 2003 年的 SARS 疫情中，曾出现过数起聚集性感染，自那以后，人们又对"超级传播"的概念重燃兴趣。对 SARS 而言，这一点尤为重要，因为在这一次疫情中，20% 的病例引发了近 90% 的传播。与之相反，像鼠疫这样的疾病，超级传播事件则要少得多，前 20% 的病例仅会引发50% 的传播。[51]

在某些情况下，暴发或许压根不是延伸性传播造成的，而是"同源性传播"（common source transmission）导致的。在同源性传播中，所有病例都是同一来源引发的。最典型的例子是食物中毒：暴发经常被追溯到具体的某一餐或者某一个食品加工人员。这方面最著名的例子是玛丽·梅伦（Mary Mallon），通常被称为"伤寒玛丽"（Typhoid Mary）。梅伦是伤寒的无症状感染者，她在 20 世纪初受雇于纽约几个家庭担任厨师，导致了数次伤寒暴发及数名患者死亡。[52]

在同源性暴发事件中，病例经常在短时间内集中出现。1916年 5 月，美国加利福尼亚州的一所学校在野餐活动后的数天内暴发了伤寒。与梅伦一样，引发伤寒的也是一名无症状感染者：野营活动中制作冰激凌的厨师。

因此，我们可以把疾病的传播看作一个"连续体"（continuum）。一种极端情况是，同一个人——比如玛丽·梅伦——引发了所有病例。这是超级传播的一种极端案例：所有传播都可追溯至同一个源头。另一种极端情况是，疾病流行可以精确推算（就像时钟一样），每个病例会产生数量完全相同的二代病例。在大多数情况下，疾病暴发都位于这两种极端情况之间的某个位置。

如果疫情中出现了超级传播事件，那么就意味着某些人在疾病传播中起着至关重要的作用。在艾滋病的传播过程中，20% 的病例引发了 80% 的感染。认识到这一点后，研究者们便开始主要针对这些"核心人群"开展防控。但要使这种方法充分有效，我们需要思

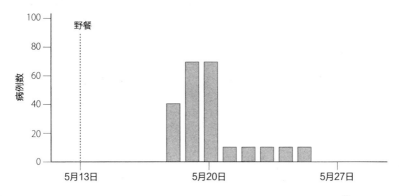

1916 年，在一次野餐后，美国加利福尼亚州的一所学校暴发了伤寒 [53]

考两个问题：传播网络中的个体之间是如何相互联系的？为什么有些人比其他人有更大的感染风险？

　　历史上发表论文最多的数学家保罗·埃尔德什（Paul Erdős）堪称一名学术行者，整个职业生涯都在环球旅行。他既没有信用卡也没有支票簿，仅随身携带两个没有装满的行李箱，因为他认为"财产是一种负担"。但千万别以为埃尔德什喜欢独处，恰恰相反，通过环游世界，他编织起了一个研究合作的巨大网络。在喝过咖啡或者服用过苯丙胺（amphetamine）[*]后，埃尔德什会突然造访同事的

---

[*] 苯丙胺是一种中枢神经系统刺激药物，曾被用于治疗抑郁症。埃尔德什因母亲去世等原因患有抑郁症，此后终生都在服用苯丙胺等药物。——译者注

家，宣称"我的大脑敞开了"。*当他 1996 年去世时，埃尔德什已发表了大约 1 500 篇论文，这些论文共有超过 8 000 名合作者。[54]

埃尔德什不仅拉起了一张学术合作网络，还兴趣盎然地对其进行研究。在这些网络中，各个节点（node）随机联系在一起。通过与数学家阿尔弗雷德·伦伊（Alfréd Rényi）合作，埃尔德什开拓了一条研究这些网络的新思路。两人对这些网络是全连接网络（fully connected network）的可能性尤其感兴趣。所谓全连接网络，是指网络中的任意一个节点都能通过网络中的某条路径与其他所有节点相连，网络不是由彼此割裂的不同部分组成的。这种连接性对事件的暴发至关重要。让我们想象一个由性伙伴组成的网络，如果网络中各个节点全部连接，那么从理论上讲，只需 1 名性传播疾病的感染者就能传染网络中的每一个人；但如果网络不是全连接的，那么一个部分的感染者就无法传染另一个部分的成员。

节点之间是只有 1 条连接通路，还是具有好几条连接通路，也会对网络产生影响。如果网络中包含闭环连接（closed loop of contacts），就会更有利于性病的传播，[55] 因为如果网络中存在环，疾病就可以通过逆时针和顺时针 2 个方向在网络中传播。即使有 1 根社交链条断了，仍然会有另 1 根社交链条为传播提供条件。对性病而言，如果网络中存在多个环形连接，传播的可能性就更大。

尽管从数学角度很容易理解埃尔德什-伦伊网络的随机性，但在现实世界中，情况可能会有很大不同：朋友们往往更喜欢聚在一

---

* 这句话是埃尔德什到访同行家时的一句口头禅，意思是研究数学的灵感来了。——译者注

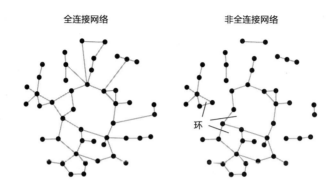

全连接网络　　　　　　　　非全连接网络

环

全连接和非全连接的埃尔德什-伦伊网络

起；研究者通常会与同一群合作者频繁合作；在特定的时间，人们通常只会有一名性伙伴。除了这类簇状连接外，还有其他各种各样的连接。1994 年，流行病学家米利安·克雷茨马尔（Mirjam Kretzschmar）和玛蒂娜·莫里斯（Martina Morris）使用数学模型模拟了一个人同时有多个性伙伴时性病的传播模式。她们发现，多个性伙伴会造成暴发快速传播（这也许并不意外），因为他们在网络的各个部分形成了多个连接。

在现实世界中，埃尔德什-伦伊模型虽然可以发现事物间偶尔出现的长距离连接，却无法再现交互群集。但随着数学家邓肯·沃茨（Duncan Watts）和史蒂文·斯托加茨（Steven Strogatz）提出"小世界网络"（small-world network）的概念，这一问题最终得到了解决。在小世界网络中，大部分连接都是局域化的，但也存在少数长距离的连接。沃茨和斯托加茨发现，这类小型网络随处可见：电网、昆虫脑中的神经元网络、电影演员表中的联袂主演明星，甚至埃尔德什的学术合作者等。[56] 这是一项了不起的发现，随之诞生了一系列研究结果。

"小世界"理论同时解决了聚集性事件和长距离连接事件的问题。但物理学家阿尔伯特-拉兹洛·巴拉巴斯（Albert-László Barabási）和雷卡·阿尔伯特（Reka Albert）发现了真实世界网络中的一些不寻常现象。他们注意到，从电影合作到万维网，这些网络中的某些节点存在大量连接，远远多于埃尔德什-伦伊网络或者小世界网络中的典型情况。1999 年，两人提出了一个简单的机制，用以解释连接的这种极大差异：后来加入网络的新节点更倾向于与网络中的活跃节点形成连接，[57] 也就是说，遵循的是一种"富者越富"（rich get richer）的规律。

第二年，斯德哥尔摩大学一个团队的研究结果显示，瑞典人的性伙伴数量似乎也遵从这种规律：大部分人在过去的一年里最多只有 1 名性伙伴，但也有一部分人声称自己有数十个性伙伴。研究者们随后在多个国家——既有布基纳法索，也有英国——都发现了类似的性行为模式。[58]

那么，性伙伴数量的这种巨大差异对疾病暴发到底有什么影响呢？20 世纪 70 年代，数学家詹姆斯·约克（James Yorke）及其同事注意到，美国当时正在流行的淋病存在一个令人困惑现象，一个不太可能的现象。我们知道，只有在 R 值大于 1 时，疾病才会持续传播。这就意味着每个淋病感染者平均至少要有 2 名性伙伴：一个人把疾病传播给他（她），另一个人被他（她）传染。但是，针对一组淋病患者的研究结果显示，这些患者近期平均每人只有 1.5 名性伙伴。[59] 在这种情况下，即使在进行性行为时淋病的传染概率非常高，也没有足够多的感染对象可以导致疾病持续传播。这是怎么回事呢？

如果只考虑性伙伴的平均数量，我们就忽略了一个重要事实：每个人性生活的情况不尽相同。这种差异对疾病的传播影响巨大。如果某个人有很多性伙伴，那么他（她）就会有更多的机会被传染，也有更多的机会传染他人。因此，我们需要从被传染和传染他人这两个方向来考虑相关的问题。约克及其同事认为，这或许可以解释为什么即使人群的平均性伙伴数较少，还是会发生淋病流行：少数有很多性接触的人引发了大部分病例，导致 R 值超过 1。安德森和梅随后的研究也显示，人们的性伙伴数量差异越大，R 值就会越大。

确定高风险人群（并找到降低风险的办法）有助于在早期阻断暴发。20 世纪 80 年代后期，安德森和梅提出，尽管把群体中的人随机混合会使总的暴发规模小于预期，但在暴发的开始阶段，性病还是会通过这些高危人群快速传播。[60]

通过将影响疾病传播的因素分解为"DOTS"的 4 个部分——传染期、传染的机会数、传染概率和易感性——并思考网络结构如何影响传播，我们可以对一种新的性传播疾病的传播风险进行评估。2008 年，在塞内加尔工作了 1 个月后，一名美国科学家返回了位于科罗拉多州的家中。1 周后，他病倒了，出现了头疼、乏力等症状，身上还出现了大面积的皮疹。很快，他的妻子（没有旅行史）也表现出了相同症状。随后的实验室检查结果显示，夫妻二人均感染了寨卡病毒。既往的寨卡病毒研究均聚焦于蚊媒传播，但科罗拉多的这个病例提示，寨卡病毒可能还存在另一条传播途径：性接触传播。[61] 2015—2016 年，寨卡病毒在世界范围内广泛传播，更多有关病毒通过性接触传播的报道也相继发表，人们不禁猜测，寨卡疫情会通过一种新的传播方式暴发。《纽约时报》2016 年的一篇评论文章问道："寨卡：千禧年代的性传播疾病？"[62]

基于对寨卡病毒的"DOTS"分析，我的研究团队估计，其性接触传播的 R 值小于 1，因此不太可能通过性接触引发流行。寨卡病毒有可能在性接触频繁的人群中造成小规模暴发，但不太可能对没有蚊子的地区形成重大威胁。[63] 不幸的是，其他性传播疾病就没这么简单了。

盖尔坦·杜加（Gaëtan Dugas）是一名加拿大空乘人员，金发碧眼，风度迷人，且性事频繁。1984 年 3 月，在 31 岁生日的几周后，杜加死于艾滋病。在此之前的 1 年时间里，他曾与超过 200 名男性发生过同性性行为。3 年后，在畅销书《世纪的哭泣》（And the Band Played on）中，记者兰迪·希尔茨（Randy Shilts）详细描述了杜加。希尔茨认为，杜加是艾滋病早期传播的核心因素，因此将他称为"零号病人"（patient zero）。"零号病人"这个术语一直沿用至今，特指"传染病暴发中的首名病例"。希尔茨的书使"杜加是将艾滋病带入北美的第一人"的猜测甚嚣尘上。《纽约邮报》称其为"那个给我们带来艾滋病的人"，《国家评论》杂志称其为"艾滋病界的哥伦布"（the Columbus of AIDS）。

杜加是"零号病人"的说法相当吸引眼球，而且数十年来经常被提及。但这其实是个误会。2016 年，一个研究团队发表了一篇论文，分析了一组艾滋病患者的 HIV 样本。病人中包括 20 世纪 70 年代确诊的 10 名艾滋病患者，杜加也在其中。根据这些病毒的遗传多样性以及演化速度，研究团队认为，HIV 是在 1970—1971 年传入北美的。研究人员并没有发现"杜加将 HIV 传入美国"的证据，他仅仅是艾滋病广泛流行的一个病例罢了。[64]

那么，"零号病人"这个标签是怎么来的呢？在对暴发进行的最初调查中，杜加并没有被标为"Patient 0"（"零号病人"），而是被标为"Patient O"，其中的字母"O"意为"加利福尼亚以外"（Outside California）。1984 年，美国疾病控制与预防中心（Centers for Disease Control and Prevention）派遣研究人员威廉·达罗（William Darrow）前往洛杉矶，调查一群男同性恋死亡病例。[65] 在通常情况下，疾病控制与预防中心会根据上报顺序给每一个病例编号。但为了这次洛杉矶的分析，所有病例被重新做了标记。在杜加被发现与洛杉矶病例存在关联以前，他只是"057 号病人"（Patient 057）。

在追踪病例之间的联系时，研究人员发现，导致这些人死亡的可能是一种未知的性传播疾病。他们发现，杜加位于这个网络中的显要位置，与纽约和洛杉矶的多个病例都有联系。这部分是因为他很配合调查，如实提供了 3 年里的 72 名性伙伴的信息。达罗指出，调查的目的是了解各个病例间有怎样的联系，而不是搞清楚导致艾滋病暴发的人是谁。他后来澄清说："我从没有说过杜加是美国第 1 例艾滋病患者。"

在研究暴发时，人们不得不面对"我们想知道的"和"我们能知道的"之间的巨大空白。理想状况当然是我们有足够的信息，可以了解网络中的人有怎样的联系，以及疾病是如何通过这些连接传播的。但我们实际能获得的信息往往非常有限。一个典型的暴发研究可以重建感染者间的部分连接，但由此形成的网络取决于被报道的病例和连接，因此并不一定能反映真实的传播路径。这样一来，某些人在网络中的位置可能会比在真实世界中的情况更突出，而某些传播事件也可能被遗漏。

兰迪·希尔茨为他的书做调研时，偶然发现了疾病控制与预防中心绘制的艾滋病传播示意图，被杜加吸引住了。"杜加的名字在网络的中心位置，还被画了一个圈，圆圈旁边有一个字母 O。我一直都知道那是'病人 O'的意思，"他后来回忆道，"当我去疾病控制与预防中心时，他们正好在讨论'零号病人'，我当时想：'哇，这个叫法很吸引眼球。'"[66]

当有清晰的反面人物时，讲故事就容易多了。根据历史学家菲尔·蒂迈耶（Phil Tiemeyer）的说法，是希尔茨那本书的编辑迈克尔·邓尼（Michael Denneny）建议在书中将杜加描绘为反面人物，以方便书的宣传。"兰迪痛恨这个主意，我花了差不多 1 周的时间才说服他采纳这个建议。"邓尼告诉蒂迈耶。之所以做出这样的决定——邓尼后来坦承，他对此深感遗憾——是因为当时的媒体似乎都对艾滋病不感兴趣。"他们不会发表书评，介绍批评里根政府和医疗系统的书。"[67]

当讨论到超级传播事件的暴发时，人们倾向于将所有注意力都放在事件中心的那个人身上："超级传播者"究竟是谁？他们与其他人有什么不同？然而，这种关注有时是找错了方向。以前文提到的贝尔格莱德那名因天花去医院就诊的教师为例。他个人或他的行为并没有什么特别。他因偶然的接触感染了天花，并试图去正确的地方——医院——寻求医学治疗。一开始没有人意识到他患的是天花，因此造成了暴发传播。许多暴发都是这样发生的：通常很难提前预测特定个体将会在暴发中扮演什么角色。

即便我们能够判断出哪些情形会造成疾病传播，结局也未必会和我们预测的一样。2014 年 10 月 21 日，正是西非埃博拉流行最严重的时候，一名 2 岁的小女孩被送到了马里（Mali）卡伊市（Kayes）的一家医院。女孩的爸爸是一名医务工作者，刚去世，她和她的祖母、叔叔以及姐姐从邻国几内亚跋涉 1 200 公里来到马里。在这家医院，女孩被确诊为埃博拉阳性并于次日死亡。她是马里发现的首例埃博拉感染者，卫生当局随即开始寻找与她有过接触的人。在旅途中，女孩至少乘坐了 1 次公共汽车，3 次出租车，如果没有接触上百人的话，可能至少也接触了数十人。在到达卡伊的医院时，她已经表现出了埃博拉感染的症状，由于埃博拉病毒的高传播性，她很可能已经将病毒传给了其他人。研究人员最终设法找到了超过 100 名接触者，并对这些人进行了隔离。然而，这些接触者中最终并没有人感染埃博拉。尽管在漫漫旅途中接触了很多人，这名女孩并没有传染任何人。[68]

当埃博拉疫情在 2014—2015 年发生超级传播事件时，我们团队注意到了一个鲜明的特征（但很不幸，这个特征对研究传播事件帮助不大）：最可能导致超级传播事件的病例是那些无法与已发现的传播链联系到一起的病例。简言之，造成疫情流行的人大概率是卫生当局并不知道的人。这些人在造成一系列新发感染前并没有被检测到，这导致相关部门几乎不可能预测超级传播事件。[69]

通过坚苦卓绝的努力，人们通常可以跟踪暴发过程的传染路径，从而判断出是谁传染了谁。也可以尝试构建"暴发叙事"，探讨为什么某些人的传染性比别的人更强。然而，不能仅凭某次感染可以引发超级传播，就认定这个人总是超级传播者。两个行为方式几乎完全相同的人，可能其中一人会传播疾病，而另一个人却不会。在疫情过后回头进行分析时，传播疾病的那个人就会被责备，而未传播的那个人则会被忽略。哲学家们把这称为"道德运气"（moral luck）：相对于没有造成不良影响的行为，人们倾向于对其他方面完全相同，但带来了不良后果的行为给出差评。[70]

有的时候，与疾病暴发相关的人的行为的确与其他人不同，但这些不同的方式并不一定是我们认为的那样。在《引爆点》（The Tipping Point）中，马尔科姆·格拉德威尔描述了 1981 年发生在美国科罗拉多州的科罗拉多泉市（Colorado Springs）的一次淋病暴发。当时，流行病学家约翰·波特拉特（John Potterat）及其同事调查了 769 起病例，询问感染者近期与哪些人发生过性接触。调查发现，在这些感染者中，有 168 人有至少 2 名被感染的性伙伴。这说明这些人虽然不占多数，但却是淋病暴发的关键人物。"这 168 人都是些什么人呢？"格拉德威尔问道，"他们不是你和我这样的人。他们夜夜外出，性伙伴比一般人多得多，生活方式及行为方式异于常人。"

这些人真的像格拉德威尔认为的那样性滥交和怪异吗？在我看来并不见得。研究人员发现，这些人平均与 2.3 名被感染的人有过性接触。这意味着他们被人感染，然后又感染了另外 1 个或 2 个人。这些人多数是非裔或拉美裔，年轻，并且与军队有关，差不多有一半人与性伙伴认识时间超过 2 个月。[71]20 世纪 70 年代，波特拉特就开始注意到，性滥交并不是科罗拉多泉市淋病暴发的合理理由。"最引人注意的一点是，来自当地一所上层中产阶级就读的大学且具有性冒险精神的白人女性，她们的淋病检测结果与教育背景一般且性阅历单纯的同年龄段黑人女性有所不同。"波特拉特写道。[72] 在这些白人女性中，诊断出淋病的人很少，而在后者中则比较多。仔细研究科罗拉多泉市的淋病病例资料就会发现，传播更可能是特定社会群体的治疗被延误，而不是过高的性行为活跃度导致的。

将高危人群视为异己，会激发"染病的他们和健康的我们"的对立态度，导致相关群体被孤立和污名化，而这会导致疾病的流行更难于控制。从艾滋病到埃博拉，责难——以及担心被责难——是许多暴发在刚开始时没有被注意到的原因。由于被怀疑患上了某种病，很多患者及其家人被所在的社区孤立。[73] 这使人们在上报疾病时有所顾虑，导致相关部门很难追踪到对疾病传播至关重要的个体，从而变相推动疾病的传播。

将疾病暴发归咎于特定人群的做法并不算一种新现象。16 世纪时，英国人坚信梅毒来源于法国，因此称其为"法国花柳病"（French pox）。法国人则认为该病源自意大利的那不勒斯，因此将其称为"那不勒斯病"（Neopolitan disease）。在俄国，梅毒被称为"波兰病"（Polish disease），在波兰，这种病被称为"土耳其病"（Turkish disease），土耳其人则称其为"基督徒病"（Christian disease）。[74]

这样的责难会带来长期的伤害。1918 年暴发的流感夺走了数千万人的生命，时至今日，这场流感仍被称为"西班牙流感"。之所以被称为"西班牙流感"，是因为据当时的媒体报道，西班牙是欧洲疫情最严重的国家。然而，这些报道其实失之偏颇：由于担心影响士气，德国、英国、法国当时都封锁了有关疫情的消息，而西班牙尚无此类战时新闻报道审查制度。*因为这些国家的新闻管制，西班牙的病例显得比其他任何国家都多。（而西班牙一方则将这次流感归咎于法国。）[75]

如果希望避免用国家名称来命名疾病，那么最好有一个其他的备选项。2003年3月一个星期六的早晨，一组专家聚集在日内瓦的世界卫生组织总部，讨论发生在亚洲的一种新发传染病。[76]中国（包括香港地区）和越南都发现了病例，那天早晨，德国法兰克福也报道了1起病例。要宣布该病对世界的威胁，世界卫生组织首先需要给这种疾病命名。专家们需要一个既容易记忆又不污名化相关国家的名称。最后，与会专家们将其命名为"严重急性呼吸综合征"（Severe Acute Respiratory Syndrome），简称为SARS。

SARS后来席卷了世界多个大洲，导致超过8 000人感染，数百人死亡。尽管疫情在2003年6月得到了控制，但全球的经济损失据估计高达400亿美元。[77]损失并不限于治疗疾病的直接花费，还包括企业停产、酒店关闭、贸易取消等造成的影响。

根据英格兰银行首席经济学家安迪·霍尔丹（Andy Haldane）的说法，SARS带来的广泛影响甚至可以与2008年的金融危机相提并论。他在2009年的一次演讲中说："二者有着惊人的相似之处：外部事件袭来，恐慌出现，并最终席卷整个系统。由此产生的附带

---

* 当时正值第一次世界大战。——译者注

损害广泛而深远。"[78]

在面对暴发事件时，霍尔丹建议大家要么逃，要么躲。具体到传染病暴发，"逃"意味着想办法离开疫区，避免感染。由于旅行限制和其他控制措施，在 SARS 流行期间，"逃"不太可行。[79]感染者如果到处旅行——而不是被确诊并被卫生当局隔离——就会导致病毒传播更广泛。"逃"也可以发生在金融领域：如果投资的企业面临破产，为了减少损失，投资者们就会低价出售资产，从而将价格拉至新低。

另一方面，在暴发事件中，人们也可以"躲"——减少可能接触到"感染"的机会。比如，在传染病暴发时，人们会选择勤洗手或者减少社交活动。在金融领域，面临危机，银行会选择增加现金储备，而不是冒险放贷。但霍尔丹认为，疾病暴发时的"躲避"行为和金融危机时的"躲避"行为间有一个关键区别：疾病暴发时的"躲避"行为虽然要付出成本，但通常会减缓疾病的传播；与之相反，金融危机时银行的"躲避"行为（增加现金储备）则会使危机变得更严重，对经济造成重创并最终导致 2008 年金融危机的"信贷紧缩"（credit crunch）就是一个例子。

2007—2008 年，"信贷紧缩"多次登上媒体头条，但其实经济学家们早在 1966 年就曾使用过这一术语。那年夏天，美国的很多银行突然停止放贷。在此前的几年里，贷款需求非常旺盛，因此银行不断增加信贷以满足市场需求。最终，银行吸收不到足够的资金来支撑继续放贷，于是停止了贷款。这完全不是银行想让贷款者支付更高利息这么简单的事，而是银行真正彻底停止了贷款。银行以前就提高过贷款标准，比如，20 世纪 50 年代，美国曾发生过几次

"信贷收紧"（credit squeeze）。但有人认为"收紧"这个词太温和，不足以描述 1966 年突如其来的冲击。"而'紧缩'一词则完全不同，"经济学家悉尼·霍默（Sidney Homer）写道，"'紧缩'，顾名思义，是痛苦的，甚至会伤筋动骨。"[80]

2008 年的金融危机爆发时，安迪·霍尔丹已经不是第一次思考金融系统危机的"传染"问题了。[81]"我记得曾在 2004 年或者 2005 年时写过一段笔记，大体意思是，鉴于金融系统危机的扩散事件，我们已经进入了一个'超系统风险'（super-systemic risk）的时代。"在他的笔记中，霍尔丹提出，金融网络在一些情况下可以非常稳固，但在另外一些情况下则会变得特别脆弱。这个理论在生态学领域得到了广泛的认可：某个网络的结构或许可以耐受小规模的冲击，但在极度的压力下，网络结构仍会非常脆弱，甚至彻底崩溃。这和团队合作时的情况一样。如果一个团队中大部分人都表现良好，那么能力稍差的人员就可以避免一些错误，因为与他们形成连接的同事非常优秀。但如果团队中的大部分人都是在苦苦挣扎，那么同样的连接，反而会拖团队中精英成员的后腿。"问题的核心是，这种组织形式能降低'小规模破产'的发生概率，但却增加了'大规模破产'的发生概率。"霍尔丹说道。

霍尔丹的观点称得上是有先见之明，但却没有得到广泛传播。他说："很不幸，在大规模破产出现前，那篇笔记一直没有人关注。"那么，为什么这个想法没有得到传播？"当时，一切都显得风平浪静，很难找到这类系统风险的真实案例。"2008 年秋，情况发生了变化。继雷曼兄弟公司破产后，整个银行业的从业者都开始以疾病流行的视角来思考问题。霍尔丹认为，只有通过这种方法，才能解释所发生的一切："只有运用这个危机蔓延理论，才能解释为什么雷曼兄弟公司的破产会拖垮整个金融系统。"

如果把可能加剧危机蔓延的一系列网络特征列举出来，你就会发现，其实大部分特征在 2008 年以前的银行系统中就已经存在了。让我们先来分析银行间连接的分布。银行间的连接不是均匀分布的，少数银行在网络中占据着主导地位，因此引发超级传播事件的可能性远大于其他银行。2006 年，研究人员与纽约联邦储备银行合作，对美联储资金转账系统（Fedwire）支付网络的结构进行了拆解分析。在对数千个银行间一天内发生的 1.3 万亿美元的资金往来进行仔细研究后，研究人员发现，75% 的资金往来都发生在 66 家机构之间。[82]

值得关注的并不只是连接的差异性，还有这些大型银行与网络中的其余成员的连接方式。1989 年，流行病学家苏内特拉·古普塔（Sunetra Gupta）领导了一项研究，其结果显示，传染的动态特征取决于网络是数学家所谓的"同配性网络"（assortative network），还是"异配性网络"（disassortative network）。在同配性网络中，连接数较多的人主要和其他连接数较多的人形成连接。在这样的网络中，暴发会迅速传遍这些高危个体，但很难传播至网络中那些联系松散的个体。相反，在异配性网络中，高危个体主要与松散存在的低危个体形成连接。因此，在异配性网络中，感染在初期阶段的传播速度较慢，但最终会造成更大范围的流行。[83]

很明显，银行网络属于异配性网络。一家雷曼兄弟公司这样的大银行就能造成危机的广泛传播。在倒闭时，这家公司与超过 100

同配性网络　　　　　　　　　异配性网络

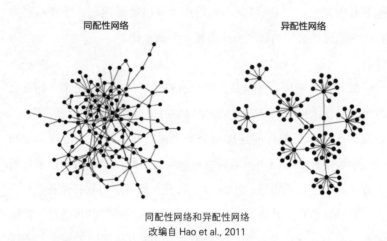

同配性网络和异配性网络
改编自 Hao et al., 2011

万个机构存在贸易往来。[84]"各种衍生金融产品和现金业务构成了一个错综复杂的网络，没有人清楚到底谁欠谁什么东西。"霍尔丹说道。在这个宽泛的网络中，还有无数隐蔽的环形连接，为雷曼兄弟公司与其他公司或市场提供了多条交易路径。不仅如此，这些交易路径有的还非常短。1990 年至 2010 年间，国际金融网络已经变成了一个更小的世界。到 2008 年时，对一个国家而言，其他国家的危机距离自己近在咫尺。[85]

2009 年 2 月，投资家沃伦·巴菲特在给股东们的年度信件中警告说，要注意各大银行间"可怕的相互依赖网络"。[86]"试图规避危机风险的人，和试图避免染上性病的人，需要面对的问题是一样的，"他在信中写道，"风险不仅仅取决于你和谁上床，还取决于和你上床的人还和谁上床。"巴菲特认为，这种网络结构不仅会将小心谨慎的机构也置于危险之中，还会诱发不良行为。在面临危机时，如果政府要介入并提供援助，首先会帮助那些能造成大范围"传染"的机构。"到处乱睡——我们继续打比方——对大型衍生品交易商而言，实际上有好处：一旦遭遇麻烦，政府一定会提供帮助。"

鉴于金融网络显而易见的脆弱性，中央银行及金融监管者需要深入理解 2008 年的金融危机。还有别的因素在推动危机的传播吗？英格兰银行一直在研究危机发生前金融系统的模型，但 2008 年金融危机赋予了此项工作一种全新而现实的紧迫性。"危机爆发时我们便将模型应用于实践，不仅仅是为了搞清楚究竟发生了什么，更重要的是，还希望搞清楚要避免危机再次发生，我们需要做些什么。"霍尔丹说道。

一旦某家银行借钱给另一家银行，两者间就建立起了实实在在的联系：如果借款者破产，贷方就会损失金钱。从理论上说，我们可以通过追踪这种关系网来了解危机爆发的风险，就像追踪性病的传播一样。但情况远不止于此。尼姆·阿利纳敏帕斯指出，贷款网络只是 2008 年金融危机中的诸多问题之一。"这很像 HIV 的传播——除了性接触外，还可以通过共用针头和输血传播。传播可以有很多条途径。"在金融领域，危机的蔓延也可能有多种不同来源。"不仅可能源于借贷，也可能源于资产共有或者其他因素。"阿利纳敏帕斯这样说道。

金融界有一个由来已久的理念，认为银行可以通过多样化运营来降低整体风险。通过多元化投资，各种风险会互相抵消，从而提高银行的稳定性。截至 2008 年，大部分银行都是这样投资的。不仅如此，各家银行还相互跟风——竞相持有同类资产和投资理念。虽然对每家独立的银行而言，投资是多样化的，但对银行业整体来说，投资类型并谈不上多样化。

为什么银行的投资行为如此相似？经济学家约翰·梅纳德·凯恩斯（John Maynard Keynes）*发现，在 1929 年华尔街崩盘后的大萧条时期，人们都有一种强烈的随大溜的心态。"唉，一个所谓可靠的银行家，并不能够预见并规避风险，破产时倒与其他银行家相同，这样一来，就没有人能够指责他了。"[87]这种心态还会以另一种方式发挥作用。2008 年以前，许多公司就开始投资债务抵押证券这样的金融产品，这类产品远非银行擅长的领域。珍妮特·塔瓦科利指出，银行乐于涉足这个领域，这导致泡沫越来越大。"就像得州扑克圈说的那样，如果你不知道如何找到肥羊，那么你就是肥羊。"[88]

如果多家银行都投资了同一个产品，那么各银行间就会出现一条潜在的传播途径。当危机来袭时，如果其中一家银行出售该产品的资产，将会对持有该产品资产的所有其他公司产生影响。大型银行的投资越多样化，危机就越容易发生蔓延。有多项研究表明，在金融危机期间，资产持有多样化会对更广泛的网络的稳定性产生不良影响。[89]

罗伯特·梅和安迪·霍尔丹注意到，从持有的资金看，规模最

---

* 约翰·梅纳德·凯恩斯（1883—1946），英国著名经济学家，现代宏观经济学的奠基人，被认为是 20 世纪最具影响力的经济学家之一。——译者注

大的那些银行历来都少于规模较小的银行。一种广为接受的观点认为，之所以这样，是因为大型银行持有更多样化的投资产品，面临的风险因而较小，不需要为意外损失准备太多的缓冲资金。但 2008 年的金融危机显示，这种思维方式有一定缺陷。大银行破产的可能性并不比小银行小。不仅如此，在维持金融网络的稳定性方面，大银行的作用远比小银行重要。梅和霍尔丹在 2011 年时曾这样写道："重要的不是一家银行距离破产边缘有多近，而是一旦破产，损失有多严重。"[90]

雷曼兄弟公司破产两天后，《金融时报》记者约翰·奥瑟斯（John Authers）在午餐时间来到花旗银行曼哈顿支行，想从账户中取些现金。他有一些政府存款保险（government deposit insurance）[*]承保的存款，但只有一定限额，因此如果花旗银行也倒闭了，他就会遭受经济损失。有这种想法的绝不止奥瑟斯一人，他后来写道："我发现花旗银行里等候的人排成了长龙，都是衣着得体的华尔街精英，他们和我一样都是来取现金的。"[91]银行工作人员分别以奥瑟斯妻子和孩子的名义替他新开了几个账户，以降低风险。奥瑟斯吃惊地发现，银行人员其实一上午都在干这同一件事。"看着这一幕，我有点喘不过气了。就在纽约的金融区，银行发生了挤兑。这些陷入恐慌的人，他们可是华尔街的精英啊，他们最清楚究竟发生

---

[*] 存款保险是相关金融机构为了稳定金融秩序，保障存款人权益，成立的一种保险制度，在金融业发生挤兑或破产等危机时，由这些机构向存款户支付部分或全部存款。——译者注

了什么。"他是否该报道这一切？考虑到此次危机的严重性，奥瑟斯认为报道这一切将会使局势恶化。"在《金融时报》头版刊登这样的报道，会彻底将银行系统推到崩盘的边缘。"其他报纸的同行也持同样的看法，但随后，消息还是传开了。

把金融"传染"（financial contagion）和生物传染（biological contagion）进行类比是一个很好的起点，但有一种情况未被包括在内。在疾病暴发中，人们被感染的前提条件是必须暴露于病原体。同样，金融危机蔓延也可以通过"接触暴露"（tangible exposure）传播，比如银行之间的借贷关系，以及不同银行共同投资的金融产品。但与生物传染不同的是，金融"传染"时，银行破产不一定必须要有"直接暴露"（direct exposure）。阿利纳敏帕斯认为："有一点与我们处理过的其他网络都不一样——看起来完全运转良好的机构会突然遭遇破产。"大众如果认为某家银行可能快倒闭了，就会想方设法立刻把自己的存款取出来，这一举动甚至会使一家运转良好的银行遭遇破产厄运。同样，当对金融系统失去信心时，银行就会增加现金储备，而不是放贷，2007—2008年时的情况就是这样。如果谣言和猜测在交易者间传播，本可以在危机中幸存的机构就可能会崩溃。

2011年，阿利纳敏帕斯和罗伯特·梅与英格兰银行的苏吉特·卡帕蒂亚（Sujit Kapadia）合作，不仅研究了发生于不良贷款或共同投资时的直接传播问题，还探讨了担忧和恐慌造成的间接影响。他们发现，一旦银行因对系统失去信心而开始增加现金储备，危机就会加剧：一些拥有足够资金，本可以挺过危机的银行也会破产。如果牵涉的是大银行，情况则会更糟糕，因为这些大银行往往居于金融网络的中心位置。[92]这充分说明，监管部门不能只着眼于银行的体量，还应该关注到底是哪些银行处于金融网络的中心。这不仅仅是银行"规模很大所以不能倒闭"的问题，更重要的是它们"居于核心所以不能倒闭"。

来源于流行病学理论的这些启示正在被付诸实践。在霍尔丹看来，我们思考金融危机蔓延的方式发生了"哲学层次的转变"。一个重要的变化是让那些居于网络中重要位置的银行持有足够的资金，以降低其对"疫病"的易感性。此外，还有另一个问题：那些在第一时间传播"疫病"的网络连接。监管机构可以针对这些连接采取相应的措施吗？霍尔丹说："最困难的是，当我们自问'我们应该调整金融网络的结构吗？'时，人们就会争执不休，因为在他们的商务模式中，改变网络的结构是一种程度很强的干预措施。"

2011年，由约翰·维克斯（John Vickers）担任主席的一个委员会建议英国大型银行为其风险较大的交易活动设置"隔离保护"（ring fence）。[93]这一措施将有助于防止不良投资的影响波及银行的零售业务*（比如我们的储蓄账户）。这个委员会认为："'隔离保护'有助于英国银行零售业务免受外部冲击的影响。金融系统相互关联的通道将会更安全，危机蔓延的风险也更小。"英国政府最终采纳了这些建议，要求各银行分散其投资领域。但这是一项很难通过的政策，因此未能在其他地区实施：欧洲其他国家也提出了"隔离保

---

* 银行零售业务主要指商业银行以自然人或家庭及小企业为服务对象，提供存款、融资、委托理财等各类金融服务。——译者注

护"的建议，但没有得到执行。[94]

"隔离保护"并不是减少"传染"的唯一策略。在进行金融衍生品交易时，银行间通常直接进行"场外交易"，而不是通过某个"中心交易点"（central exchange）。2018 年时，这类场外交易的交易额高达 600 万亿美元。[95] 然而，自 2009 年起，大宗衍生品交易已经不再在各大银行间直接进行了，而是各银行通过核心机构独立完成交易，这样一来，网络的结构就更简明了。

当然，这样做也有危险 —— 一旦崩盘，核心机构本身将变成一个巨型的超级传播者。"如果系统遭受巨大的冲击，情况会更糟，因为风险过于集中，"伦敦卡斯商学院（Cass Business School）的芭芭拉·卡苏（Barbara Casu）说道，"核心机构本来应该扮演危险缓冲带的角色，但在极端情况下，却可能成为风险放大器。"[96] 为了防范此类风险，核心机构被赋予了权限，可以从与其连接的银行机构获得紧急资金。这种相互依存的方法招致了部分金融家的抱怨，这些人更偏好各自为政的银行业务模式。[97] 但通过移除金融网络中隐蔽而纵横交错的环形连接，核心机构可以使金融危机蔓延的概率大大降低，同时也更容易确定谁在面临风险。

虽然人们对金融危机蔓延的理解取得了很大进步，但仍然还有许多工作要做。阿利纳敏帕斯说："就像 20 世纪七八十年代的传染病建模一样，吸引人的理论一大堆，但数据却严重不足。"一个最大的障碍是难于获取交易信息。银行自然会保护其商业活动的信息，因此研究人员很难厘清各机构间的相互联系，要想厘清全球范围内的这种关系更是难上加难。这样一来，就很难对可能蔓延的危机进行评估。网络科学家们发现，在研究危机的发生概率时，有关借贷网络的信息只要有微小的偏差，评估得出的整个金融系统层面的风险就会出现巨大的误差。[98]

　　然而，这并不只是交易数据的问题。我们不仅需要研究网络的结构，还需要更深入地思考牛顿所谓的"人类的疯狂"，思考人们的观念和行为是如何产生的，又是如何传播的。这意味着，除了病原体，我们还应该思考人本身。从创新到感染，"传染"常常是一种社会过程。

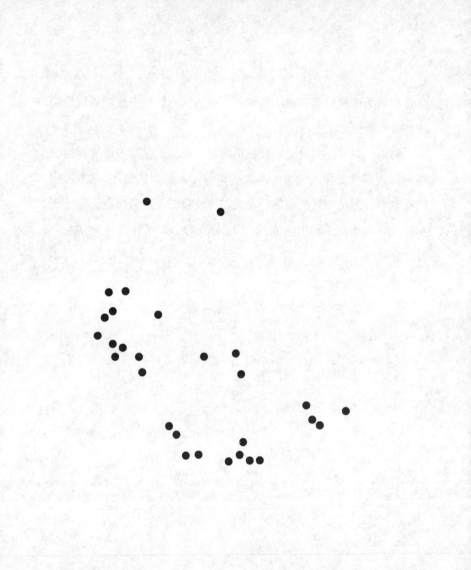

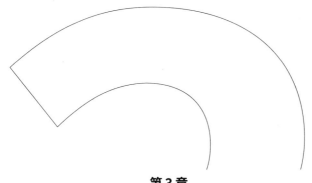

第 3 章

社会濡染
肥胖也能"传染"

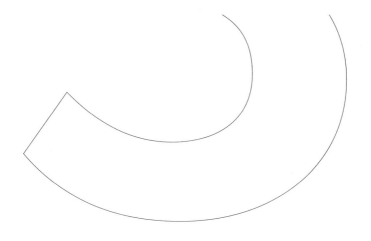

　　那是 1977 年，物理学家约翰·埃利斯（John Ellis）和同事们一起在酒吧里玩飞镖比赛。赌约很简单：如果他输了，就得把"企鹅"一词写进他的下一篇科学论文里。酒吧位于日内瓦郊外欧洲核子研究组织（CERN）的粒子物理实验室附近。埃利斯的对手是访问学生梅利莎·富兰克林（Melissa Franklin）。她因故要提前离开，因此另一名研究人员接替她的位置，并赢得了比赛。埃利斯后来说："无论如何，我得认赌服输。"[1]

　　问题是，如何把"企鹅"一词塞到一篇物理学论文中呢？当时，埃利斯正在写一份论文草稿，描述一种亚原子粒子——"底夸克"——的特性。他使用物理学中的一种常用方法，用箭头和圆圈画了一个示意图，展示粒子如何从一种状态转变为另一种状态。这种图示方法叫作"费曼图"（Feynman diagram），最早是由理查德·费曼于 1948 年提出的，现在已成为物理学家的常用工具。费曼图为埃利斯提供了灵感。他回忆说："有天晚上，我从欧洲核子研究组织下班后，去梅兰（Meyrin）拜访了几个朋友，在他们那儿抽了几口不合法的玩意。之后，我回到公寓继续写论文，脑子里忽然灵光一闪，发现我画的那些费曼图看起来很像企鹅。"

埃利斯的企鹅后来成了一种潮流。那篇论文发表后，他的"企鹅图"已经被其他物理学家引用了数千次。即便如此，企鹅图还是远不及它们的基础模板费曼图流传得广泛。在 1948 年问世后，费曼图迅速传播，改变了整个物理学。它变得如此风靡的推手之一是位于新泽西州的普林斯顿高等研究院（Institute For Advanced Study）。该院院长是曾领导过美国原子弹研发项目的罗伯特·奥本海默（J. Robert Oppenheimer）。奥本海默将研究院称作自己的"智识旅馆"，他引进了一大批年轻研究者，为他们提供为期两年的研究职位。[2] 来自全球的青年才俊们聚集于此，奥本海默希望通过这样的方式，促进全球的思想交流。如他所说："思想载于人，方能更好地流传。"

科学概念的传播启发了最早一批对思想传播的研究。20 世纪 60 年代初，美国数学家威廉·戈夫曼（William Goffman）提出，科学家之间的信息传递和疾病的传染很像。[3] 疟疾等疾病通过蚊子进行人际传播，科学研究则通常依靠学术论文在科学家之间流传。从达尔文的进化论到牛顿的运动定律，再到弗洛伊德的精神分析运动，新概念会"传染"那些接触到它们的"易感"科学家。

然而，并不是每个人都对费曼图"易感"。莫斯科物理问题研究所（现为朗道理论物理研究所）的列夫·朗道（Lev Landau）就是费曼图的质疑者。作为一位备受尊敬的物理学家，朗道会精确地计量自己对他人的尊重度。众所周知，他会给学界同人打分，并记录下来。朗道把物理学家分为从 0 到 5 的多个等级。0 分代表最伟大的物理学家——这一席位被牛顿独占——而 5 表示"资质平平"。朗道给自己打了 2.5 分，在 1962 年获得诺贝尔物理学奖之后，他将自己升到了 2 分。[4]

尽管朗道将费曼放在 1 分的高位，但他对费曼图却不感兴趣，认为比起更重要的问题，它们只算是"不务正业"。朗道当时在物理问题研究所主持着一个研讨会，每周一次，颇受欢迎。曾经两度有演讲者试图讲述费曼图，结果都是还没来得及讲完就被赶下了讲台。当一名博士生表示想跟进费曼的研究时，朗道斥责他"跟风媚俗"。朗道最终在 1954 年的一篇论文中使用了费曼图。面对这样微妙的处境，朗道把分析工作交给了两名学生。他对一位同事坦承："这是我第一次无法在研究中亲自完成计算。"[5]

像朗道这样的名人会对费曼图的传播产生什么影响？2005 年，物理学家路易·贝当古（Luís Bettencourt）、历史学家大卫·凯泽（David Kaiser）和同事们决定找出这个问题的答案。[6] 在费曼图问世之后的几年里，凯泽收集了世界各地出版的学术期刊。然后，他一页页地浏览了每一本杂志，寻找引用了费曼图的著述，并统计随着时间的推移，有多少作者使用了这种方法。研究团队将数据绘制成图，发现使用费曼图的作者数量遵循著名的 S 曲线，也就是说，在最终趋于平稳之前数量呈指数级增长。

下一步是量化费曼图的传播性。它虽然源于美国，但甫一传入日本学界，就迅速流行开来。费曼图在苏联的传播则没那么顺利，流行速度比美国和日本缓慢得多。这与当时的历史背景相符合：日本的大学在"二战"后迅速扩张，形成了强大的粒子物理学界；相形之下，冷战的出现——再加上朗道等学界大咖对费曼图的质疑——抑制了费曼图在苏联的传播。

基于现有的数据，贝当古和同事还估算了费曼图的"再生数"*R。R 值反映的是，每一个接受了费曼图方法的物理学家，最终又把这种方法传给了多少人。研究结果很有意义：作为一种观念，费曼图具有很强的"传染性"。在美国，R 值最初约为 15，而在日本，则可能高达 75。这是研究人员第一次尝试量化一种观念的"再生数"，为之前只是一个模糊概念的"传染性"赋值。

那么，费曼图又为何具有如此高的"传染性"呢？会不会是因为物理学家在这段时间里交流甚多？事实并非如此：R 值高似乎是因为科学家一旦接受了费曼图，就会在很长一段时间内持续传播它。这些研究人员指出："费曼图的扩散模式类似于一种传播速度很慢的疾病。"它之所以会被广泛接纳，"不是因为人们接触它的概率极高，而是因为它的生命周期特别长"。

追踪引文网络不仅可以揭示新思想是如何传播的，还可以让我们了解它们是如何出现的。如果知名科学家在某个领域占据了话语权，就可能会阻碍具有竞争性的理论的发展。因此，只有在占主导地位的科学家光芒暗去后，新理论才可能获得关注。正如物理学家马克斯·普朗克曾经说过的那样："每埋葬一名权威，科学就

---

* 原文使用的是"reproduction number"，与前文传染病的再生数相同。考虑到这项研究以及作者此处的意图是探讨费曼图的"传染"，因此仍采用"再生数"的译法，必要的地方加引号。——译者注

会前进一步。"麻省理工学院的研究人员后来对这一著名论断进行了检验。他们分析了顶尖科学家英年早逝后的情况，发现确实如此：竞争团队随后会发表更多论文，获得更多引用；而那位早逝的"明星"科学家的合作者们往往会逐渐淡出，不复享有盛名。[7]

科学论文不仅与科学家有关。皮克斯动画工作室的创始人之一埃德温·卡特姆（Edwin Catmull）*指出，发表研究成果是与本单位外的专家学者建立联系的一种有效方式。[8]他曾写道："发表研究成果会泄露我们的想法，但却能让我们与学术界保持联系。这种联系比我们的任何想法都更有价值。"皮克斯以鼓励公司组织网络内不同部门的"小世界"之间互相交流而闻名。这种观念甚至影响了其办公大楼的设计：在大楼中央，有一个巨大的中庭，其中有许多能实现随机互动的单元，比如公共邮箱和自助餐厅。正如卡特姆所说："大多数建筑都是为实现某些功能而设计的，但我们的建筑设计却是为了最大限度地增加人们的不期而遇。"此类社会建筑学的理念在其他地方也有所体现。2016 年，弗朗西斯·克里克研究所（Francis Crick Institute）在伦敦落成。作为欧洲最大的生物医学实验室，这座耗资 6.5 亿英镑的建筑将容纳超过 1 200 名科学家。据该所所长保罗·纳斯（Paul Nurse）†说，其布局设计是希望能通过创造"一点温和的无政府状态"来增强人们的互动。[9]

---

* 埃德温·卡特姆，生于 1945 年，美国计算机科学家，迪士尼动画工作室和皮克斯动画工作室现任总裁，因在计算机图形学领域的贡献于 2019 年获计算机科学领域的最高奖图灵奖。——译者注
† 保罗·纳斯，生于 1949 年，英国遗传学家，因发现调控细胞周期的关键蛋白质，与英国生物学家蒂姆·亨特、美国生物学家利兰·哈特韦尔分享了 2001 年诺贝尔生理学或医学奖。——译者注

不期而遇有利于刺激创新，但如果过度拆除办公区域的界限，则可能适得其反。哈佛大学的研究人员曾使用数字追踪器对两家大公司的员工做过监控研究。他们发现，引入开放式办公室后，人们减少了 70% 左右的面对面互动，转而选择在线交流，电子邮件的使用增加了 50% 以上。提高办公区域的开放程度减少了有意义的互动次数，降低了整体生产力。[10]

传染源和易感人群要直接或间接发生接触，传染才会发生。不论是创新思维的传播还是疾病的传染，传播机会的大小都取决于接触的频率。因此，如果我们想要了解传染的机制，就要弄清楚人们彼此之间是如何互动的。但事实证明，这是一项异常艰巨的任务。

1989 年 9 月，《星期日泰晤士报》(The Sunday Times) 刊登了一则头条新闻："撒切尔夫人叫停性调查提案。"当时，英国政府刚刚否决了一项研究英国国内性行为的提案。面对越来越严重的艾滋病流行，研究人员日渐意识到性接触在其中的重要性。问题是，没人知道人们的性接触频率。提出这项研究议案的科研人员之一安妮·约翰逊 (Anne Johnson) 后来说："我们不知道影响艾滋病流行的那些参数大约是多少。不知道全国人口中有多大比例的人有同性性伙伴，也不知道人们有多少性伙伴。"[11]

20 世纪 80 年代中期，一组医疗卫生领域的研究人员提出了在全国范围内调查性行为的想法。他们当时已经成功开展了初步的研究，但一直无法启动主体调查。有报道称，首相玛格丽特·撒切尔反对政府为这项研究提供资助，认为该研究会侵犯人们的隐私，引发"不体面的猜测"。所幸的是，天无绝人之路。《星期日泰晤士报》的文章发表后不久，研究团队就获得了惠康基金会（Wellcome Trust）提供的项目支持。

英国性观念及生活方式调查（The National Survey of Sexual Attitudes and Lifestyles，简称 Natsal）最终得以在 1990 年启动，后来又在 2000 年和 2010 年再度展开。参与设计这项研究的凯·韦林斯（Kaye Wellings）表示，很明显，研究数据不仅有助于了解性传播疾病，还有很多别的用途。"我认为，早在我们写这份提案的时候，我们就已经意识到，这项调查在将来能为许多尚无解答的相关公共卫生政策问题提供答案。"近年来，Natsal 为节育、婚姻破裂等许多社会问题提供了参考。

不过，让人们在调查中谈论自己的性生活并不容易。调查者不仅需要劝说人们参与进来——通常是通过强调研究会给全社会带来益处这一点——还需要努力建立足够的信任，以保证参与者诚实作答。此外，还要面对与性有关的术语的问题。韦林斯注意到："公共卫生领域的术语与委婉的日常用语存在差异。"她回忆说，有很多参与者不认识像"异性恋"（heterosexual）或"阴道"（vaginal）这样的术语。"大众会认为所有听起来像拉丁语的名词，或者三个音节以上的单词，都很怪异，不符合传统。"

不过，Natsal 团队在研究时也并非总是遇到难处，比如，英国人的性接触频率相对较低，这就给他们省了很多事。最近的 Natsal 研究发现，在英国，20 多岁的人平均每月有 5 次性行为，平均每年有不到一个新的性伴侣。[12] 即使是最风流的人，一年里也最多与几十个人发生性关系。这意味着大多数受访者都知道他们有过多少性伙伴，对性关系也记得比较清楚。与调查流感的传播相比，这就容易很多了——对话或握手之类的面对面互动即可传播流感，而我们每天恐怕会有几十次这样的互动。

在过去十年左右的时间里，科研人员越来越关注对与流感等呼吸系统传染病相关的社会接触进行量化研究。其中最著名的是POLYMOD 研究*。在这项研究中，研究人员访问了8个欧洲国家的7 000多名参与者，询问他们与哪些人存在互动。互动形式包括握手这样的身体接触，以及聊天这样的非身体接触。此后，研究人员在肯尼亚、中国香港等多个国家和地区都开展了类似研究。研究项目的规模也日渐庞大：最近，我与剑桥大学的合作者一起开展了一个公共科学项目，目的是收集英国5万多名志愿者的社会行为数据。[13]

通过这些研究，我们现在知道，世界各地的人的行为在某些方面相当一致。例如，人们倾向于与同龄人交往，儿童接触的人最多。[14]人们在学校和家里与他人的互动往往涉及身体接触，而且每日总计接触时间常在1小时以上。不过，不同地方的人际互动总数可能会差异很大。香港居民每天大约与5个人有身体接触；英国的数据也类似，但意大利人的平均数字是10。[15]

给这些行为定量固然有趣，但重要的是，这些新的研究信息能帮我们预测流行病的传播特点吗？在本书开篇我曾经提到，在2009

---

* POLYMOD 研究的全称是"通过干预传染病防控的建模和经济评估来改善欧洲公共卫生政策"（Improving Public Health Policy in Europe through Modelling and Economic Evaluation of Interventions for the Control of Infectious Diseases）。——译者注

年流感大流行期间，英国有两个疫情暴发高峰：一个在春季，一个在秋季。要理解暴发为什么会呈这种模式，我们在学校就能找到原因。在学校，孩子们聚集在一个亲密的社交环境中，这为交叉感染创造了温床；而在学校放假期间，孩子们平均每天的社交接触会减少大约40%。正如第102页的图所示，2009年两次大流行高峰之间的低谷的时间段恰好与学校假期重合。孩子们的社会接触减少，足以解释流感大流行为什么在夏季趋于平缓。不过，学校放假不能完全解释为什么第二个感染波峰最后会往下降。第一个波峰往下降可能是社会行为的变化导致的，而第二个波峰的下降则与群体免疫有关。[16]除了流感，学期和假期感染人数的升降也会影响人的其他健康状况。在许多国家，哮喘病例的数量会在刚开学不久达到峰值。而儿童哮喘的暴发还可能在更广泛的社区中引发连锁反应，加重成人的哮喘。[17]

如果我们想预测一个人感染疾病的风险，仅仅测算这个人与其他人的接触次数是不够的。我们还要考虑这个人的接触者，以及接触者的接触者，因为一个日常社交很少的人也可能生活在高危传播环境附近，比如距离学校几步之遥的地方。几年前，我和同事们研究了2009年香港流感大流行期间的社会接触和感染情况。[18]我们发现，促进流感大流行的原因是儿童社交接触较多。与童年时期相比，在成年后，人们的社交接触频率和感染率都有所下降，但当到了为人父母的年龄时，风险又会增加。老师和家长都知道，接触孩子意味着感染风险增加。在美国，家里没有孩子的人通常一年中有几周会感染流感病毒，有一个孩子的人一年中有三分之一的时间会感染病毒，而有两个孩子的人平均有超过半年的时间都携

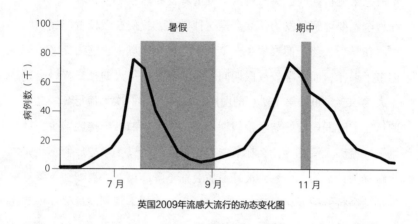

英国2009年流感大流行的动态变化图

带着病毒。[19]

　　除了会导致疾病在社区传播外，社交互动还能将疾病传染到其他地方。在 2009 年流感大流行之初，病毒跨境传播的先后与各国之间的直线距离并没有关系。疫情于 3 月在墨西哥暴发，之后很快就传到了中国等遥远的国家，但附近的巴巴多斯等国的疫情却出现得更晚。这是什么原因呢？如果我们以地图上的位置来定义"近"和"远"，那显然是使用了错误的距离概念。疾病是由人传播的，连接墨西哥和中国的主要航线——比如经由伦敦的航线——远多于连接墨西哥和巴巴多斯等地的航线。对于一只乌鸦来说，可能是中国更远；但对于人来说，中国却相对较近。事实证明，如果我们以航空公司的客流来定义距离，那么 2009 年流感的传播就很容易理解了。出现这种情况的不只是流感：2003 年 SARS 在中国出现时也遵循了类似的规律，疫情在传播到泰国和韩国之前，已经波及了爱尔兰和加拿大。[20]

不过一旦流感抵达一个国家，长途旅行就不是影响它传播的主要因素了。在美国，病毒从东南部向外传播，如涟漪般层层扩散，花了三个月左右的时间在美国东部地区扩散了 2 000 公里，移动速度略低于每小时 1 公里。平均算来，你走路都比它快。[21]

虽然在病毒传入一个新的国家时，国家间的长途航班扮演着很重要的角色，但在美国境内，影响病毒传播的主要还是人们在本地的出行活动。其他许多国家也是如此。[22] 为了模拟这些本地活动，研究人员经常使用被称作"引力模型"（gravity model）的数学工具。该模型的理论基础是，我们会去哪些地方，取决于我们距离目的地的远近以及那里的人口数量，就像体积和密度更大的行星会产生更大的引力一样。如果你住在乡村，你可能更常去附近的城镇，而不是去较远的城市；而如果你住在城市，你可能很少到访周围的小城镇。

这种对人们互动和出行的理解听起来是理所应当的，但以前的人们却不这样想。19 世纪 40 年代中期，正值英国铁路经济泡沫的高潮，工程师们认为大多数交通客流都会来自大城市间的长途旅行。几乎没有人怀疑这一猜想。不过，欧洲大陆上有些关于这一问题的研究。比利时工程师亨利-纪尧姆·德萨（Henri-Guillaume Desart）于 1846 年设计了有史以来第一个引力模型，以研究人们的出行方式。德萨的分析显示，人们对短途出行有很大的交通需求。很可惜，海峡对岸的英国铁路运营商们忽视了这项研究，如果他们能够注意到的话，或许英国铁路网的效率会高得多。[23]

人们很容易低估社会关系的重要性。20 世纪初，在撰写关于

"事件发生的理论"的论文时，罗纳德·罗斯和希尔达·哈德森指出，这一理论也可以用于研究事故、离婚和慢性病等"非传染性"事件。在他们看来，这些事件是独立发生的：某件事发生在一个人身上，并不会影响它发生在另一个人身上的可能性，不存在从一个人传染给另一个人的问题。21 世纪初，研究人员开始怀疑情况是否真的如此。2007 年，尼古拉斯·克里斯塔基斯医生和社会学家詹姆斯·福勒发表了一篇题为《32 年来肥胖在大型社交网络中的传播》的论文。他们分析了时间跨度很长的"弗雷明汉心脏研究"（Framingham Heart Study）*参与者的健康数据。两人提出，肥胖可能在朋友之间传播，还可能会在社交网络引发连锁反应，潜在地影响朋友的朋友，以及朋友的朋友的朋友。

克里斯塔基斯和福勒随后研究了同一社交网络中的其他几种社会濡染问题，包括吸烟、幸福、离婚和孤独。[24] 孤独可以通过社交接触传播，这个说法或许听起来很奇怪，但两人解释说，在朋友圈的边缘地带会出现这种情况："在朋友圈外围的人朋友较少，这不仅让他们感到孤独，还容易推动他们切断仅有的几条关系纽带。但在切断联系之前，他们往往会将同样的孤独感传递给剩下的朋友，如此循环。"

这些论文产生了巨大的影响。仅仅是关于肥胖传播的那一篇，

---

* 该研究始于 1948 年，一直持续至今，研究地点位于美国马萨诸塞州弗雷明汉市。研究者每隔数年对参与者随访一次，并对参与者的相关指标进行记录和检测。研究目前已进入第四代队列人群。在超过 70 年的时间里，弗雷明汉心脏研究为医学界理解各类心血管疾病提供了大量有用信息。——译者注

在发表后的十年间就被引用了超过 4 000 次，许多人认为这篇论文证明了肥胖等特征是可以"传染"的。不过，这些论文也受到了批评。在有关肥胖和吸烟的研究发表后不久，《英国医学杂志》(British Medical Journal) 上的一篇文章就指出，克里斯塔基斯和福勒的分析中所描述的因果关系并不存在。[25] 数学家拉塞尔·莱昂斯（Russell Lyons）随后又写了一篇文章，称克里斯塔基斯和福勒犯了"根本性错误"，"他们的主要论点缺乏依据"。[26] 我们到底该相信谁？肥胖这类事情真的会传染吗？我们怎么样才能知道某种行为是否会传染？

打哈欠是社会濡染最常见，也最容易研究的例子之一。由于它很常见，易被观察，而且从一个人打哈欠到另一个人打哈欠的延时较短，因此研究人员可以细致地观察打哈欠的传播情况。

已经有几项实验室研究分析了打哈欠传播的原因。社会关系的性质似乎对传播影响尤其大：我们越了解某个人，就越容易被他们"传染"哈欠，[27] 传播速度也会更快。例如，家人之间打哈欠的时间延迟就比熟人之间的更短。如果在陌生人面前打哈欠，哈欠"传染"的可能性不到 10%；但如果是在家人身边打哈欠，他们就有大约 50% 的概率会被"传染"。从关心的同类那里"染上"哈欠的现象并不仅仅出现在人类中。类似的传播也发生在猴子、狼等动物身上。[28] 不过，我们可能需要一段时间才会对哈欠"易感"。虽然婴儿和幼儿有时也打哈欠，但他们似乎不会被父母的哈欠"传染"。实验表明，孩子大约 4 岁后才会对哈欠"易感"。[29]

除了打哈欠，研究人员还研究了瘙痒、大笑和情绪反应等其他短期行为的传播。这些社会反应的"传染"可以在非常短的时间内表现出来：在研究团队合作的实验中，领导者能够在几分钟内向团队传播积极或消极的情绪。[30]

如果研究人员想研究哈欠或者情绪的传播，他们可以在实验室中控制人们能够看到什么，并屏蔽可能会影响结果的外界干扰。这种方法对研究快速传播的事物可行，但如果想研究需要更长时间才能在人群中传播的行为和思想，该怎么办呢？在实验室外研究社会濡染要困难得多，困难的也不仅仅是人群研究。在鸟类中，大山雀素有善于创新的美誉。20 世纪 40 年代，英国生态学家发现，大山雀已经学会啄破牛奶瓶的箔片来偷吃牛奶表面的乳脂。随后的几十年间，大山雀一直都在用这种方法偷吃牛奶，但尚不清楚这种创新技能是如何在鸟群中传播的。[31]

尽管已有若干研究关注圈养动物行为的传播，但对野生种群的研究却很难开展。鉴于大山雀的创新美名，动物学家露西·阿普林（Lucy Aplin）和同事决定着手研究创新行为在大山雀群中是如何传播的。首先，他们需要确定一种创新行为。研究团队前往牛津附近的威萨姆森林，在那里安置了一个装有面包虫的迷箱（puzzle box）。如果大山雀想吃到里面的虫子，就需要将箱子的门向某个方向滑动。为了观察鸟儿是如何互动的，研究人员用自动跟踪设备标记了该地区几乎所有大山雀。阿普林说："我们可以获得每只大山雀如何以及何时获得知识的实时信息。自动化的数据采集也意味着整个过程不会受外界的干扰。"[32]

研究人员把这些大山雀分成了几个亚群，并在其中 5 个亚群里分别选出几只鸟，教会它们如何解决迷箱难题。这项技术很快就传开了：仅仅 20 天内，四分之三的鸟儿都学会了这种开箱技能。研究小组还追踪了一组未受过训练的大山雀作为对照组。一些鸟儿最终想出了拉开门的办法，但所需的时间很长，开门技能的传播也慢得多。

在接受过训练的大山雀中，这个技能的生存能力也很强。随着时间的推移，许多鸟儿都死了，但技能却被传承了下来。阿普林说："每年冬天，即便只有一小部分会这种技能的鸟儿熬过前一年活下来，技能都会很快在鸟群中再次传开。"她还注意到鸟类之间的信息传递有些我们很熟悉的特征。"一些普遍规律与疾病在人群中的传播方式很类似，比如，'社交达鸟'更容易接触并习得新的技能，处在社交圈中心的鸟儿会在信息传播中充当'基石'角色或者'超级传播者'。"

这项研究还表明，野生动物群落中可能会产生社会规范。实际上，大山雀可以有好几种方法打开迷箱吃到食物，但流传开的只有研究人员教的那一种。当我们观察人类社群时，这种一致性更为常见。阿普林说："人类最擅长社会学习，我们在人类社会中观察到的社会学习行为和学习习惯比动物界中更普遍。"

我们经常与认识的人有共同的特点，从健康习惯、生活方式到政治观点和经济水平。一般来说，造成这种相似性的原因可能有三种。一是社会濡染：或许，由于日积月累、潜移默化，朋友间会相互习得行为。情况也可能正相反：或许正因为有某种共性，你们才会成为朋友。这种现象被称为"同类相聚"，也就是俗语说的"物以类聚，人以群分"。当然，一个人的行为也可能与社交接触完全无关：你和你的朋友可能碰巧处在相同的环境，而环境影响了你们的行为。社会学家马克斯·韦伯举过一个例子来说明这个问题：下雨时，一群人都会撑伞，他们不是在呼应彼此，而是对头顶的云层做出反应。[33]

社会濡染、同类相聚和共同的环境 —— 在现实世界中，很难确定这三种解释哪一个才是正确的。是因为你的朋友喜欢某项运动连带着你也喜欢，还是因为这项共同的爱好使你们成为朋友？你放弃了约定的跑步计划是因为你朋友也不去了，还是你们都因为下雨而决定放弃？社会学家把这种情况称为"映射问题"(the reflection problem) *，因为一种解释可以映射另一种解释。[34] 友谊和行为通常彼此相关，但要证明行为会通过友谊"传染"却非常困难。

由于这些原因，我们需要想办法把社会濡染与其他可能的解释分开验证。要做到这一点，最确切的方法是引发一次"疫情"，并进行观察。也就是说，引入某种行为，并监测它是如何传播的，就像阿普林和同事们对鸟类所做的那样。理想情况下，我们会将实验的结果与随机选择的"对照"组（也就是没有接触这种行为的人群）进行比较，来判断引入这种行为的影响有多大。这种实验称为"随机对照试验"，常常在医学研究中使用。

这种实验要如何在人群中开展呢？假定我们想研究吸烟行为在朋友间的传播。一种办法是引入目标行为：随机挑选一些人，让

---

* 之所以被称为"映射问题"，是因为这两种解释就像是人和镜子里的影子一样同时变化和出现，外面的观察者无法分析谁是因，谁是果，谁是主因，谁是次因。——译者注

他们开始吸烟，然后看看吸烟的习惯会不会在他们的朋友圈中传播开。虽然这个实验可能会揭示吸烟是否会出现社会濡染，但很明显，它存在严重的伦理问题。我们不能为了研究社会行为，要求人们染上吸烟这种有害的习惯。

虽然让人染上烟瘾不可行，但有一种替代方案：观察现有的吸烟行为如何在新的社交圈里传播。不过，这又需要随机重排人们的所处地点和友情关系，并跟踪观察人们是否会被"传染"上新朋友的行为习惯。这基本上也不太可能：谁会为了一个研究项目而重组自己的朋友圈呢？

论及设计社会实验，阿普林的鸟类研究比对人群的研究有更大优势。人可能会在数年甚至数十年里维持类似的社会关系，而鸟类的寿命较短，因而每年都会形成新的"社交网"。研究团队还能标记该地区的大多数鸟，从而实现社交网络的实时跟踪。正因为如此，研究人员能够在鸟类中引入新的行为——比如开迷箱的办法——并观察这种行为如何在鸟儿新的社交网络中传播。

不过在有些时候，人类也会一次性形成新的朋友圈，例如新兵被分配到同一个连，或者学生被分到同一个宿舍楼。[35] 可惜，研究人员很少能碰上这类例子。在现实生活的大多数情况下，研究者都无法通过干预人们的行为或友谊变化，来试验会发生什么。他们只能尝试分析在生活中观察到的现象。麻省理工学院的社会学家迪恩·埃克尔斯（Dean Eckles）说："尽管很多最佳的研究策略都要求不同程度的随机化，但身为社会学家和公民，很多原则让我们无法这么做。因而，我们要通过纯粹的观察研究，争取做到最好。"[36]

流行病学在很大程度上依赖于观察分析：通常，研究者不能故意引发疫情或让人们染上重病来了解疾病是如何发展和传播的。因此有人会说，相比科学，流行病学更像新闻调查，它只报道发生的事，而不开展实验。[37] 不过，这种说法忽视了观察性研究为促进人类健康做出的巨大贡献。

以吸烟为例。20 世纪 50 年代，研究人员开始调查过去几十年间肺癌死亡人数大幅攀升的原因。[38] 看上去，这似乎与香烟的普及有明显关联：吸烟者死于肺癌的概率是不吸烟者的 9 倍。问题是如何证明吸烟的确会致癌呢？著名统计学家罗纳德·费希尔（Ronald Fisher）*是个热衷叼烟斗的老烟鬼，他辩解说，两件事相关并不意味着其中一件引发了另一件。也许吸烟者和不吸烟者的生活方式迥异，是两者生活方式上的某种差异——而不是吸烟——导致了吸烟者的死亡？又或者，可能是某种目前尚不清楚的遗传特征使人们既爱吸烟又容易患上肺癌？这个问题在科学界引发了严重的分歧。有些人，比如费希尔，认为吸烟和癌症的关联只是巧合。而另一些人，比如流行病学家奥斯汀·布拉德福德·希尔（Austin Bradford Hill），则认为吸烟是肺癌死亡人数上升的罪魁祸首。

当然，开展一项实验就能给出明确的答案，但我们在上文中已经提到过，在这样的问题上，随机对照试验存在伦理问题。正如现代社会学家不能鼓动人们吸烟来观察这个习惯是否会"传染"一样，20 世纪 50 年代的科研人员也不能让人们吸烟来验证它是否会

---

* 罗纳德·费希尔（1890—1962），英国统计学家、遗传学家，被学界认为"几乎独自一人奠定了现代统计学的基础"，是"20 世纪统计学界最重要的人物"。——译者注

致癌。流行病学家必须找到一种方法，不通过实验，来确认吸烟会不会导致肺癌。

时光回到 1898 年 8 月，罗纳德·罗斯在等着宣布他的发现：蚊子能传播疟疾。在努力争取政府许可，以便在科学期刊上发表自己研究的同时，罗斯一直在担心会有其他人抢先发表研究成果，抢走他的功劳。他说："海盗就在近海，时刻准备劫掠我。"[39]

他最害怕的"海盗"是德国生物学家罗伯特·科赫（Robert Koch）。有传言说科赫已经前往意大利研究疟疾。如果科赫能在实验中成功用疟原虫感染人，罗斯的工作就将黯然失色——毕竟他只感染了鸟类。几周后，帕特里克·曼森的一封信让罗斯松了口气。曼森写道："我听说，科赫在意大利的蚊子实验失败了，所以你有时间为大英帝国抢到这个发现权。"

最终，科赫也发表了一系列有关疟疾的研究，并完全认可罗斯的研究贡献。科赫特别指出，在疟疾肆虐的地区，儿童是传染源，因为成年人通常对疟原虫已经产生了免疫力。科赫曾发现过很多病原体，疟原虫是其中最新的一种。早在 19 世纪七八十年代，科赫就已经证明，牛炭疽病以及人的结核病等疾病都是由细菌引起的。在研究过程中，他想出了一套规则或者说"法则"来确定某种细菌是否是某种疾病的病原体。首先，疾病感染者体内应该能够找到这种细菌。然后，如果一个健康宿主——比如实验动物——接触了这种细菌，它应该也会患上同种疾病。最后，一旦新宿主患病，如果从它身上提取细菌样本，那么所提取的细菌应该和宿主接触的细菌相同。[40]

科赫法则对正在崛起的"细菌学说"很有用，但科赫很快就意识到它有局限性。最大的问题在于，有些病原体并不一定会引发疾病。有时人们会被感染，但不会表现出明显的症状。因此，研究人员需要一套更普适的原则来判断疾病背后可能的原因。

至于奥斯汀·布拉德福德·希尔，他想研究的疾病是肺癌。要想证明吸烟是导致肺癌的原因，他和他的合作者需要综合多方面的证据。希尔后来把各种证据总结为一系列"视角"，他希望这些不同的视角能帮助研究者确定吸烟和肺癌是否有因果关系。首先，要审视疑似原因与结果之间的关联强度。例如，吸烟者远远比不吸烟者容易患肺癌。希尔指出，如果吸烟和肺癌的关联很强，那么无论在什么地方开展研究，都会发现吸烟者比不吸烟者更容易患肺癌。另一个要考虑的是时间先后的问题：疑似的原因是否先于结果？此外，还要考虑一个指标：疾病是否与某些特定的行为相关（不过，有时候这条指标不太有用，因为不吸烟的人也会得肺癌）。理想情况下，还应该有实验证据显示，如果人们停止吸烟，他们患癌症的概率就会降低。

希尔还说，患病风险和暴露程度间有时也存在关联。比如，在吸烟越多的人中，因癌症而死的比例也越高。在这种情况下，吸烟就有可能是引发癌症的原因。这种关联也可以应用到其他研究中，比如某种化学物质致癌的情况。希尔提出，最后，还需要确认通过前述方法判定的致病因素在生物学上是否合理，是否符合科学家们已有的认知。

希尔强调，这些视角并不能"证明"某个观点无可争议。确切地说，其目的是帮助研究者回答一个关键的问题：除了简单的因果关系外，是否存在更好的解释？这类思路不仅提供了吸烟导致癌症的证据，还帮助研究人员发现了其他疾病的诱因。20世纪五六十年代，流行病学家爱丽丝·斯图尔特（Alice Stewart）收集了证据，表明低剂量辐射可能导致白血病。[41] 当时，新发明的X射线技术经常被用于孕期检查，甚至连鞋店都在使用X射线，以便人们看到脚在鞋里的情况。经过斯图尔特的长期奔走和努力，危险的X射线滥用才得以终止。还有一个更近的例子：使用希尔的上述观点，美国疾病控制与预防中心的研究人员指出，寨卡病毒感染会导致新生儿的出生缺陷。[42]

因果关系的确定绝非易事。关于导致某个事件的原因究竟是什么，以及该采取何种预防措施，辩论总会很激烈。但斯图尔特仍然认为，哪怕获得的证据不够确凿，存在不可避免的不确定性，人们还是应该采取行动。她曾经说道："这时候，我们就要尽力做出最好的猜测，就像穿过结冰的湖面时，努力猜出哪里的冰面最厚一样。同样，技巧在于正确判断证据的权重，并知道要根据新的观测来调整判断。"[43]

最初决定研究社会濡染时，克里斯塔基斯和福勒打算从零开始做起。他们计划先招募1000人，让每个人都列出5个联系人，然后让这些人再列出5个联系人。如果采取这样的策略，他们必须对多达31000人进行多年的行为追踪。如此庞大的研究项目，大约需要花费3000万美元。[44]

从已有的项目中招募最初的1000人会比较容易，因此在设计方案的同时，两人与弗雷明汉心脏研究的项目团队取得了联系。克里斯塔基斯拜访了项目协调人玛丽安·贝尔伍德（Marian Bellwood），并得知项目组的地下室里保存着每个参与者的详细资料。为了避免参与者失访，他们还嘱咐参与者写上了亲戚、朋友和同事的联系方式。这些人中有许多也是弗雷明汉项目的研究对象，因此他们的健康信息也在项目组的记录之中。

克里斯塔基斯感到十分惊喜。与其去追踪一个全新的社交圈，不如去追溯弗雷明汉研究参与者之间的社交关联。他回忆道："我在停车场给詹姆斯打电话，说：'你不会相信我找到了什么！'"现在只剩下一个问题：他们必须梳理这 12 000 个人和 5 万个地址并建立起他们间的联系网。"我们得辨认每个人手写的内容，"克里斯塔基斯说，"一共花了两年时间才把它们录入到电脑里。"

克里斯塔基斯和福勒最初曾考虑分析吸烟习惯的传播，但后来，他们认为追踪肥胖的传播更好——因为你要问过参与者后才知道他是否吸烟，但肥胖却可以直接观察到。"我们要做的研究很新颖，所以我们想从能够客观测量的指标开始。"克里斯塔基斯如是说。

下一步是估测肥胖是否会通过社交网络传播。这就要解决映射问题，将潜在的传播与同类相聚及环境因素区分开。为了尝试排除同类相聚效应，他们在分析中加入了一个时间滞后因子：如果肥胖真的是从某个人传播到他（她）的朋友身上，那么朋友长胖的时间不能早于传播者本人。排除环境因素则比较棘手，克里斯塔基斯和福勒试图通过研究友谊的方向来解决这个问题：假如在一项调查中，我把你列为朋友，但你却没有把我列为朋友，这就表明我受你的影响比你受我的影响更大。而如果我们在现实中受到了一些共同的环境因素影响——比如一家新开的快餐店——那么友谊方向就不会影响谁将变胖。克里斯塔基斯和福勒最终找到了友谊的方向与肥胖相关的证据，表明肥胖可能具有"传染性"。

他们的分析报告发表后，受到了一些研究者的尖锐批评。大部分争论集中在两点上。第一，统计学证据不够有力。比如，与论证新药是否有效的临床试验相比，两人用来证明肥胖具有"传染性"的论据不够扎实；第二，克里斯塔基斯和福勒所使用的方法和数据无法确凿地排除其他解释：从理论上讲，不难想象，同类相聚或者环境因素也可能会造成他们所描述的肥胖传播模式。

在我看来，这些批评都是合理的，但并不意味着克里斯塔基斯和福勒的研究毫无益处。统计学家汤姆·斯尼德斯（Tom Snijders）在评论围绕两人早期论文的纷争时提出，尽管这些研究存在局限性，但它们依然很重要，因为研究者们找到了一种研究社会濡染的新方法。"要为尼克·克里斯塔基斯和詹姆斯·福勒的想象力和勇气鼓掌。"他如是说。[45]

在克里斯塔基斯和福勒最初的数据分析发表后的 10 年中，科学家们积累了许多社会濡染的证据。其他一些研究团队也发现，肥胖、吸烟和幸福感之类的事物都具有"传染性"。正如我们所看到的那样，社会濡染是研究界出了名的硬骨头，但依赖于这些前人的探索，对于哪些事件能够传染这个问题，我们已经有了更加深入的理解。

只说某个事件能够"传染"还远远不够，这只相当于说它的"再生数"大于零，也就是平均来看，会有一些传播，但我们不知道具体的传播程度。当然，这仍然是有用的信息，它提醒我们需要考虑"传染"的存在。我们由此知道行为是能够"传染"的，即使我们无法预测"疫情"的规模可能有多大。政府和其他组织如果想处理具有"传染性"的健康问题，那么就需要更多了解其社会濡染的实际传播能力，以及不同政策可能对其产生的影响。例如，如果在一群朋友之中，有一个人变胖了，这究竟会对其他人产生多大的影响？如果你变得更加幸福了，那么你所在社群的幸福感会增加多少？克里斯塔基斯和福勒承认，精确估算社会濡染的强弱是一个十分棘手的问题。更困难的是，回答这种问题往往只能使用有缺陷的数据和方法。但他们也指出，随着新数据的不断积累，其他研究人员就能在他们的分析的基础上，发展出更加精确的社会濡染评估方法。

通过研究有潜在"传染性"的行为，研究人员还发现了生物传染和社会濡染引起的"疫情暴发"之间的一些重要差异。20 世纪70 年代，社会学家马克·格兰诺维特（Mark Granovetter）提出，与亲密的朋友相比，信息通过关系一般的熟人可能传播得更远。这是因为在朋友的关系网中，不同的人往往有多个共同的朋友，这使大部分的信息传播变得冗余。"如果一个人把一条谣言告诉他所有的密友，而他们也同样这么做，那么许多人就会听到两三次同样的谣言，因为那些关联性很强的人往往拥有共同的朋友。"格兰诺维特把熟人的重要性称为"弱连接的力量"（strength of weak ties）：如果你想要获得新的信息，比起亲密的朋友，你更可能从一个普通朋友口中得知。[46]

这些"泛泛之交"的关联已经成为社交网络科学的核心部分。正如本书前文所介绍的那样，"小世界"里的联系有助于生物和金融"疫情"从网络的一个部分跳跃式地传播到另一个部分。在某些情况下，这些联系还可以拯救生命。医学上有一个长期存在的悖论：在周围有许多亲属的情况下，患者心脏病或中风发作时，反而需要经过较长的时间才能得到救治。这很可能是社会网络的结构导致的。有证据表明，在目睹患者轻度中风时，亲密的亲属群体往往倾向于观望一会儿，没有人愿意反驳群体的主导观点。相比之下，"弱连接"——比如同事或非亲属人员——则会提出更多的意见，因而能够更快地发现症状，更早地呼救。[47]

不过，那些会导致疾病扩散的网络结构并不一定会对社会濡染产生同样的影响。社会学家戴蒙·森托拉（Damon Centola）曾举过一个例子：HIV 通过性伙伴网络广泛传播，如果生物传播和社会传播机制相同，那么预防艾滋病的观念也应当通过这些网络广泛传播。然而事实并非如此。一定是有什么东西延缓了信息的传播速度。

在传染病暴发期间，疾病通常是经由一系列的单次接触扩散开的。如果你被感染了，一般是某个特定的人传染了你。[48]而对于社交行为来说，事情往往没那么简单，我们常常是在看到许多人都在做某事之后才开始模仿的。这种情况下，并没有明确的传播途径。这种行为模式被称为"复杂传染"（complex contagion），因为它的传播需要多次接触。例如，克里斯塔基斯和福勒在分析吸烟行为时提出，如果一个人的许多朋友都停止吸烟，那么他就更有可能戒烟。研究人员还发现，从运动和健康习惯，到创新与政治行为，都存在复杂传染。通过和一个不太熟的人单次接触，HIV 这样的病原体就可以发生传播，而复杂传染则需要多人参与。因此，虽然小世界网络可能有助于疾病的传播，但它们却会限制复杂传染。

　　那么，复杂传染又为什么会发生呢？戴蒙·森托拉和他的同事迈克尔·梅西（Michael Macy）提出了可以解释这一现象的四种机制。第一，已经有一些人参与的事情会更容易传播。例如，从社交网络上的集体行动，到反对某事物的抗议活动，群体中已经接受了某一新观点的人数越多，通常这个观点就越有吸引力。第二，多重暴露可以提升接受度：如果人们从多个来源都获得了某个消息，那么他们就更有可能相信此事。第三，观点的接受程度也依赖于其社会合法性：了解某件事，和看到别人据此做出行动或置身事外，是不一样的。以火险报警器的警报为例，报警器除了报告可能发生火灾外，还会促使每个人都离开大楼。1968 年，科研人员曾做过一个经典实验：学生们坐在一个房间里学习，然后研究者慢慢地向房间中释放假的烟雾。[49] 如果房间里只有这些学生，他们通常会做出反应，逃离屋子；但如果房间中除了学生，还有一群安排好的演员在继续低头工作，那么学生们也会继续工作，等待他人的反应。第四，情感放大效应也会促进复杂传染。在情感激荡的社交聚会中，人们可能更容易接受某些想法或行为。例如，在婚礼或音乐会这样的场合，身处其中的人就很容易被集体情绪所感染。

　　复杂传染的存在，也意味着我们可能要重新评估创新思维是如何传播的。森托拉认为，如果人们需要多次接触才能采纳一个想法，那么简单直接的接触就很难促进创新理念的传播。例如，要让创新思维在企业中传播，仅仅鼓励组织内部进行更多互动是不够的。如果希望创新思维实现复杂传染，就需要使互动适当趋于集中，以推动这些思维的社会强化过程。如果人们反复看到团队中的每个人都在采取某项新的行为，那么他们就更可能去效仿。但组织又不能过于封闭，否则新的观点就无法突破小部分人的团体而向外传播。互动网络需要达到一种平衡：一方面，要让局部的小团队成为创意的孵化器；另一方面，要像皮克斯那样，促进不同团队之间的沟通和互动，使创意拥有更多的受众。[50]

在过去的 10 年里，社会濡染的科学研究已经取得了长足进步，但仍有更多的东西等待发掘。首先，确定某个事件是否具有"传染性"就很难。在很多情况下，我们无法刻意改变人们的行为，只能依靠观察得来的数据，就像克里斯塔基斯和福勒利用弗雷明汉心脏研究的数据所做的那样。不过，目前出现了另一种研究方法：研究人员越来越多地转向"自然实验"来研究社会濡染。[51] 在使用这种方法的研究中，研究人员不强行改变研究对象的行为，而是等待自然界来做这件事。例如，俄勒冈州的跑步者可能会在天气不好时改变例常的运动计划。此时，如果他们远在加州的朋友也改变了运动计划，就可能意味着发生了社会濡染。通过研究来自电子健康记录设备（其中包括用户的社交模块）的用户信息，麻省理工学院的研究人员发现，天气引发的行为变化确实具有某种"传染性"。然而，有些人比其他人更容易被"传染"。在对 5 年的数据进行分析后，研究者发现，那些不太活跃的跑步者的跑步行为往往更容易影响活跃的跑步者，而非相反。这意味着，热衷于跑步的人不希望被那些不怎么跑步的朋友超越。

天气变化等引发行为改变的因素是研究社会濡染的有力工具，但它们也有局限性：下雨天可能会改变某人的跑步行为，但不太可能影响到那些更加重要的行为方式，比如某人的婚姻选择或者政治立场。迪恩·埃克尔斯指出，那些容易改变的行为和那些我们想要研究的社会行为，两者之间有着巨大鸿沟，"在我们最关心的行为中，很多都不是那么容易引导的"。

2008 年 11 月，加州人投票禁止了同性婚姻。这个结果令那些争取婚姻平权的人大吃一惊：投票前的民意调查显示，大多数人应当是站在他们这一边的。很快，各种解释和理由开始涌现。洛杉矶 LGBT*中心主任戴夫·弗莱舍（Dave Fleischer）注意到，对这一结果的几个误解正在传播扩散。其中一项认为，投票支持禁令的人一定很憎恨 LGBT 群体。弗莱舍不同意这种观点。"字典中对'恨'的定义是极端的厌恶或敌意，"投票结果公布后，他写道，"大多数投票反对我们的人并非如此。"[52]

为了搞清楚为什么这么多人反对同性婚姻，LGBT 中心花了几年时间对数千人进行了面对面的访谈。访谈者在谈话的大部分时间中倾听投票者的意见，这种方法被称为"深度游说"（deep canvassing）。[53] 他们鼓励人们谈论自己的生活，反思自己遭遇的偏见。在访谈中，LGBT 中心发现，深度游说不仅能够为他们提供信息，似乎还能改变投票者的态度。如果真是这样，这将成为一种强有力的游说方法。但是，它真的那样有效吗？

如果人是理性的，那么我们能够预期，在获取到新的信息后，

---

* "LGBT"是女同性恋者（Lesbian）、男同性恋者（Gay）、双性恋者（Bisexual）和跨性别者（Transgender）的英文首字母缩写。——译者注

我们会更新自己的理念。在科学研究中，这种思维被称为"贝叶斯推理"（Bayesian reasoning）。它以 18 世纪的统计学家托马斯·贝叶斯（Thomas Bayes）的名字命名，基本思想是将知识或信息视作一种理念，人们对各种理念有着或多或少的信任。例如，在详细考量了与某人的关系后，你坚定地想和这个人结婚。在这种情况下，别人要给出一个非常重要的理由才能改变你的想法。但如果你对这段关系并不十分确定，你就很可能被说服而放弃结婚。同一件事对痴情的人可能微不足道，却足以让动摇的人走向分手。这样的逻辑也适用于其他情况。如果你一开始就具有坚定的信念，那么通常要有强有力的证据才会使你动摇；而如果你一开始就存在怀疑，那么不需要太多反对就能改变你的看法。因此在接触新的信息后，你的理念是否会发生变化取决于两点：一是初始信念的坚定程度，二是新证据的强度。[54] 这是贝叶斯推理的核心，很大程度上，它也是现代统计学的核心。

不过，也有人认为，人们并不是以这种方式接受信息的，当新的信息与他们已有的观点相悖时尤其如此。2008 年，政治学家布伦丹·奈恩（Brendan Nyhan）和贾森·雷夫勒（Jason Reifler）提出，劝说会产生"逆火效应"（backfire effect）。在他们的研究中，奈恩和雷夫勒向受访者提供了一些与他们政治立场相冲突的信息，例如，2003 年伊拉克战争之前，伊拉克没有大规模杀伤性武器，或者小布什总统减税之后财政收入反而下降了，但大部分人似乎并没有被说服。不仅如此，在看到这些新的信息后，一些人似乎更加坚定了自己原有的信念。[55] 多年来，其他一些心理学研究中也出现了类似的情况：实验研究者试图说服人们相信一件事，但他们最终却相信了另一件事。[56]

如果逆火效应普遍存在，那么对于希望说服人们改变看法（例如支持同性婚姻）的游说者来说，这可不是一个好消息。不过，洛杉矶 LGBT 中心认为他们的方法仍然是有效的，只是需要进行适当评估。2013 年初，戴夫·弗莱舍与哥伦比亚大学的政治学家唐纳德·格林（Donald Green）共进午餐，格林向他介绍了一位愿意开展深度游说效果测评研究的学生。这名学生叫迈克尔·拉库尔（Michael LaCour），是加州大学洛杉矶分校的研究生。研究需要进行一项随机对照试验。在招募投票者参加一系列的调查后，拉库尔将被试随机分组。游说者将对其中一些人进行深度游说。另一些人则作为对照组，游说者会与他们谈论垃圾回收问题。

接下来发生的事情揭示了人们的理念是如何变化的，只不过事情的发展和我们原来的预期大不相同。最先是拉库尔报告了一些惊人的发现。在他的实验中，当访谈者使用深度游说方法时，受访者对同性婚姻的平均支持率有了很大的提升。不仅如此，支持的想法往往会保持下来，几个月后仍然存在。而且这种信念也具有"传染性"，能够传播给住在同一屋檐下的人。2014 年 12 月，拉库尔和格林在《科学》（Science）杂志上发表了这一结果，引起了媒体的广泛关注。这似乎是一项绝妙的研究，显示了一个小的行动如何产生巨大影响。[57]

然而不久之后，加州大学伯克利分校的两名研究生大卫·布鲁克曼（David Broockman）和约书亚·卡拉（Joshua Kalla）注意到了一些奇怪的情况。拉库尔的研究令人印象深刻，他们本打算在其基础上进行自己的研究。在《科学》杂志发表了拉库尔的论文后，布鲁克曼曾对一名记者评价道："毫无疑问，这是今年最重要的论文。"但布鲁克曼和卡拉看了拉库尔的数据集后，却感觉它似乎太过整齐了，像是有人刻意编造的，而不像是在现实中收集来的。[58] 2015 年 5 月，布鲁克曼和约书亚联系了格林，表达了他们的担忧。面对质疑，拉库尔否认他编造了数据，但却无法出示原始数据。几天后，格林——他表示在此之前对这些问题毫不知情——要求《科学》杂志撤回了论文。我们不清楚事实究竟是怎样的，但很显然，拉库尔没有真正去开展他所说的那些研究。这件丑闻让洛杉矶 LGBT 中心大为失望。在这件事之后，中心的管理者之一劳拉·加德纳（Laura Gardiner）表示："这简直是对我们的一记重击，就像是被人在肚子上打了一拳。"[59]

很快，媒体就对之前的报道进行了更正，但也许记者——以及《科学》杂志——一开始就应该保持怀疑精神。在论文被撤回后，统计学家安德鲁·格尔曼（Andrew Gelman）写道："令我感兴趣的是，人们一再坚称，这一结果是如何出乎意料，如何史无前例。"他指出，这种情况似乎在心理学中经常发生："人们会坚信一个结果既完全出乎意料，同时又完全合理。"[60] 尽管有大量研究指出，逆火效应会影响说服工作的开展，但还是会有这种研究横空出世，广泛流传，声称一次简短的谈话就能消除逆火效应。

媒体十分偏爱简明而又反直觉的见解，这也在变相鼓励研究人员发表那些用"一个简单的观念"来解释一切的成果。在某些情况下，对"意外而简单"的结论的渴求，甚至可能导致一些专家也发表与自己专业知识相矛盾的看法。在《混乱的猴子》（Chaos Monkeys）一书中，曾在脸书广告团队任职两年的安东尼奥·加西亚·马丁内斯（Antonio García Martínez）回忆了这样的情况：有一位高级经理人，业内盛传他对社交影响力的见解精辟而令人难忘。可惜好景不长，这些见解被他所在公司的数据科学团队证明是错误的——团队严谨的分析显示，他的看法与现实情况并不相符。

在现实中，我们很难找到能够适用于所有情况的简单定律。如果我们有一个十分看好的理论，那么接下来，我们需要去寻找不符合该理论的事例。我们必须弄清楚它的应用极限和可能的例外情况，因为即使是被广泛报道的理论，也未必像看起来那样确凿。就拿逆火效应来说吧。芝加哥大学的两名研究生托马斯·伍德（Thomas Wood）和伊桑·波特（Ethan Porter）在读到这一概念后，便开始研究它在现实中究竟有多普遍。他们写道："如果逆火效应普遍存在于整个人群中，那么它对民主的影响将很可怕。"[61]奈恩和雷夫勒集中研究了三个主要的错误观念，而伍德和波特则对8 100名参与者的36种观念进行了检验。他们发现，虽然很难说服人们相信自己错了，但尝试纠正人们的观点，并不一定会使他们更坚信现有的观念。事实上，只有说服参与者相信伊拉克没有大规模杀伤性武器的尝试产生了逆火效应。伍德和波特因此得出结论："总的来说，公民会倾向于重视事实信息，即使这些信息挑战了他们的党派观念和意识形态。"

即使是在他们最初的研究中，奈恩和雷夫勒也发现逆火效应并非总会发生。在2004年美国总统竞选期间，民主党人士声称小布什禁止了干细胞研究，而实际上，他只是限制了某些干细胞研究的资金。[62]当奈恩和雷夫勒纠正自由派人士的这种误解时，这一信息往往会被他们忽视，但并没有起到反作用。"逆火效应得到了大量关注，因为它不合常理，"奈恩后来说，"令人鼓舞的是，它似乎很少发生。"[63] 此后，奈恩、雷夫勒、伍德和波特合作，进一步研究了这个问题。2019 年，他们发表论文指出，对唐纳德·特朗普竞选演讲中提出的事情进行事实核查，能够改变人们对他某些具体主张的看法，但却无法改变他们对特朗普的整体看法。[64] 看上去，政治理念中的某些方面会比其他方面更难改变。奈恩感叹道："还有很多东西需要我们深入研究。"

在对理念开展研究时，还需要仔细思考一点：我们所说的逆火效应究竟指什么。奈恩指出，逆火效应可能会与一种被称为"反论偏倚"（disconfirmation bias）的相关心理现象发生混淆。[65] 后者指的是，比起与我们现有观念相同的观点，我们会更加严格地审视那些与我们现有信念相矛盾的观点。二者的不同之处在于，逆火效应意味着人们会忽视与他们对立的论点，并强化现有的理念；而反论偏倚只是说，人们倾向于忽略对他们而言论证不够有力的论点。

这个区别很微小，但却至关重要。如果逆火效应很普遍，就意味着我们无法说服持有反对意见的人改变立场。无论我们的论据多么有力，他们都只会愈加退缩到自己的信念中去。因此辩论就失去了意义，证据也变得毫无价值。相反，如果只是存在反论偏倚，那就意味着只要有足够令人信服的论据，人们的观点就可能改变。这意味着更为乐观的前景：虽然说服他人仍不容易，但值得一试。

许多时候，劝说的效果取决于我们构造和提出论点的方式。2013 年，英国将同性婚姻合法化。当时的保守党议员约翰·兰德尔（John Randall）对该法案投了反对票，但后来，他表示对自己的决定感到后悔。兰德尔说，他如果在投票前与议会中的一位朋友谈一谈就好了，而那位朋友——出乎许多人的预料——投了赞同票。"他对我说，同性婚姻合法化根本不会对他产生任何影响，但会给很多人带来巨大的幸福，"兰德尔在 2017 年回忆道，"这个论点让我很难反驳。"[66]

可惜，在寻找具有说服力的论点时，存在一个很大的阻碍。如果我们有一个强烈的观点，那么根据贝叶斯推理，我们会很难判断支持这种观点的论据所具有的实际说服力。例如，假设你对某件事情（可以是任何东西，从政治立场到对一部电影的看法皆可）持某种观点，而此时有人向你提出了一个与你的信念一致的证据（不管这个证据是否具有说服力），那么讨论之后，你仍然会持类似的观点。然而，如果有人提出了一个与你相反的观点，那么情况就会有所不同。如果这个论点很弱，你将不会改变你的观点；但如果这个论点严谨有力，你就很可能会改变自己的观点。所以从贝叶斯推理的角度来看，我们整体上相对善于评估跟我们意见相反的论点所具有的说服力。[67]

站在不同的立场去思考也不容易。几年前，社会心理学家马修·范伯格（Matthew Feinberg）和罗布·维勒（Robb Willer）要求人们想出一些论据，来说服持相反政治观点的人。他们发现，许多人引用了与他们自己的道德立场相符的论据，而不是站在他们试图说服的人的立场上。自由派人士试图宣扬平等和社会正义等价值观，而保守派人士则引用了诸如忠诚和尊重权威等原则。从自己熟悉的领域寻找论据可能是一种常见的策略，但并不一定是有效的策略。实际上，当人们从对手的道德和价值观出发，寻找并陈述论据时，说服力会强得多。这意味着，如果你想说服一个保守派人士，你最好把注意力集中在爱国主义和集体主义等理念上；而自由派支持者则更容易接纳宣扬公平的信息。[68]

即便你找到了一个有效的论据来支持你的立场，仍有一些事情能够进一步提高你的说服力。首先，传达的方式很重要。有证据表明，人们会更愿意通过面对面的对话完成调查问卷，而不是通过电子邮件。[69]其他的实验也得出了类似结论，指出面对面的谈话会比电话、信件或网络交流更有说服力。[70]

其次，信息传递的时机也很重要。据美国东北大学心理学家布里奥尼·斯怀尔-汤普森（Briony Swire-Thompson）说，研究者越来越关注想法是如何消散的这一问题。"也就是说，在你改变了某人的想法之后，这种改变不会永久地保持下去。"她在2017年开展了一项研究，询问人们是否相信某些传言，例如吃胡萝卜能提高视力，或者当人说谎的时候眼睛会转向某个特定的方向。[71]这项研究发现，错误的理念常常能够被纠正，但效果却未必持久。"如果有人纠正了你的某个错误观念，一开始，你可能不那么相信它了。但随着时间的推移，你又会再度相信那个错误的观念。"斯怀尔-汤普森如是说。看来，重复是很重要的：如果人们被多次提醒，而不是只被纠正一次，新的理念就会更加持久。[72]

考虑他人的道德立场，进行面对面的互动，寻找鼓励长期行为改变的方法：这些都是提高说服力的方法，同时刚好也是洛杉矶LGBT中心所倡导的深度游说方法的一部分。这又将我们带回了拉库尔和格林的那篇可疑的论文。虽然论文在2015年被撤稿，但故事并没有就此结束。第二年，大卫·布鲁克曼和约书亚·卡拉——也就是加州大学伯克利分校那两位发现原论文问题的研究人员——

发表了一项新的研究。[73] 这项研究关注了变性者的权利。而这一次，他们肯定是收集了真实数据。

将深度游说组与对照组的结果进行比较后，他们发现，进行 10 分钟关于变性者权利的谈话可以显著减少被调查者的偏见，而且游说者本人是不是变性者对结果没有太大影响。这种观念的改变似乎还能经得起考验。几周后，研究人员向被调查者展示了近期政治运动中的反变性宣传广告。这些宣传起初会让被调查者再度反对变性，不过他们很快又回心转意，摒除了对变性的偏见。

为了确保研究完全透明，布鲁克曼和卡拉公布了所有基础数据和代码。这为这场在学界迁延了数年的尴尬事件补上了一个乐观的结尾：只要方法得当，那些被很多人视为根深蒂固的观念仍然可能被改变。这项研究还表明，观念未必以我们想象的方式传播，人们也不像我们认为的那样一成不变。当面对明显的敌意时，尝试一些新的方法也许会带来极大的助益。

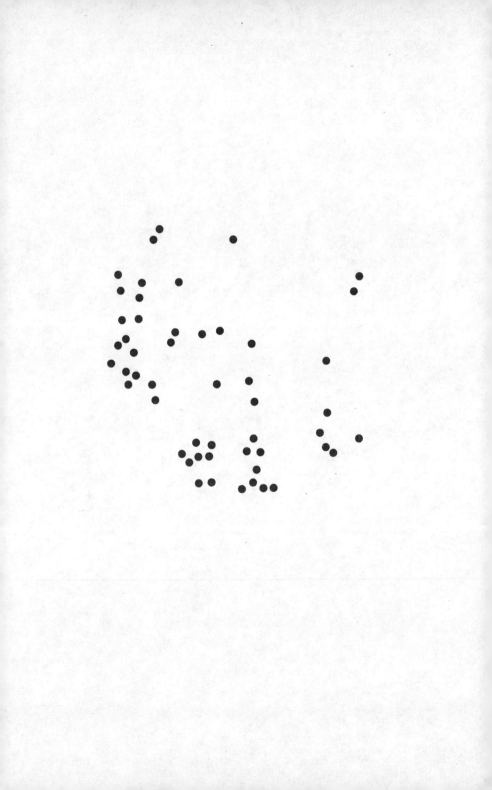

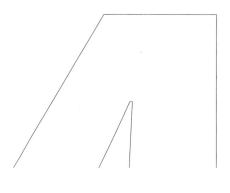

第4章

用环形接种遏制暴力

　　"我们身边暴力横行。"加里·斯拉特金（Gary Slutkin）如是感叹。他曾在中非和东非待了 10 年，从事流行病学研究。如今他回到美国，为了离年迈的父母更近，他选择在芝加哥定居。然而，他被这座城市里暴力袭击的严重程度震惊了。斯拉特金说："它遍布周遭，避无可避，于是我开始询问人们采取了什么应对措施。在我看来，任何措施都没起到作用。"[1]

　　那是 1994 年，在过去的一年中，芝加哥发生了超过 800 起凶杀案，其中有 62 名儿童死于帮派暴力。即便是 20 年后，凶杀仍然是伊利诺伊州年轻人的主要死因之一。[2]斯拉特金听到了各种各样有关本地暴力危机的解释——从营养不足和工作原因，到家庭和贫困问题。但讨论到最后，解决暴力问题的方案往往会回到惩罚性手段上。在他看来，暴力应对方案"遭遇了瓶颈"。作为一名训练有素的医生，斯拉特金在应对艾滋病和霍乱等传染病时也遇到过类似情况。

有时，人们对一种情况的认识会停滞不前，数年都不会改变。哪怕应对措施根本没起效，依然没人改变它。

如果卡在瓶颈上，就必须引入新思路来破局。如斯拉特金所说："必须从头来审视它。"因此，他做了一个公共卫生研究人员会做的事情：研究地图和图表，提出问题，思考暴力是如何发生的。就在那时，他注意到了一些似曾相识的模式。"在美国城市的凶杀地图上观察到的地区聚集性，与孟加拉国的霍乱地图很相似，"他后来写道，"而卢旺达凶杀案聚集的历史图表和索马里的霍乱暴发图表也很相似。"[3]

在苏珊娜·埃利（Susannah Eley）家，每天的饮用水都是从苏豪区（Soho）运来的。她以前就住在伦敦熙熙攘攘的苏豪区，但在丈夫去世后，她搬到了绿树成荫的汉普斯特德（Hampstead）。不过，她还对苏豪区的水念念不忘，认为它味道更好。

埃利的侄女住在旁边的伊斯灵顿区（Islington）。1854 年 8 月的某天，她来拜访埃利。在一周内，二人双双殒命。罪魁祸首是霍乱，一种会引起腹泻和呕吐的急性病。这种病如果不治疗，症状严重的人中约有一半会死亡。埃利死去那天，还有 127 人像她一样死于霍乱，这些人大部分都住在苏豪区。9 月底，伦敦的疫情已经夺走了超过 600 人的生命。当时，科赫的细菌学说尚未确立，因此霍乱的原因还是一个谜。在疫情暴发的前一年，医学杂志《柳叶刀》的创始人托马斯·威克利（Thomas Wakley）写道："我们对它一无所知，陷在猜想的旋涡里。"在当时，人们已经开始意识到，天花和麻疹这类疾病有传染性，能以某种尚不清楚的方式进行人际传播。不过，霍乱似乎和它们不同。大多数人相信"瘴气理论"——霍乱是通过空气中的恶臭传播的。[4]

但约翰·斯诺（John Snow）对此表示怀疑。斯诺以前生活在纽卡斯尔，1831 年，18 岁的他作为一名医学学徒，参与了人生的第一次霍乱暴发调查。在那时，斯诺就注意到一些奇怪的情况。比如，一些接触到"瘴气"的人依然健康，而看起来根本没有风险的人却病倒了。斯诺后来搬到了伦敦，成为一名技艺精湛、广受赞誉的麻醉师，甚至曾为维多利亚女王服务。1848 年，伦敦霍乱暴发，斯诺决定再度上阵，奔赴调查。到底哪些人会染病？他们是什么时候得病的？每个病例之间的关联是什么？分析了这些问题之后，斯诺于次年发表了一篇论文，提出了一种新理论：霍乱是通过受污染的水实现人际传播的。得出这一结论是因为斯诺观察到，许多病人的日常饮水都来自同一家水厂。这着实体现了斯诺非凡的洞察力，尤其是考虑到他还不知道，杀气腾腾的霍乱是微生物在作怪。

1854 年苏豪区的霍乱暴发很好地佐证了斯诺的理论。当地酿酒厂的工人们平时喝啤酒和外地运来的水，他们都没生病；而苏珊娜·埃利和她侄女的饮水却是从苏豪区运到汉普斯特德的，两人都病倒了。疫情持续加重，斯诺决定进行干预。苏豪区的公共卫生由当地的贫民保护委员会（Board of Guardians）* 负责。在他们的一次

---

* 这个委员会当时负责执行英国的《济贫法》（Poor Law），因此中文版翻译为"贫民保护委员会"。——译者注

会议上，斯诺不请自来，向与会人员陈述了自己的观点。委员会对他的观点将信将疑，但还是决定拆下水泵把手。随后，疫情很快就平息了。

3 个月后，斯诺更为翔实地阐述了他的理论。他的报告中有一幅插图，后来成了他最著名的作品：那是一张苏豪区的地图，上面黑色的小长方形代表一个个霍乱病例。病例聚集在宽街（Broad Street）的水泵附近。这是一张具有开创性的抽象作品，它去掉了不必要的细节和干扰。马列维奇（Malevich）和蒙德里安（Mondrian）等后来的抽象派艺术家以色块来避开现实，而斯诺却用色块来突出现实，让霍乱成为焦点。[5] 他绘出的一个个长方形使以前不可见的真相——也就是感染源头——现形了。

不过，单凭这张地图还不能清楚地证明疫水是霍乱之源。假设霍乱的暴发是宽街周围的"瘴气"引起的，示意图看起来也会大同小异。因此，斯诺又画了第二张地图，补充了一条重要的内容。除了绘出病例，他还计算了从不同的地点步行到各个水泵需要多长时间，并圈出了那些离宽街水泵最近的地方。如果霍乱的根源是宽街水泵里的水，那么这条线圈出的区域就是最危险的地区。结果正如斯诺的理论所预测的那样，这个区域的病例数是最多的。

斯诺生前没能看到自己的理论得到认可。1858 年，斯诺去世时，《柳叶刀》发表了一篇只有两句话的讣告，丝毫没提他在霍乱疫情中的工作。瘴气理论宛如思想上的瘴气一般，在医学界继续笼罩，挥之不去。

但最终，霍乱具有传染性的观点流行起来。19 世纪 90 年代初，许多人开始接受罗伯特·科赫提出的致病微生物的观点。1895

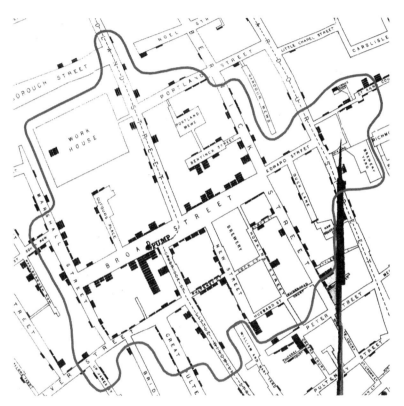

斯诺更新的苏豪区霍乱疫情图
图片来源：约翰·斯诺研究档案馆
右侧黑线是原图的一处撕裂痕迹

年，科赫成功让实验动物染上霍乱，[6]验证了他的科赫法则。这强有力地证明霍乱的致病元凶是细菌，它通过有传染性的水传播，而不是"瘴气"。斯诺的理论是正确的。

我们现在是基于细菌理论而非瘴气理论来理解传染病，但加里·斯拉特金认为，在认识暴力这方面，我们没有取得同等的进展。"我们一直在以道德解释暴力——好人热爱和平，坏人诉诸暴力。"他指出，在遏制暴力行为方面，许多社会都高度依赖惩戒。几个世纪来，人们对暴力的态度没有真正改变，"我真觉得自己还生活在过去"。虽然我们对疾病的理解已经摆脱了瘴气理论，但围绕犯罪的争论却仍然集中在谁是坏人这个问题上。斯拉特金认为，这在一定程度上是由于暴力的"传染性"没有疾病那么直观。"致病微生物虽然肉眼不可见，但至少你可以让别人在显微镜下看到它。然而我们没办法展示出暴力的'致病微生物'。"不过，对于斯拉特金来说，传染病和暴力之间的相似之处十分明显。"我记得有一次问别人：'对暴力来说，最主要的影响因素是什么？'那一刻，我忽然顿悟了。答案是'之前的暴力事件'。"在斯拉特金看来，这很明显地体现了暴力的"传染性"。他不禁想到：或许控制传染病的方法也对暴力有用？

疾病的暴发和暴力的流行有一些相似之处。其一是风险暴露和出现"症状"之间的时间间隔。暴力就像感染一样，可能有潜伏期，我们可能不会立刻观察到症状。有时候，一起暴力事件发生后不久，就会引发另一起暴力事件。例如，一个黑帮被攻击后，可能用不了多久就会上门寻仇。但在另一些情况中，可能需要更长的时间才会出现连锁反应。20世纪90年代中期，流行病学家夏洛特·沃茨（Charlotte Watts）与世界卫生组织合作，就妇女遭受家庭暴力的问题开展了一项大型研究。[7]沃茨是数学专业出身，后来开始关注疾病问题，重点研究HIV。随着研究的深入，她开始注意到针对妇女的暴力行为会影响艾滋病的传播，因为暴力会干扰她们进行安全性行为的能力。但这又引出了一个更大的问题：没有人知道针对妇女的暴力有多普遍。沃茨说道："大家一致认为，我们需要收集群体数据。"[8]

沃茨和同事将公共卫生领域的理念应用于家庭暴力问题，促成了世界卫生组织的这项研究。她说："之前的许多研究要么认为家庭暴力是警察才需要操心的问题，要么只关注暴力的心理驱动因素。而我们这些公共卫生领域的人会问：'事情的全貌是什么样的？现有证据提示有哪些个人的、伴侣关系的和社会方面的危险因素？'"一些人认为，家庭暴力完全取决于特定的情境或文化，但事实并非如此。沃茨说："我们时常观察到一些非常普遍的影响因素，比如儿童时期的暴力接触史。"

在世界卫生组织研究覆盖的大多数地点，至少四分之一的女性以前曾受到过伴侣的身体虐待。沃茨指出，暴力也会遵循医学上所谓的"量效关系"。某些疾病的患病风险可能取决于患者接触的病原体的剂量，小剂量接触一般不会引发严重疾病。有证据表明，伴侣间的暴力行为也存在这种量效关系：如果男方或女方有暴力接触史，他们在未来发生家庭暴力的可能性就会更高。如果两人都有暴力接触史，风险就会进一步增加。这并不是说，有暴力接触史的人未来就一定会变得暴力。像许多传染病一样，暴露在暴力环境中并不一定会引发日后的症状。但同样像传染病一样，在我们的成长背景、生活方式和社会交往中，有许多因素会增加暴力发生的风险。[9]

疾病暴发的另一个显著特征是病例往往聚集在某个地点，而且在短时间内出现感染表现。以宽街暴发的霍乱为例，病例就聚集在水泵附近。我们观察暴力行为时也发现了类似的模式。几个世纪以来，人们一直观察到自残和自杀在学校、监狱、社区等场所有局部聚集的现象。[10]不过，自杀聚集不一定意味着它存在"传染性"。[11]正如我们在社会濡染中观察到的那样，人们以同样的方式行事，可能并非由于彼此"传染"，而是出于别的原因，比如他们所处的环境有某些共性。排除这种可能性的方法之一是观察那些高曝光度的死亡引发的后果。相比于其他人，名人自杀的消息更容易被公众得知。1974 年，大卫·菲利普斯（David Phillips）发表了一篇里程碑式的论文，考察了媒体对自杀事件的报道。他发现，当英国和美国的报纸在头版刊登有关自杀的报道后，局部区域的自杀人数往往会随即增加。[12]后续研究发现，媒体其他形式的报道也会出现类似情况，表明自杀是可以传播的。[13]因此，世界卫生组织发布了指导方针，要求媒体负责任地报道自杀事件：媒体应该避免使用耸人听闻的标题；不要发布涉及自杀方法的细节；不能暗示自杀是解决问题的方法；同时还要刊登信息，告诉企图自杀者能在哪里寻求帮助。

可惜，媒体经常无视世界卫生组织的方针。哥伦比亚大学的研究人员发现，在喜剧演员罗宾·威廉姆斯（Robin Williams）去世后的几个月里，自杀人数上升了 10%。[14]许多媒体对威廉姆斯死亡的报道都没有遵照世界卫生组织的指导，而且自杀人数增加最多的，是使用与威廉姆斯相同方法寻死的中年男子。因此，研究者指出，自杀存在潜在的"传染性"。大规模枪击事件也会产生类似影响。据一项研究估计,美国每出现 10 起大规模枪击事件,就会因社会濡染而引发 2 起额外的枪击事件。[15]

媒体报道自杀和枪击事件后,同类事件的发生率常常会立即上升,这表明每起传染性事件发生的时间间隔,也就是流行病学中的"代际时间"(generation time)相对较短。在一些聚集性自杀事件中,数周内有多人死亡:1989 年,宾夕法尼亚州某高中爆发了一系列自杀事件,18 天内共有 9 起自杀未遂。如果这些事件是"传染"引发的,那么某些自杀案例的代际时间可能只有几天。[16]

其他类型的暴力事件也常常出现聚集现象。2015 年,美国四分之一的枪杀案都集中在占全国总人口不到 2% 的社区。[17]当加里·斯拉特金和同事们开始以应对疫情暴发的方式应对暴力行为时,他们决定将这样的社区作为目标。他们把最初的计划命名为"停火"(Cease Fire),这个项目后来衍生成了一个更大的组织,名为"治愈暴力"(Cure Violence)。在最开始,斯拉特金和同事花了一段时间才想出应该使用什么方法。斯拉特金说:"我们花了 5 年时间制定策略,然后才开始在街区开展行动。""治愈暴力"的方法分 3 个部分。首先,研究团队会雇用"暴力阻断员"。他们可以发现潜在的冲突,并进行干预,以阻断暴力的传播。例如,如果有人因枪伤住院,这时候阻断员就会介入,说服伤者的朋友们不要进行报复性攻击。其次,"治愈暴力"组织会识别出社区里暴力风险最高的人,然后通过外联工作人员来劝说他改变态度和行为。相关措施包括帮他们找工作或戒毒。最后,"治愈暴力"团队还致力于改变社会中关于枪支的社会规范。其思路是通过一系列的呼吁来抵制暴力文化。

阻断员和外联工作人员都是直接从相关社区招募的，其中一些人以前还是罪犯或帮派成员。据"治愈暴力"组织的科学和政策总监查理·兰斯福德（Charlie Ransford）说："我们雇用那些在当地有公信力的人担任项目人员。如果你了解（并且人们认为你了解）社区的人们过去的经历，他们还认识你或者认识你的熟人……这些都有助于你改变人们的行为，劝说他们放弃暴力。"[18] 这是传染病领域另一个常见理念：艾滋病项目通常会招募以前的性工作者，来劝导目前仍处于高危状态的性工作者改变行为。[19]

"治愈暴力"的第一个项目始于 2000 年，在芝加哥的西加菲尔德公园启动。为什么要选这个地方呢？斯拉特金说："那里当时是全美国暴力冲突最严重的治安辖区。我和许多流行病学家一样，总是倾向于在疫情暴发的中心开展行动，因为在那里你最能测试方法是否有效，也能产生最大的影响。"项目开始一年后，西加菲尔德公园的枪击案大约减少了三分之二。阻断员阻断了从一个人到另一个人的暴力传播链条，社区的暴力情况很快就发生了改变。那么，暴力传播链是何以被阻断的？

2017 年 5 月的一个周日傍晚，两名帮派成员从芝加哥布莱顿公园附近的一条巷子中走出来，随身携带着突击步枪。随后，他们开枪向 10 个人射击，导致两人死亡。这场枪击是对当天早些时候一起涉及帮派冲突的谋杀案的报复。[20]

芝加哥的枪击案通常都是这样串联起来的。耶鲁大学社会学家安德鲁·帕帕克里斯托斯（Andrew Papachristos）是一名土生土长的芝加哥人，他花了数年时间研究该市枪支暴力的模式，注意到枪击事件常与社交联系有关。受害者通常一起被捕过，认识彼此。当然，并非仅仅因为两个人有联系，有共同的特征（在这个例子中是涉及某一起枪击案），就一定意味着他们之间存在"传染"的情况。原因也可能只是他们处在相似的环境，或者是人们倾向于与跟自己有共性的人交往（即同类相聚）。[21]

为了进一步调查，帕帕克里斯托斯和合作者从芝加哥警察局获取了 2006 年至 2014 年间所有被捕者的数据，[22]总计超过 46.2 万人。他们利用这些数据绘制了一个由曾经同时被捕的人构成的"共同犯罪网络"（co-offending network）。在所有被捕的人中，有许多人从未与其他人一起被捕过，但也有一大群人是有关联的：他们通过一系列共同犯罪事件联系在一起。这一群体包括 13.8 万人，约占总人数的三分之一。

帕帕克里斯托斯的团队首先分析了同类相聚或环境因素是否可以解释观察到的枪支暴力的模式。结果发现这不太可能：许多枪击事件都以某种形式联系在一起，并且无法以同类相聚或环境因素解释，这表明枪支暴力可能有"传染性"。在确定了这一点后，研究小组仔细地重建了从一起枪击事件到下一起枪击事件之间的传播链。他们估计，每出现 100 名枪击受害者，"传染"就会引发 63 起后续的枪击事件。换句话说，芝加哥的枪支暴力事件的"再生数"约为 0.63。

"再生数"小于 1，就意味着尽管可能会引发"疫情"，但基本不会持续很长时间。耶鲁大学的研究小组共梳理出芝加哥超过 4 000 起枪支暴力事件，但其规模大多很小。绝大多数是单一的枪击

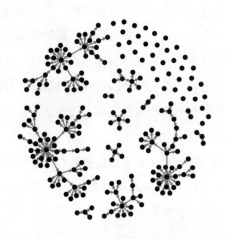

基于芝加哥暴力"传染"的动力学模拟的 50 起枪击事件
圆点表示枪击事件，箭头表示"传染"的方向
虽然有一些超级传播事件，但大多数"枪击疫情"只涉及一次枪击事件，且不会继续传播

事件，没有发生后续"传染"。但是，有时候会出现"大暴发"，比如其中一次涉及 500 起有关联的枪击事件。枪击事件的"暴发"规模差距如此大，表明传播是由"超级传播事件"促成的。我曾更详细地分析过芝加哥的枪击事件"暴发"数据，得出的结论是枪支暴力的传播也高度集中：不足 10% 的枪击事件可能导致了 80% 的后续枪击事件。[23]而大多数枪击事件都没有引发任何后续"传染"，这也很像疾病的传播——很多疾病的传播也是由超级传播者造成的。

芝加哥的传播链也揭示了枪支暴力的传播速度。平均而言，一次枪击到下一次枪击之间的代际时间为 125 天。尽管像 2017 年 5 月布莱顿公园枪击事件那样快速而程度夸张的报复行动得到了很多关注，但似乎还有很多缓慢酝酿的宿怨未被察觉。

共同犯罪网络有助于解释为什么"治愈暴力"项目采取的阻断方法会起效。首先，让我们接受共同犯罪网络是可以被研究的这个预设：如果我们能识别出潜在的传播途径，就有利于控制"枪击疫情"。斯拉特金将阻断暴力与控制天花暴发的方法进行了比较。20世纪70年代，天花根除在即，流行病学家使用了"环形接种"（ring vaccination）的策略来消灭最后的疫源。当出现新病例时，会有一个小组追踪感染者可能接触过的人，比如家庭成员和邻居，以及这些人的接触者。然后，他们将为这个"环"内的人接种疫苗，阻断天花病毒的进一步传播。[24]

天花有两个对卫生工作团队很有利的特征。首先，这种疾病通常需要接触者进行一定时间的面对面互动，才能从一个人传到另一个人。这意味着团队可以确定高风险人群。此外，天花的代际时间是几周，因此当出现新病例时，团队有足够的时间在更多人被感染前开展疫苗接种。枪支暴力的蔓延也有这些特征：暴力通常通过已知的社会联系传播，一次枪击和下一次枪击之间的间隔比较长，足以让阻断员进行干预。如果枪击事件更随机，或者彼此间的时间间隔更短，那么暴力阻断就不会如此有效。

美国国家司法研究所对"治愈暴力"项目开展过独立评估，发现在该项目实施的地区，枪击事件大幅减少。当然，评估反暴力项目的确切影响可能很困难，因为暴力事件或许已经由于其他某些原因在减少了。不过，在芝加哥市被选为项目对照组的区域，暴力事件数量的降幅要小得多，这表明"治愈暴力"项目的确是使许多地方枪击事件减少的原因。2007年，巴尔的摩也开展了"治愈暴力"

项目。约翰·霍普金斯大学的研究人员后来对其结果进行了评估。据他们估计，仅在最初的两年里，该项目就已经防止了大约 35 起枪击事件和 5 起凶杀案。其他研究也观察到了类似的结果：在引入"治愈暴力"的阻断方法后，暴力事件减少了。[25]

即便如此，"治愈暴力"还是受到了不少质疑，其中大部分来自那些已有的防止暴力项目的负责团队。芝加哥警方曾抱怨，暴力阻断员不太和警方合作。也有暴力阻断员被控犯有其他罪行。考虑到该项目依赖那些危险社区中的成员担任阻断员，而不是聘请警务人员，这种质疑可能在所难免。[26] 此外还要考虑到社会变革需要的时间。虽然阻断报复性攻击可以立即缓解暴力，但解决根本的社会问题可能需要数年时间。[27] 传染病防控也是如此：或许我们能够阻止疫情暴发，但我们仍需要思考，是卫生系统的哪些潜在弱点导致了疫情的暴发。

在芝加哥前期工作的基础上，"治愈暴力"项目已经被推广到美国的其他城市（包括洛杉矶和纽约），以及海外的伊拉克和洪都拉斯等国家。公共卫生的研究方法也推动苏格兰格拉斯哥成立了一个"减少暴力小组"（Violence Reduction Unit）。2005 年时，格拉斯哥被称为"欧洲谋杀之都"。每周都会发生数十起持刀袭击事件，其中有不少受害者的脸上会被划出臭名昭著的"格拉斯哥微笑"（用刀从嘴角一直划到脸颊，使受害者看起来像是在"咧嘴笑"）。更严重的是，暴力事件比警方数据显示的还要多得多。当斯特拉斯克莱德（Strathclyde）警察局的情报分析主管卡琳·麦克拉斯基（Karyn McCluskey）查看医院记录时，他发现大多数事件明显没有上报给警方。[28]

麦克拉斯基的发现——以及她随后提出的建议——促成了减少暴力小组的成立，她也在接下来的10年里领导该小组的行动。小组借鉴了"治愈暴力"和美国其他项目（如波士顿的"停火"行动）的技术，通过引入一系列公共卫生领域的理念来应对暴力蔓延。[29] 其中包括阻断法，比如通过监测接收暴力受害者的急诊室来阻止潜在的报复性袭击。还包括向帮派成员提供职业技能培训和就业机会，同时对那些选择继续从事暴力活动的人采取强硬立场。此外，还有一些更长期的措施，比如为易受伤害的儿童提供支持，以阻断暴力从一代传到下一代等。虽然仍有更多工作要做，但初步结果令人振奋：该小组成立后，格拉斯哥的暴力犯罪率出现了大幅下降。[30]

自2018年以来，伦敦一直在致力于一项类似的项目，以解决该市持刀犯罪"流行"的问题。要想像格拉斯哥那样取得成功，就需要警察、社区、教师、卫生服务机构、社会工作者和媒体之间形成强有力的联系。由于问题往往不仅很复杂而且根深蒂固，因此这个项目需要持续的资金支持。在伦敦项目启动前不久，麦克拉斯基告诉《独立报》（*The Independent*）："这意味着我们要为预防尚未发生的事情掏钱，而且还要明白，我们可能不会很快得到回报。"[31]

公共卫生方法很难获得持续的资金支持。尽管许多地方都在采用、借鉴芝加哥的"治愈暴力"项目，但芝加哥项目的资金仍然时有时无，而且多年来被多次削减。斯拉特金说，虽然在许多地方，人们对暴力的态度都在发生变化，但引发变化并不像他最初想的那样容易，"改变的速度慢得令人沮丧"。

在应对公共卫生问题时，最大的挑战之一是说服他人。仅仅展示新方法比现有方法效果更好是不够的，还要拿出有力的论据说服众人，将统计学证据转化为行动。

在宣传公共卫生理念方面，弗洛伦斯·南丁格尔（Florence Nightingale）可谓出类拔萃，别具一格。当年，在约翰·斯诺分析苏豪区霍乱的同时，南丁格尔正在调查在克里米亚战争中英国作战部队面临的疾病威胁。

南丁格尔于 1854 年底抵达克里米亚战场，在军医院中领导一支护士团队。她发现士兵们的死亡率高得惊人。夺去战士们性命的不仅仅是战争，还有霍乱、伤寒、斑疹伤寒和痢疾等传染病。*事实上，感染是士兵们的主要死因。1854 年，死于疾病的士兵人数是战死士兵人数的 8 倍。[32]

南丁格尔确信恶劣的卫生状况是罪魁祸首。每天晚上，她都会手拿提灯，沿着走廊走 6 公里多的路巡视病房。病人躺在肮脏的床垫上，老鼠就在床下寄居，周围的墙壁上覆满泥污。南丁格尔看到，"战士们的衣服上全是虱子，密密麻麻就像印满纸页的字母"。她和护士们开始一起清理病房，清洗床单、墙壁，帮伤员擦洗。1855 年 3 月，英国政府向克里米亚派遣了一组专员，以解决医院的情况。南丁格尔继续致力于改善卫生，而专员们则关注医院建筑，着手改善通风和排污系统。

---

* 虽然在名称上很相似，但伤寒和斑疹伤寒是两类不同的疾病。伤寒的病原体是伤寒沙门氏菌，主要通过被污染的食物和水传播；斑疹伤寒的病原体是立克次氏体，主要通过跳蚤、虱子等传播。——译者注

南丁格尔的工作为她在国内赢得了声誉。1856 年夏天，她回到英国后不久，维多利亚女王邀请她到巴尔莫勒尔城堡（Balmoral Castle），讨论她在克里米亚的经历。南丁格尔借机在这次会议上提出成立一个皇家委员会，来调查伤员们的高死亡率——克里米亚战地医院到底发生了什么？

除了参与皇家委员会的调查外，南丁格尔也在继续对医院的数据开展自己的研究。在那年秋天的一次晚宴上，她遇到了统计学家威廉·法尔，这次会面加速了她的研究。两人有着截然不同的身世背景：南丁格尔来自上流社会，她的名字"弗洛伦斯"就源自她的出生地佛罗伦萨，也映射着她在托斯卡纳度过的优渥童年；而法尔却自幼生活在什罗普郡（Shropshire）农村的一个贫困家庭，后来学医并进一步专攻医学统计学。[33]

论及 19 世纪 50 年代的人口数据，法尔可是专家。除了对天花等传染病疫情开展研究外，他还建立了第一个全国性的数据系统，来收集人口出生和死亡等方面的资料。不过，他注意到这些原始统计数据可能有误导性。某个地区的总死亡人数不仅取决于那里有多少居民，还受年龄等因素的影响：一个人口老龄化的城镇每年的死亡人数通常会高于年轻人聚居的城镇。为了解决这个问题，法尔提出了一种新的计算方法。他决定不研究总死亡人数，而是将年龄等因素纳入考虑范围内，关注每千人的死亡率。这意味着他可以公平地比较不同的人群。正如法尔所说的那样，"死亡率是事实，其余的一切都是推论"。[34]

南丁格尔与法尔合作，用这些新方法来研究克里米亚的数据，并得出结论，克里米亚战地医院的死亡率远远高于英国本土的病房。她还计算了1855年卫生专员们到达后疾病的减少情况。除了制作数据表，南丁格尔还充分利用了维多利亚时代科学的新趋势：数据可视化。经济学家、地理学家和工程师们都在使用图形和数字来使自己的工作更易懂。南丁格尔也采用了这些技术，将关键结果转换成柱状图和饼状图。就像斯诺的地图一样，这些图形去掉了分散注意力的元素，将重点集中在最重要的数据模式上，其视觉效果不仅清晰明了而且令人难忘，很有助于信息的传播。

1858年，南丁格尔出版了一本860页的专著，介绍了她对英国军队卫生情况的分析。这本书被送到了许多重要人士手中，包括维多利亚女王、首相、欧洲国家元首、报纸编辑等。南丁格尔相信，无论是在医院还是在社区，疾病都存在可预测的自然规律。她认为，克里米亚战场头几个月的瘟疫流行，正是因为人们忽视了这些规律。"无论你身在何处，大自然都铁面无私，绝不会容忍人们对她的法则随意践踏。"对于导致不幸的原因，她的答案也坚定不移："有3件事几乎摧毁了我们在克里米亚的军队：无知、无能和毫无用处的卫生条例。"[35]

南丁格尔的宣传方式有时让法尔感到不安。他提醒南丁格尔，宣传时不要过于关注语句，而应该重视数据。法尔说："我们要做的不是让人难忘，而是让人掌握事实。"[36]南丁格尔希望能对造成死亡的原因做出解释，而法尔却认为统计学家只需要指出发生了什么，不必去猜测原因。他曾对南丁格尔说："你抱怨你的调查报告会很枯燥，可是报告本就越枯燥越好。统计报告就应该是所有读物中最枯燥的。"

南丁格尔用她的文字来促成变革，但她从来都不安于只做一名写作者。19 世纪 40 年代，她下定决心要受训成为一名护士，这个决定令她富有且人脉深厚的家族感到震惊：他们原本希望她像个传统女性一样，成为贤妻良母。一位朋友表示，她在做护士的同时，依然可以坚持写作。南丁格尔却对此不感兴趣。她回答说："你问我为什么不写点东西，我认为语言会耗费一个人的感情，它们理应被提炼成行动，那些能带来结果的行动。"[37]

不过说到改善健康，行动需要以良好的证据为基础。如今，我们的常规方法包括使用数据分析来展示健康状况的差异，解释为什么会出现此类状况，以及提出应该采取什么应对措施。这种循证方法大抵可以追溯到法尔和南丁格尔等统计学家。在南丁格尔看来，当时的人们对哪些措施能控制感染，哪些对感染毫无效果通常知之甚少。在某些情况下，医院可能还会增加人们患病的风险。正如她所说："医院是为缓解人的病痛设立的，但并不知晓它是否真的能缓解痛苦。"[38]

南丁格尔的研究受到了统计学家卡尔·皮尔逊等同时代科学家的高度赞赏。在公众心目中，她是"提灯女神"，是一名关心伤病员，并使大众对护理事业产生好感的护士。但皮尔逊认为，单纯靠好感并不能带来变革，管理、行政知识，以及解读信息的能力才可以促成改变。而在皮尔逊看来，这些是南丁格尔的拿手好戏。"弗洛伦斯·南丁格尔相信——她一生的所有行动中都秉持着这一信念——管理者只有遵照统计学知识的指导才能取得成功。"[39]

芝加哥大学的公共卫生专家卡尔·贝尔（Carl Bell）认为，阻止流行病的传播需要 3 个要素：证据基础、实施方法和政治意愿。[40]

然而，在应对枪支暴力时，美国甚至在犹豫要不要踏出第一步。美国疾病控制与预防中心通常是公共卫生事务的引领者，但在过去的20年里，该机构却鲜有涉足枪支暴力研究。

在枪支问题上，美国毫无疑问是一个异类。2010年，美国年轻人死于枪击的风险几乎是其他高收入国家同龄人的50倍。媒体喜欢关注大规模枪击事件（这类事件往往涉及突击步枪等武器），但实际上枪击导致的死亡问题远不止于此。2016年，大规模枪击事件——4人或更多人中枪的事件——仅占美国枪击杀人案数量的3%。[41]

那么，为什么疾病控制与预防中心没有对枪支暴力做更多研究呢？主要原因在于1996年通过的《迪基修正案》（Dickey Amendment）。该修正案以共和党国会议员杰伊·迪基（Jay Dickey）的名字命名，规定："疾病控制与预防中心用于预防和控制伤害的资金不得用于倡导或促进枪支管制。"修正案推出前，美国在枪支研究方面出现了一系列分歧。在修正案投票前，迪基和他的同事与隶属于疾病控制与预防中心的国家伤害预防和控制中心（National Center for Injury Prevention and Control）的主任马克·罗森伯格（Mark Rosenberg）发生了冲突。迪基等人声称，罗森伯格担任了某枪支调查委员会的联合主席，试图将枪支作为一种"公共健康威胁"来管控（这句话实际上来自《滚石》杂志的一名记者，他曾就枪支暴力问题采访过罗森伯格）。[42]

罗森伯格曾将枪支研究与致力于降低汽车事故致死率的研究进行过对比。后来，在担任美国总统期间，巴拉克·奥巴马曾引述过这个类比。奥巴马在2016年说："开展更多研究后，我们就可以进一步提升枪支的安全性，就像在过去 30 年中，我们已经通过促进研究极大减少了交通事故导致的死亡。当汽车、食品、药品甚至玩具伤害到人们时，我们开展研究，使之更加安全。大家都知道，研究、科学，这些都是好事，它们能真正地起到作用。"[43]

由于相关的研究，驾驶汽车现在已经安全多了。不过，在最开始时，汽车行业不太情愿承认生产出来的汽车需要任何改进。1965 年，拉尔夫·纳德（Ralph Nader）出版了《任何速度都不安全》（*Unsafe at Any Speed*）一书，书中举证说明了汽车在设计上存在危险的缺陷。汽车公司试图抹黑纳德，不仅让私家侦探跟踪他的行踪，还雇了一名妓女试图引诱他。[44] 就连这本书的出版商理查德·格罗斯曼（Richard Grossman）也对书中的信息持怀疑态度。格罗斯曼认为书很难营销，因此销量大概不会好。他后来回忆道："即便书中的每一个字都是真的，每件事都像他说的那样离谱，可人们真的想知道这些吗？"[45]

事实证明，人们想知道，《任何速度都不安全》成了畅销书。要求改善驾驶安全的呼声随后越来越高，推动了安全带的出现，并最终促成了安全气囊和防抱死制动系统等安全措施的问世。但在纳德写这本书之前，研究者们花了相当长的时间才积累起充分的证据。20 世纪 30 年代，许多专家认为，在交通事故中被抛出车外比被困在车里更安全。[46] 在随后的几十年里，制造商和政客们都对汽车安全研究不感兴趣。而在《任何速度都不安全》出版后，情况发生了变化。1965 年，汽车每 100 万英里的死亡率为 5%；到 2014 年，这一比例下降到了 1%。

杰伊·迪基在 2017 年去世前表示，他对枪支研究的看法已经改变了。他认为疾病控制与预防中心应该关注枪支暴力问题。他在 2015 年接受《华盛顿邮报》采访时说："我们需要把这件事交给科学，让它远离政治。"[47] 1996 年的冲突发生几年后，迪基和马克·罗森伯格成了朋友，他们花时间倾听彼此的看法，并在枪支研究的必要性方面达成了共识。他们后来在一篇联合署名的评论文章中写道："我们只有去研究，才能发现枪支暴力的原因。"

尽管研究资金有限，但还是有研究者开展了一些关于枪支暴力的研究。20 世纪 90 年代初，在《迪基修正案》颁布前，美国疾病控制与预防中心资助的一些研究发现，家里有枪会增加杀人和自杀的风险。考虑到美国约三分之二的枪击死亡是自杀，这项发现就尤其值得关注了。研究的反对者争辩说，不管有没有枪，这些自杀事件可能都会发生。[48] 但当人们可能做出冲动的决定时，是否容易获得致命的手段就是影响结局的关键因素了。1998 年，英国将对乙酰氨基酚*从瓶装改为最多可容纳 32 粒药片的泡罩包装。这一项额外要求似乎阻止了不少人的自杀行为：在改用泡罩包装后的 10 年里，因过量服用对乙酰氨基酚而死亡的人数减少了大约 40%。[49]

如果不了解风险所在，我们就很难采取有效的应对措施。这就是我们需要对暴力进行研究的原因。看似显而易见的干预措施实际上可能收效甚微。同样，有些政策——比如"治愈暴力"项目——挑战了现有的方法，却有可能减少枪击死亡人数。迪基和罗森伯格

---

* 对乙酰氨基酚又称"扑热息痛"，商品名为"泰诺林""必理通""百服宁"等的药物的有效成分均为对乙酰氨基酚。——译者注

在 2012 年的一篇文章中写道:"就像机动车事故一样,暴力事件也遵循因果法则。这些悲剧并非无迹可寻,其原因是可以预见的,而研究这些原因有助于阻止下一场悲剧的发生。"[50]

我们需要了解的不仅是枪支暴力。到目前为止,我们已经观察了枪击和家庭暴力等频繁发生的暴力事件,这意味着——至少从理论上说——有很多数据亟待研究。但有时,犯罪和暴力是一次性事件,却在人群中迅速蔓延,造成毁灭性的后果。

2011 年 8 月 6 日,星期六的晚上,伦敦陷入了一场将持续 5 个夜晚的抢劫、纵火和暴力事件。两天前,警方在伦敦北部的托特纳姆(Tottenham)开枪打死了一名疑似帮派成员,引发了抗议活动,继而演变为骚乱并蔓延到整个伦敦。同时,从伯明翰到曼彻斯特,英国其他城市也出现了骚乱。

犯罪研究学者托比·戴维斯(Toby Davies)当时住在伦敦的布里克斯顿(Brixton)地区。[51]那里在骚乱的第一晚没有发生暴力事件,但最终将成为受骚乱影响最严重的地区之一。在之后的几个月里,戴维斯和伦敦大学学院(University College London)的同事们决定剖析这类骚乱是如何发展起来的。[52]他们没有试图去解释骚乱为什么会发生,或者骚乱是如何开始的,而是专注于一旦骚乱开始后会发生什么。根据戴维斯和同事的分析,骚乱牵涉到 3 个基本决定。第一是某个人会不会参加骚乱。研究人员认为,就像疾病流行时那样,这取决于附近发生的事情,以及当地的社会经济因素。一旦一个人决定参与骚乱,第二个决定就涉及去哪里参与。由于许多骚乱和抢劫都集中在商铺区,因此研究人员使用了一个现有的模型，这个模型此前被用于模拟购物者在商铺区的"流动"情况（有几家媒体将伦敦骚乱描述为"暴力购物"[53]）。最后，模型还包括一个人到达骚乱现场后被逮捕的可能性。这取决于暴徒和警察的相对数量，戴维斯称之为"寡不敌众度"（outnumberedness）。

这个模型可以再现 2011 年骚乱的一些大致模式——例如骚乱活动集中在布里克斯顿——但它也显示了这类事件的复杂性。戴维斯指出，构建出模型只是第一步，之后还有更多的工作需要开展。研究的一大挑战是如何获得数据。在开展他们的分析时，伦敦大学学院团队只掌握了因骚乱被捕的人的信息。戴维斯说："你可以想象，这是一个样本量很小的子样本，并且存在明显的采样偏差。它不能让人推测出谁有可能参与骚乱。"2011 年，暴徒群体的构成比以往所知的更加复杂多样，许多群体也并非长久以来的地域帮派。不过，模型的一个好处是它可以被用来研究不同寻常的情况，并探索可能的应对手段。针对像入室盗窃这样的常见犯罪，警方可以引入控制措施，看看会发生什么，然后再完善应对策略。然而，这种方法难以被用于罕见事件，因为无法预知后者什么时候会发生。如戴维斯所说："警方并不是每天都会遇到骚乱。"

要想引发骚乱，至少需要有一些人愿意加入进来。正如犯罪研究学者约翰·皮茨（John Pitts）所说，"一个人的骚乱不叫骚乱，那叫使性子"。[54] 那么，骚乱是如何从一个人逐步发展起来的呢？1978 年，马克·格兰诺维特发表了一项研究（现在已成为学界经典），着眼于骚乱可能是如何开始的。他指出，人们可能有不同的"骚乱阈值"：一个激进的人可能无论如何都会参加骚乱，而保守的人可能只在人多势众时才会加入。格兰诺维特举了一个例子。假设有 100 个人在广场上闲逛。其中一个人的骚乱阈值为 0，这意味着即使没有其他人行动，他也会加入骚乱（或者独自跳脚发脾气）；第二个人的骚乱阈值为 1，因此至少要有一个人参加骚乱，他才会加入；第三个人的阈值为 2，以此类推，阈值逐次增加 1。格兰诺维特指出，这种情况将会引发不可避免的多米诺骨牌效应：阈值为 0 的人会开启骚乱，这会使阈值为 1 的人加入进来，而这又会使阈值为 2 的人加入进来，以此类推，直到所有人都加入骚乱。

但是，如果稍微改动一下条件，情况又会怎么样呢？如果我们将上述情况中阈值为 1 的人的阈值调整为 2，那么在第一个人引起骚乱时，附近就不会有阈值足够低的人被触发。虽然附近的人群在这两种情况下几乎完全相同，但一个人的差别最终导致的结果就可能有天壤之别。格兰诺维特认为，个人阈值理论也可以用于解释其他集体行为，如罢工、退出群体活动等。[55]

有关集体行为成因的研究成果也可以应用于反恐。潜在的恐怖分子是被招募到一个已有的层级组织中，还是他们自发地形成了组织？2016 年，物理学家尼尔·约翰逊（Neil Johnson）领导了一项研究，分析所谓的"伊斯兰国"的支持者是如何在网上扩充其规模的。通过梳理社交网络上的讨论，约翰逊的团队发现，伊斯兰国的支持者会逐渐聚集，形成规模较大的团体。在被当局封杀后，大团体会分裂成一些较小的团体。约翰逊认为，这一过程与鱼群在遇到捕食者时会散开并重组队形很类似。尽管伊斯兰国的支持者会聚集成各种团体，但其中似乎并没有固定的等级制度。[56] 在他们对全球叛乱活动的研究中，约翰逊及其合作者指出，这种群体的动态变化可以解释为什么大型恐怖袭击比小型袭击少得多。[57]

虽然约翰逊对伊斯兰国的研究旨在了解极端主义的生态系统——团体是如何形成、壮大和解体的——但媒体更关注它是否能准确预测恐怖袭击事件。遗憾的是，目前这些研究恐怕还做不到。不过它们至少展示了恐怖组织形成的方式。乔治·华盛顿大学（George Washington University）研究极端主义的学者 J. M. 伯杰（J. M. Berger）指出，在对恐怖主义的分析中，很少有人像约翰逊这样透彻。他在约翰逊的研究发表后曾告诉《纽约时报》："很多公司都声称能够做到这种程度，但在我看来，这些公司中的大多数都是在'兜售蛇油'*。"[58]

预测是一项困难的工作。政府不仅需要预测恐怖袭击的时间，还要分析可能的袭击方式和将会造成的影响。2001 年"9·11"事件后的几周里，一些美国媒体和国会人士收到了含有炭疽杆菌的信件，导致 5 人死亡。人们担心之后还会发生其他生物恐怖袭击。[59]最大的威胁之一是天花病毒。尽管自然环境中的天花已被根除，但仍有两个政府实验室储存着天花病毒样本，一个在美国，一个在俄罗斯。如果还有其他未知的地方也储存着天花病毒，并且落入坏人手中，我们该怎么办？

有几个研究小组使用数学模型估算了恐怖分子将天花病毒释放到人群之中的后果。多数研究结果都显示，除非先发制人地采取控制措施，否则疫情会迅速蔓延。不久，美国政府决定为 50 万名医

---

* "兜售蛇油"（selling snake oil）是英语中的俗语，指诈骗或者销售具有欺骗性的商品。——译者注

护人员接种天花疫苗。但人们对这一举措反应冷淡：截止到 2003 年底，选择接种疫苗的人不足 4 万。

2006 年，时任英国健康保护局（UK Health Protection Agency）数学建模师的本·库珀（Ben Cooper）发表了一篇备受关注的论文，批评天花的风险评估模型。论文的标题是《无用的模型与轻率的决定》（Poxy Models and Rash Decisions）。在库珀看来，先前的许多风险评估模型的预设都存在这样或者那样的问题，其中有一个尤其离谱："美国疾病控制与预防中心的模型完全忽略了接触者追踪的环节，并预测如果疫情不受控制，将会出现 77 万亿病例。大家都震惊了。"是的，你没有看错。当时世界上只有不到 70 亿人，但该模型却预设了无限多的易感人群，这意味着疫情会无限地扩散。尽管疾病控制与预防中心的研究人员解释说这只是个简化的处理，但在疫情研究中采用如此脱离实际的假设，实在匪夷所思。[60]

尽管如此，简化模型也有一些优点，其中之一在于，人们通常很容易就能发现模型在什么时候——以及为什么——出错了，也更容易对模型的应用价值展开讨论。即使在数学方面没什么造诣的人，也能看出模型的前提假设是如何影响结果的。在本例中，你不需要懂任何微积分知识就能明白，如果研究人员设定了很高的天花传染率和无限的易感人群，那么模型就会预测，将会暴发一场规模大得离谱的瘟疫。

随着越来越多的要素和假设被纳入考虑并添加到模型中，模型会变得越来越复杂，想要识别出模型的缺陷也会越来越难。这就产生了一个问题：即使是最复杂的数学模型，也是对杂乱繁复的现实的一种简化。这就像是组装儿童的火车模型，无论增加多少要素——微型信号灯、车厢数字编码、充满了延误车次的列车时刻表——它仍然只是模型。我们可以用它来了解真实事物的某些方面，但模型总会有不同于现实的地方。更重要的是，要想让模型更好地表征我们要研究的东西，并不是多加些要素就能实现的。在建模时，人们常常会把细致误当成准确。还是以火车模型为例，如果驾驶每一列火车的都是精雕彩绘的动物，那么这可以说是一个非常细致的模型，但它并不是一个现实的模型。[61]

库珀在评论中指出，其他更细致的天花模型也得出了同样悲观的结论，认为会有大规模的瘟疫暴发。尽管增添了更多细节，这些模型仍然包含了一个不现实的要素：假设大多数传染发生在患者出现天花特有的皮疹之前。而现实中的数据显示，大部分的传染是在皮疹出现后发生的。这使人们更容易发现传染源，从而通过隔离而不是广泛的疫苗接种来控制疫情的蔓延。

从疾病流行到恐怖主义，再到犯罪行为，预测有助于相关机构制订应对计划以及分配资源。此外，预测还能引起人们对某个问题的关注，使人们相信有必要向其配给资源。一个典型的例子是 2014 年 9 月的一份埃博拉疫情分析报告。疫情当时已经席卷了西非多个地区，美国疾病控制与预防中心宣称，如果不做出任何改变，到 2015 年 1 月，病例数就可能达到 140 万。[62] 这份报告以一种南丁格尔式的宣传起到了出色的效果：它受到了世界的关注，吸引了广泛的媒体报道。和当时的其他几项研究一样，这份报告建议迅速采取行动来控制西非的疫情。但很快，在疾病研究学界，美国疾病控制与预防中心的预测受到了批评。

一个问题是分析本身。得出这个估测数字的研究小组，正是上文中提到的估测天花风险的团队。他们又使用了有无限易感人群的类似模型。如果这个模型一直运行到 2015 年 4 月而非研究报告中的 1 月，那么估计病例数将超过 3 000 万，远远超过受疫情影响国家的人口总数。[63] 许多研究人员质疑，使用这种极度简化的模型来估计 5 个月后埃博拉疫情的传播情况是否合适。我就是质疑者之一。当时我告诉记者："如果要预测下个月的埃博拉疫情，各类模型可以提供有用的信息；但要做出准确的长期预测，几乎是不可能的。"[64]

在这里需要声明一下，美国疾病控制与预防中心有一些非常优秀的研究人员，这个埃博拉疫情模型只是这个庞大的研究群体的众多成果之一。但这件事也表明，对于备受关注的疫情，分析和解读工作都充满挑战。这些有缺陷的预测模型引发了一个问题：它们使人们更加相信，模型并不怎么有用。既然模型的预测是错误的，那人们为什么要在意它们呢？

预测疫情时，我们面临着一个悖论。悲观的天气预报不会影响风暴的规模，但对疫情的预测却可能会影响最终的病例数。如果模型表明某种疫情极具威胁，卫生机构可能就会做出重大反应。而如果应对措施控制了疫情，那么现实中的结果就会与原来的预测不符。因此，人们很容易将毫无用处的预测（预测结果永远不会发生的预测）与真正有用的预测（如果不干预，预测结果就会发生的预测）混为一谈。其他领域也会出现类似的情况。临近 2000 年，全世界的政府和公司花费了数千亿美元来对抗"千年虫"问题——因采用日期缩写来节约存储空间而产生的程序漏洞。这种情况最初存在于早期的计算机中，后来又扩散到了现代的计算机系统中。由于业界投入了大量努力来修复该问题，因此其最终造成的损失很有限，这导致许多媒体抱怨说，"千年虫"的风险被夸大了。[65]

严格说来，疾病控制与预防中心的埃博拉预测模型规避了这一问题，因为它实际上不是一个预测，而是在展示一种可能出现的情境。预测描述的是我们认为未来会发生的事情，而可能出现的情境展现的是在特定的条件下可能发生什么事情。这个埃博拉预测模型假定，疫情会始终以相同的速度扩散，因此预测最终将有 140 万起病例。实际上，如果把疾病控制措施纳入模型，那么预测的病例数将会少得多。然而，预测数字一旦被合理质疑，那么疑惑就会长久地盘桓在人们的记忆中，从而加剧人们对模型研究的怀疑。在回应 2018 年一篇关于预测的文章时，医疗救援组织"无国界医生"（Médecins Sans Frontières）的国际总干事廖满嫦（Joanne Liu）在推特上写道："还记得 2014 年秋季美国疾病控制与预防中心预测的 100 万埃博拉病例吗？模型预测也是有局限性的。"[66]

不过，即便 140 万的估计值只是一种可能的情境，它仍然体现了一条基线：如果不采取任何行动，那就会变成事实。在 2013 年至 2016 年的埃博拉疫情期间，利比里亚、塞拉利昂和几内亚报告了近 3 万起死亡病例。西方卫生机构引入的控制措施是否真的使超过 130 万人免于死亡？[67]

在公共卫生领域，人们常以"拆除水泵把手"指称疾病控制措施。这是为了致敬约翰·斯诺的霍乱防治工作——通过拆除宽街的水泵把手，他成功制止了霍乱流行。不过，这句行话中也存在一个问题：1854 年 9 月 8 日，当水泵把手被拆除时，伦敦的霍乱疫情已经有所缓解。大多数易感人群要么已经感染了霍乱，要么就逃离了

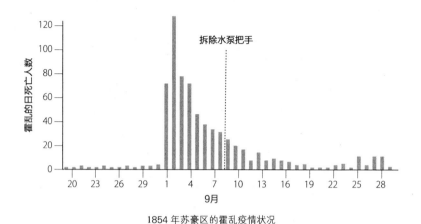

1854 年苏豪区的霍乱疫情状况

这个地区。所以确切地说，"拆除水泵把手"应该指那些理论上有用，但实施得太晚的控制措施。

2014 年年底，当疫区最大的几家埃博拉诊疗中心开始运行时，疫情的发展趋势就算不能说得到全面控制，也已经渐趋缓和了。[68]不过在一些地区，控制措施的执行的确与病例数的下降时间吻合。因此，要弄清楚这些措施的确切影响十分困难。疫情应对小组往往同时会采取好几项措施，包括追踪感染接触者、鼓励当地人改变行为，以及开设诊疗中心、以安全的方式处理遗体等。那么，这些国际援助的效果究竟如何？

利用埃博拉传播的数学模型，我们的研究团队估计，在 2014 年 9 月至 2015 年 2 月期间，塞拉利昂通过补充诊疗床位——将病例与社区隔离，从而控制传播——减少了大约 6 万起病例。我们发现，在一些地区，疫情减缓可以用诊疗中心得到扩建，因此有更多的床位来解释。在另一些地区，有证据表明社区内的疾病传播也在减少，这可能反映了当地以及国际的其他控制措施——例如改变居民的行为——也在起作用。[69]

历史上的埃博拉疫情表明，行为干预对于控制疫情十分重要。1976 年，第一次埃博拉疫情报告出现在扎伊尔（今天的刚果民主共和国）的扬布库村（Yambuku），疫情在当地的一家小医院暴发，随后向社区蔓延。根据最初的疫情调查档案数据，我和同事们估计，疫情暴发后的几周内，社区中的传播速度急剧下降，[70]而且传播速度下降大多发生在医院关闭和国际团队到达之前。参与调查的流行病学家大卫·海曼（David Heymann）回忆说："在疫情持续蔓延的社区，当地人以自己的方式保持着社交距离。"[71]毫无疑问，2014年底和 2015 年初，国际社会在西非的应对措施为阻止埃博拉蔓延做出了贡献。但同时，外国组织也不宜过度标榜自己在减缓疫情中的功劳。

尽管预测技术尚面临诸多挑战，人们对其仍有很大的需求。无论是研究传染病的传播，还是预测犯罪事件，政府和其他组织在制定未来的政策时，都需要有所依据。那么，我们该如何改进预测方法呢？

一般来说，我们可以将预测中存在的问题追溯到模型本身或数据上。一个好的经验法则是，数学模型应该围绕现有的数据来设计。例如，如果没有不同传播途径的数据，我们就应当尝试对传播的整体状况做出简单而合理的假设。这样做除了能使模型更容易解释外，还能更好地展示未知因素。相较于充满隐性假设的复杂模型，只关注疫情大方向的简化模型更容易建立，哪怕不太熟悉建模的人也能做到。

在我的学科领域之外，人们对数学分析的反应一般有两种。第一种是怀疑。这是可以理解的：如果一个东西晦涩又陌生，我们的本能就是不相信它。因此，分析的结果很可能会被忽略。第二种反应则是另一个极端——人们不是忽略它，而是过于信任。晦涩困难被视为好事。我常常听人说，某个数学运算很精妙，因为没人能懂。在他们看来，复杂就意味着高明。据传，统计学家乔治·博克斯（George Box）曾说过，不仅许多观察家会迷恋于数学分析，"统计学家也像艺术家一样有个坏习惯：爱上他们构建的模型"。[72]

此外，我们还需要考虑用于分析的数据。与科学实验不同，疫情基本上都不是人为设计的，因此数据可能杂乱无章、缺失不全。在回顾性研究中，我们或许能够画出齐整的病例数升降曲线。但在疫情暴发期间，我们很少能得到这样的数据。例如在 2017 年 12 月，我们的团队与"无国界医生"合作，分析了孟加拉国科克斯巴扎（Cox's Bazar）的难民营中暴发的白喉疫情。我们每天都会收到一组新的数据。由于报告新的病例需要时间，因此每组数据中新近几天的病例数都比较少：如果有人在星期一生病，通常要到星期三或星期四才会出现在数据中。疫情仍在继续，但由于报告的滞后性，如果只看数据便会以为疫情已经进入尾声。[73]

虽然暴发时期的数据可能不太可靠，但这不代表其毫无用处。如果我们知道数据不完美，并能做出相应的调整，那么它就未必会造成问题。举个例子，假设你的手表慢了一个小时，如果你没有意

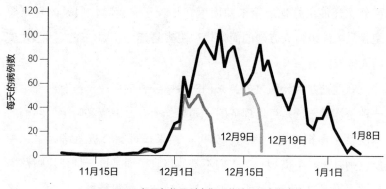

2017—2018 年孟加拉国科克斯巴扎地区的白喉疫情
三条线分别为 12 月 9 日、12 月 19 日和 1 月 8 日上报的每日新增病例数曲线
数据来源：Finger et al., 2019

识到，这很可能会给你带来麻烦。但你如果知道了这个问题，就可以在心理上做出调整，从而保持准时。同样，我们如果知道疫情暴发期间报告延迟的长短，就可以调整对病例曲线的解读。进行预测之前，往往需要通过这样的"即时预报"（nowcasting）来了解当下的情况。

即时预报的准确性取决于报告延迟的时长和可用数据的质量。许多传染病暴发只会持续数周或数月，但有些流行病的持续时间则会长得多。出现在美国的所谓"阿片类药物成瘾流行"（opioid epidemic）就是一个例子。越来越多的人对处方止痛药以及海洛因等非法药物上瘾，药物过量是当下美国 55 岁以下人群死亡的主要原因。由于这些新增的死亡人数，2015 年至 2018 年，美国人的平均预期寿命连续 3 年下降。上一次出现这种情况还是在第二次世界大战期间。尽管这场危机在某些方面颇具美国特色，但面临风险的地区可不止美国：在英国、澳大利亚和加拿大等国，阿片类药物的使用量也在不断攀升。[74]

不幸的是，药物过量导致的死亡很难追踪，因为要证明死亡与药物有关需要特别长的时间。比如，2018 年美国药物过量致死人数的初步估计要到 2019 年 7 月才会公布。[75]虽然一些地方层面的数据可以更早获得，但要估计全美国的药物成瘾状况则需要很久。兰德公司（RAND Corporation，专门从事公共政策研究的咨询公司）的高级经济学家罗莎莉·利卡尔多·帕库拉（Rosalie Liccardo Pacula）表示："我们总是往后看，因为我们不擅长看到眼前发生的事。"[76]

美国的阿片类药物成瘾问题在 21 世纪受到了极大的关注，匹兹堡大学（University of Pittsburgh）的霍尔·贾拉勒（Hawre Jalal）及其同事认为，这个问题可以追溯到更早的时候。他们在查看 1979 年至 2016 年的数据时发现，这段时间内美国的药物过量致死人数呈指数级增长，死亡率每 10 年就会翻一番。[77]除了全国数据外，许多州的数据也显示出相同的增长趋势。在这几十年间，药品的使用情况发生了许多变化，药物过量致死的增长模式却出奇地一致。这些研究人员指出："这种增长模式至少持续了 38 年，这表明当下的阿片类药物成瘾流行可能是一个长期过程的近期表现。这一过程可能还会持续许多年。"[78]

然而，药物过量致死的数据只揭示了一部分问题。它没有显示出是什么把人推到了药物过量致死这一步。事实上，死者可能在几年前就开始滥用药物了。大多数类型的疫情也会出现这样的时间差——从人们暴露于传染源到观察到症状通常会有一个时间差。例

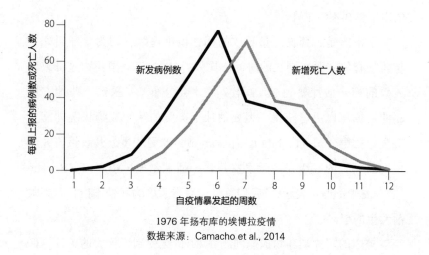

1976 年扬布库的埃博拉疫情
数据来源：Camacho et al., 2014

如，在 1976 年扬布库暴发埃博拉疫情期间，接触到病毒的人往往
在几天后才会发病。在死亡的病例中，从出现症状到死亡，又有一
周左右的时间。病例数据和死亡数据会给我们两种不尽相同的印
象。如果只看埃博拉新发病例，我们会认为扬布库的疫情在 6 周后
达到了高峰；而根据死亡数据，高峰期则要再向后延迟一周。

这两组数据都很有用，但衡量的事物并不相同。新发病例数
据告诉我们的是易感人群的情况——具体来说，就是有多少人被感
染——而死亡人数显示的是已感染者的情况。在上图的第一个高峰
期后，两条曲线在一周左右的时间里呈相反趋势：新增病例数下
降，而死亡人数仍在上升。

帕库拉认为，药物滥用的流行也可以分为类似的阶段。在流行

早期，不断有人对药物成瘾，因此滥用者的数量会增加。对于阿片类药物，风险暴露往往是从一张处方开始的。我们容易简单地把责任归咎于患者的过量使用，或者医生开了过多剂量的处方。但实际上，我们还必须考虑那些直接向医生推销强效阿片类药物的制药公司。保险公司也需要考虑，它们往往倾向于报销止痛药的费用，而不给物理疗法等医疗方式出资。此外，我们的现代生活方式也提高了药物滥用的风险：肥胖和办公室工作的增加导致了慢性疼痛患者的增多。

在流行早期阶段，减缓"疫情"发展的最佳方法之一是减少易感人群的数量。对于药物成瘾问题来说，这意味着要加强教育和宣传。"教育一直都非常重要，也非常有效。"帕库拉如是说。减少药品供应的策略在早期就能有所助益。阿片类药物成瘾的流行涉及多种药物类型，这意味着要对所有潜在的暴露途径进行管控，而非只针对某一种特定药物。

一旦新成瘾者的数量达到高峰，流行就进入了中期阶段。这时，仍有很多已经染上药瘾的人，他们的药瘾或许正在变得越来越严重。如果无法获得处方药，这些人可能就会转而寻求非法药物。在这个阶段，提供治疗和预防重度药物成瘾的措施尤其有效。其目的在于减少成瘾者的总数，而非仅仅防止新的成瘾者出现。

在流行的最后阶段，新增的和现有的成瘾者人数在不断减少，但仍存在一些重度成瘾者。他们是风险最大的人群，可能会从使用阿片类处方药物转为吸食海洛因等廉价药物。[79] 但到了流行后期阶段，并不是单纯打击非法药物市场就能解决问题，药物成瘾背后的问题比这更深也更广。正如保罗·塞尔（Paul Cell）警长*所说：
"只靠逮捕非法药贩之类的人，是无法阻止阿片类药物在美国流行
的。"[80] 这也不只是管制处方药使用的问题。"问题并不只是阿片类
药物，成瘾才是关键，"帕库拉说，"如果只是拿走药物，而不提
供治疗，基本上就等同于鼓励成瘾的人去找毒品等其他替代类的药
物。"她还指出，药物成瘾的流行也带来了一系列连锁反应。"即使
我们控制住了阿片类药物的滥用，一些非常令人担忧的长期问题仍
然存在，而我们甚至还没有着手处理这些问题。"其中之一是药物
成瘾者的健康问题。随着成瘾者从服用药片转为注射毒品，他们将
面临感染丙型肝炎和艾滋病病毒等风险。此外，成瘾者数量众多还
会给家庭、社区和工作带来广泛的社会影响。

在药物成瘾流行的三个阶段中，各种管控策略的成功率会有所
不同，因此知道我们目前处于哪个阶段至关重要。从理论上说，通
过估算每年的新增成瘾者、现存成瘾者和重度成瘾者的人数，可以
推断出我们处在哪个阶段。但阿片类药物成瘾的问题很复杂（还涉
及处方药和非法药物混用），这使我们很难把这些数据区分开。有
一些渠道可以获取到有用的数据——比如急诊室的就诊情况和被捕
者的药检结果——但近些年，获取这些信息变得越来越难。我们不
可能像研究扬布库埃博拉疫情时那样，画出一张整齐的图表来显示
不同阶段的成瘾状况，因为我们获取不到有关的数据。这也是流行

---

* 根据能够查到的资料，保罗·塞尔目前是全球最大的警长组织国际警长协会（International Association of Chiefs of Police）的主席。——译者注

病分析中的一个常见难题：没有报告的数据，就难有分析。

在疾病流行的早期阶段，防控措施一般有两个主要的目标：了解传播情况和控制流行趋势。这两个目标密切相关。如果能够更好地了解某种疾病是如何传播的，我们就能提出更有效的控制措施，从而针对高风险人群采取干预措施，或者发现传播链中的其他薄弱环节。

这种关系反过来也成立：控制措施也能影响我们对传播的理解。面对疾病——药物滥用和枪支暴力也一样——医疗中心往往是我们了解疫情的窗口。这也意味着，如果卫生系统被削弱或者负担过重，数据的质量就会受到影响。2014 年 8 月利比里亚埃博拉疫情期间，我们收到的一组数据显示，首都蒙罗维亚的新增病例数曲线正在趋于平缓。乍一看，这似乎是个好消息，但后来我们意识到实际情况并非如此。该组数据来自一个满负荷的诊疗中心。其报告的病例数达到峰值，并不是因为疫情蔓延的速度减缓，而是因为它已经无法再接收更多的病人了。

在防止犯罪和暴力活动方面，了解问题和控制问题之间的相互作用也很重要。政府一般要依靠上报的数据，才能知道犯罪发生在哪里。而在使用模型预测犯罪行为时，这可能会产生问题。2016 年，统计学家克里斯蒂安·卢姆（Kristian Lum）和政治学家威廉·艾萨克（William Isaac）发表文章，提供了一个报告影响预测的实例。[81] 他们的研究重点是加州奥克兰市的毒品使用情况。首先，两人收集了 2010 年被逮捕的毒品犯罪人员的相关数据，然后将这些数据输入 PredPol 算法系统（一个在美国常用的犯罪预测工具）。

从本质上说，这类算法扮演的是一种翻译角色：将有关个人或地点的信息转化为犯罪风险的估值。据 PredPol 的开发者称，这种算法对犯罪风险的预测只依赖于三种数据：既往犯罪行为的类别、犯罪发生的地点，以及犯罪发生的时间。算法没有特别纳入任何个人信息——比如种族或性别——以避免对某些群体的偏见。

卢姆和艾萨克利用 PredPol 算法预测了 2011 年毒品犯罪的发生地分布情况。另外，他们还使用《全国药物使用和健康状况调查报告》(National Survey on Drug Use and Health) 中的数据，测算出了 2011 年毒品犯罪的实际分布情况，包括那些未报告的毒品犯罪。如果 PredPol 算法的预测是准确的，那么其结果应该与犯罪实际发生的地区相吻合。然而，预测结果指向的似乎多是之前曾有警察介入的案件发生地区。两位研究者指出，这可能会在"了解犯罪"和"控制犯罪"之间产生一个反馈回路，"因为这些预测可能会过度呈现警方已知的犯罪区域，这会使警察越来越多地来这些区域巡逻，并观察到新的犯罪行为，而这又会反过来证实并强化他们之前对犯罪活动分布的看法"。[82]

一些人对他们的分析提出了批评，认为警方没有使用 Predpol 算法来预测毒品犯罪。但卢姆指出，这种批评忽略了一个更广泛的问题。警务预测手段的目的是让决策更加客观，"此处隐含的论点是，人们希望消除系统中的人为偏见"。然而，如果预测反映的是警察当前的行为，那么这些偏见就还会继续存在，隐藏在本应客观的算法中。"在我们现有的算法系统中，针对同样的行为，少数族群更有可能被逮捕。当你用这个系统所产生的数据来'训练'算法时，偏见会继续留存在算法中，"她说道，"问题依旧存在，只不过现在通过高科技工具体现了出来。"

犯罪算法的局限性比人们想象的更大。2013 年，兰德公司的研究人员列出了关于警务预测工具的四个常见"神话"。[83] 第一个是计算机很清楚未来会发生什么。他们指出："其实，这些算法预测的是未来事件的发生风险，而不是事件本身。"第二个是从收集相关犯罪数据到提出适当的建议，计算机能做一切事情。实际上，在警务方面，计算机的最佳使用方式是协助人进行分析和决策，而不是完全取代人。第三个是如果希望预测结果精准，警队需要一个高效率的模型，然而实际上，问题往往取决于能否掌握合适的数据。"有时候，你获得了一组数据，但其中就是没有你做预测所需要的信息。"

最后一个，可能也是最持久的"神话"是，只要预测准确，犯罪率自然就会下降。"就其本身而言，预测仅仅是预测，"兰德公司的团队写道，"根据这些预测采取行动，才能切实减少犯罪。"因此，为了控制犯罪，各个机构需要将重点放在干预和预防上，而不是单纯的预测。疫情防控也是同样的道理。现任英格兰首席医疗官克里斯·惠蒂（Chris Whitty）*认为，最好的数学模型未必是致力于对未来做出准确预测的模型。重要的是它能否揭示我们的理解与现实状况的差距。"政策可能造成的影响有时无法用常识来预测，这往往是模型最能发挥价值的时候，"惠蒂讲道，"模型的关键通常不在于其是否'正确'，而在于给我们提供一种一般难于预想到的洞见。"[84]

---

* 除了担任英格兰首席医疗官外，惠蒂还是英国政府的首席医学顾问。——译者注

2012 年，芝加哥警方推出了"战略目标名单"（Strategic Subjects List），用于预测谁可能会卷入枪击案。该项目的部分灵感来自安德鲁·帕帕克里斯托斯关于城市社交网络和枪支暴力的研究，不过帕帕克里斯托斯声称自己与这个名单无关。[85] 名单本身基于一种算法，这种算法可以计算出一些城市居民的犯罪风险分数。根据开发者的说法，名单没有特别纳入性别、种族或居住地等因素。然而此后的好几年间，人们并不知道输入算法的具体信息有哪些。2017 年，在《芝加哥太阳报》（*Chicago Sun-Times*）的报道压力下，芝加哥警方终于公布了名单的数据。数据集包含被纳入算法系统的信息——比如年龄、帮派关系和先前的被捕记录——以及相应的风险分数。研究人员对警方公布这些信息持肯定态度。社会正义组织 Upturn 的研究员布里安娜·波萨达斯（Brianna Posadas）指出："公开警务预测系统的基础数据之举非常难得，也非常有价值。"[86]

整个名单的数据库中约有 40 万人，其中近 29 万人被认为是高危人群。虽然该算法没有明确地将种族作为输入的变量，但人群之间还是存在明显的差异：在芝加哥 20 多岁的男性中，超过半数的黑人男性有"战略目标名单"评分，而有评分的白人的占比仅为6%。还有很多与暴力犯罪没有明显关联的人被标为"高危"，其中约 9 万人从未被逮捕过，也不是犯罪案件中的受害者。[87]

这就引出了一个问题：该如何对待这些评分？警方是否应该监控那些被标为"高危"却与暴力没有明显关联的人？回想一下，帕帕克里斯托斯的芝加哥社会网络研究针对的主要是枪支暴力的受害者，而非犯罪者，其分析目的是拯救生命。"警方主导的举措存在一个固有的危险：在某种程度上，所有举措都将以犯罪者为中心展开。"帕帕克里斯托斯在 2016 年这样写道。他认为，数据在预防犯罪中可以发挥作用，但这不一定只是警方的工作。"利用数据分析来识别存在枪击受害风险的人，这种策略的真正前景并不是在警务工作上，而是在更广泛的公共卫生介入手段中。"帕帕克里斯托斯认为，社会工作者、心理学家和暴力阻断员等专业人士可以为数据预测出的存在受害风险的人提供帮助。

有各种各样的措施能够成功减少犯罪。例如在 1980 年，联邦德国规定骑摩托车的人必须佩戴头盔。在接下来的 6 年里，摩托车盗窃案减少了三分之二。原因很简单：不方便。小偷们再也不能一时兴起，就去偷摩托车了。他们必须提前制订计划，并带着头盔到处走动。几年前，荷兰和英国也出台了类似的头盔法案。这两个国家的摩托车盗窃案也大幅减少。这是社会规范影响犯罪率的例证。[88]

在环境塑造犯罪的观点中，最著名的一个是"破窗理论"（broken windows theory）。这个理论由詹姆斯·威尔逊（James Wilson）和乔治·凯林（George Kelling）于 1982 年提出，其论点是，小的失序——比如破掉的窗户——可能扩散并发展成更严重的犯罪。因此，解决的办法就在于恢复和维持公共秩序。破窗理论在警察部门中十分受欢迎，尤其是在 20 世纪 90 年代的纽约，并引发了对地铁逃票等轻微犯罪的严厉打击。这些措施与纽约的犯罪率大幅下降在时间上相吻合，因此有人声称，对犯有轻罪的人予以逮捕[*]制止了更大的犯罪行为。[89]

但并非所有人都对破窗理论的应用方式感到满意，包括凯林本人。他曾指出，最初的破窗理论是关于社会秩序的，而不牵涉逮捕。但要如何定义社会秩序呢？透过不同的视角可能会得出不同的结论。例如，那些人是在闲逛还是在等朋友？那面墙上的图案是涂鸦还是街头艺术？凯林指出，这不是光让警察去恢复一个地区的秩序那么简单。"任何一个真正想要维护秩序的警察，都必须要对'为什么你决定逮捕一个在公共场合小便的人，而不是其他人？'这样的问题给出令人满意的答案，"他在2016年说，"如果你不能回答这个问题，而只是说，'呃，这是常识'，那么你就要非常、非常小心了。"[90]

更重要的是，目前还不清楚积极惩治轻罪是不是纽约20世纪90年代犯罪率下降的主要原因。几乎没有证据表明，纽约的犯罪率下降是应用破窗理论带来的直接结果。在许多采用其他治安策略的美国城市，这一时期的犯罪率也出现了下降。当然，这并不意味着破窗理论的应用没有效果。有证据表明，像涂鸦和乱停购物车之类的事情，会使人们更容易乱扔垃圾或将购物车推出使用区域。[91]这表明，轻微失序的确会引发其他的轻微违法行为。这种影响似乎也具有反方向的作用：恢复秩序的举措——比如捡垃圾——会促使其他人遵循。[92]不过仅凭这些结果，还远不能得出逮捕轻罪的人能大

---

[*] 在美国的法制系统中，针对很多轻罪的惩罚只是罚款，并非逮捕。——译者注

幅降低暴力犯罪的结论。

那么，究竟是什么原因导致了犯罪率的下降呢？经济学家史蒂文·莱维特（Steven Levitt）认为，1973 年之后堕胎限制的放开起到了一定作用。他的理论是，父母不想要的孩子长大后更有可能参与犯罪，而堕胎减少了此类情况的发生。还有人提出，20 世纪中叶的人在儿童时期时常接触含铅的汽油和涂料，这导致他们后来出现行为问题，而在铅暴露机会下降后，犯罪率也随之下降。事实上，最近的一项研究发现，学者们总共提出了 24 种不同的理论，来解释美国 20 世纪 90 年代犯罪率的下降。[93] 这些理论引发了诸多关注和批评，不过相关研究者都承认，这是一个复杂的问题。实际上，犯罪率的下降很可能是多种因素共同作用的结果。[94]

持续时间较长的流行事件普遍都会存在此类问题。如果我们以某种方式进行干预，可能要等很长时间才能知道干预是否有效。而在此期间，可能还发生了很多其他变化，这使我们很难准确衡量干预措施的效果。同样，相较于其即时影响，暴力事件带来的长期伤害更难评估。夏洛特·沃茨指出，家庭暴力可以跨代传播，也就是说，受家暴影响的儿童在成年后可能也会诉诸暴力。然而在讨论干预措施时，这些儿童往往被研究人员忽略了。"我们需要考虑在家暴环境中成长的儿童，为他们提供帮助。"沃茨如是说。

从历史上看，由于时间跨度较长，分析代际传播十分困难。[95] 流行病学家梅利莎·特蕾西（Melissa Tracy）认为，这正是公共卫生研究方法的用武之处：公共卫生研究人员拥有分析长期状况的经验。"这是流行病学的优势所在，它可以提供生命历程的分析视角。"

　　无论是在美国还是其他国家，使用公共卫生方法来预防犯罪都有极高的性价比。一项研究表明，在美国，一起谋杀案的社会、经济和司法成本总和平均会超过 1 000 万美元。[96] 但问题在于，最有效的解决方案可能并不是人们最想要的。我们究竟是想惩罚坏人，还是想减少犯罪？"在行为干预方面，威胁和惩罚并不那么有效。""治愈暴力"组织的成员查理·兰斯福德如是说。他指出，虽然惩罚可能会产生一些影响，但其他方法通常效果更好。"最终，改变一个人行为的最有效方法是坐下来倾听他们的声音，让他们说出自身的不满，并真正地去理解他们。然后引导他们以更健康的方式行动。"

　　长久以来，"治愈暴力"等项目都专注于人际互动，但现在，网络社交接触对暴力传播的影响也越来越大。"环境已经改变了，"兰斯福德说，"我们需要做出调整。我们正在不断招募擅长社交媒体信息梳理的人员，以发现需要应对的冲突。"

　　在处理犯罪和暴力问题时，厘清人际关联十分有益。处理流行现象时也同样如此。我们看到过现实生活中的接触是如何导致"传染"的，从吸烟、打哈欠，到传染病和创新，无不如此。但网络接触产生的影响未必与面对面的接触相同。"以对暴力行为的认同为例，"沃茨说，"在网上，这种观点可能很流行，但很少会转化为现实中的行动。"

　　这也是很多行业都在关注的问题。只不过，人们关心的通常不是如何控制网络上的传播，而是恰恰相反：人们渴望传播。

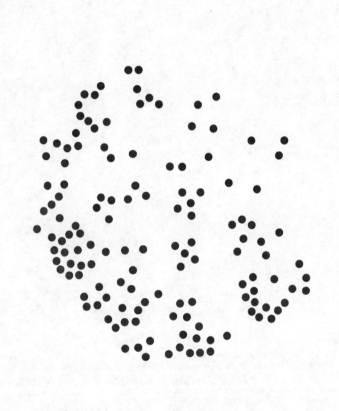

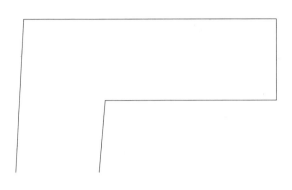

第 5 章

R 值支配网络热度

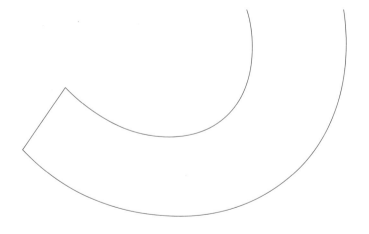

　　"您的耐克个人定制订单已被取消。"电子邮件如是写道。那是
2001年1月，乔纳·佩雷蒂（Jonah Peretti）想要定制一双个性化
的耐克运动鞋。但他定制的名称有点问题：他要求在运动鞋表面印
上"血汗工厂"一词，作为对耐克公司的挑衅。[1]

　　佩雷蒂当时是麻省理工学院媒体实验室的研究生，他跟耐克客
服互发了多封邮件交涉。耐克方重申，该定制包含"不当言论"，他
们不会接受。眼看无法说服对方，佩雷蒂决定将往来的电子邮件转
发给几个朋友。他们中的许多人又把邮件转给了自己的朋友，这些
人再度转发了邮件。几天内，这个消息就传给了成千上万人。很快，
媒体也注意到了这件事。2月底，转发的一系列电子邮件登上了《卫
报》和《华尔街日报》，美国全国广播公司（NBC）也邀请佩雷蒂做
客《今日秀》（Today Show），与耐克的一名发言人进行辩论。3月，
这件事甚至在世界范围内也传开了，欧洲多家报纸都进行了报道。

而这一切，都始于那封电子邮件。佩雷蒂后来写道："尽管媒体将我与耐克的斗争比作大卫对战歌利亚的圣经故事，但真正的情况是，战斗的一方是耐克这样可以通过大众传媒进行公关的公司，另一方则是只有微媒体可用的互联网平民团体。"[2]

这封电子邮件传得如此之远，会不会只是一个巧合？佩雷蒂的朋友、博士生同学卡梅隆·马洛（Cameron Marlow）似乎这么认为。马洛（他后来成为脸书数据科学部门的负责人）认为，一个人无法故意让某件事像这样广泛传播。但佩雷蒂却认为自己能再做到一次。在耐克电邮事件后不久，他收到了纽约一家名为"EyeBeam"的多媒体非营利组织的工作邀约。佩雷蒂后来成了 EyeBeam"传染性媒体实验室"（contagious media lab）的主管，专门研究网络内容。他想看看是什么让某些事具有"传染性"，又是什么让它们能够持续传播。

在接下来的几年里，佩雷蒂开始梳理各种能够影响网络人气的要素。例如，抓住新出现的新闻故事可以为网站引流，两极分化的话题能获得更多曝光，而持续变化的内容则能吸引用户不断回访等。他的团队还开创了"转发博文"的功能，使人们可以分享他人的帖子——这个功能后来成为社交媒体信息传播的基石（想象一下，没有"转发"选项的推特会是什么样子，没有"分享"按钮的脸书又会有多大不同）。佩雷蒂后来进入新闻行业，参与创建了《赫芬顿邮报》（Huffington Post），但早期那些有关"传染"的实验一直萦绕在他的脑海中。最终，在他的倡议下，他的老东家 EyeBeam 创建了一个新媒体公司，专攻"传染"，洞察流行讯息的特征，并将观察所得进行大规模应用。其基本想法是汇编出一种能像病毒一样传播的内容，产生不断滚动壮大的信息流。他们将这家公司称为"BuzzFeed"*。

在发表了关于"小世界网络"的研究成果后不久，邓肯·沃茨加入了哥伦比亚大学社会学系。在此期间，他对在线内容的兴趣越来越大，最终加入 BuzzFeed，成为其早期顾问之一。沃茨最开始是研究各种网络连接的，如电影选角间的关联、线虫大脑的神经元分布等。但后来，互联网中丰富的新数据资源吸引了他。21 世纪初，沃茨和同事们开始探索互联网的网络关联。在这一过程中，他们将颠覆人们长期以来秉持的一些有关信息传播的理念。

当时，营销人员中开始时兴起"影响者"†的概念。所谓"影响者"，是指那些能引领社会流行风潮的人。这个词在当下的含义已经泛化，从有影响力的普通人，到明星、媒体名人都可以用它来指称。但它最初是指那些默默无闻，却能引发商品口碑大规模传播的小人物。这些人的人脉关系惊人地广阔，通过与他们接洽，公司只需花费较低的成本就能将理念广泛传播。因此，与其聘请奥普拉·温弗瑞（Oprah Winfrey）这样的名人来代言，倒不如从草根阶

---

* "BuzzFeed"由"Buzz"和"Feed"两个单词合成而来。前者的本意是发出蜂鸣声，此处引申为信息不断的意思；后者此处的意思是信息来源频道。——译者注

† "影响者"的原文为"influencer"，指能够对他人产生影响的人。这些人能够启发或指导他人的行动，尤其是可以通过在社交媒体上发帖，使他人对某种观念或产品产生兴趣。根据语境变化，它可以指代中文网络语言中的"网络红人""大 V""带货达人""平民意见领袖"等。其中，网络红人是相对较为贴切的翻译，反映了 influencer"自带流量"的特点，但不能很好地反映其对观念、行为的影响，因此本书中直译为"影响者"。——译者注

层出发，刺激大众的购物热情。如今已供职于宾夕法尼亚大学的沃茨说："使营销界人士感兴趣的是，他们可以用很少的预算，获得不亚于奥普拉代言的影响。"[3]

有关"影响者"的理念受到了心理学家斯坦利·米尔格拉姆（Stanley Milgram）著名的"小世界"实验的启发。1967 年，米尔格拉姆给 300 名实验参与者安排了一项任务，让他们把一条信息传递给一名住在波士顿附近沙伦镇（Sharon）的股票经纪人。[4]这名股票经纪人最终收到了 64 条信息。这些信息中有四分之一都经过了同一个人之手（这个人是当地的一名服装商人）。米尔格拉姆说，当发现那名服装商人是自己与外部世界最大的联系节点时，这名股票经纪人颇感震惊。如果一个名不见经传的商人都能对信息传播如此重要，那或许，还有许多同样有影响力的人潜藏在人群中？

沃茨指出，"影响者"假说实际上有多个版本。他讲道："有一个有趣但不真实的版本，还有个真实却无趣的版本。"有趣的版本是，某些特定的人——比如米尔格拉姆实验里那位服装商——在社会濡染中扮演着极为重要的角色。如果你能找到他们，就能在没有巨额营销预算和名人代言的情况下让事情传播开。这种想法很吸引人，但却经不起推敲。2003 年，沃茨和哥伦比亚大学的同事重复了米尔格拉姆的实验，不过这一次是使用电子邮件，而且实验规模要大得多。[5]研究团队从 13 个国家挑选了 18 个不同的目标个人，启动了近 25 000 个电子邮件转发链，要求每个参与者将邮件信息传递到某个特定的目标人物那里。在米尔格拉姆那个规模较小的研究中，服装商人似乎是关键的环节，但在这个电子邮件转发实验中，情况则不同：每条转发链的信息都流经一系列不同的人，而不是由某些共同的"影响者"反复转发。更重要的是，哥伦比亚大学的研究人员进一步询问了实验参与者如何选取发送对象，结果发现人们倾向于根据对方所在地或职业等特征来选择收信人，而不是将信息发送给那种人缘好或人脉广的收信人。

这项实验表明，不需要通过社交达人就能将信息送达目标。但如果我们只是想让某些事尽可能广地传播开呢？能依靠那些在社交网络中人脉更广的人——比如知名人士——来办成这件事吗？在这项电子邮件分析研究发表几年后，沃茨和同事又研究了网页链接是如何在推特上传播的。研究结果表明，如果内容是由一个拥有大量粉丝或曾经制造过热点的人发布的，那么它更有可能广泛传播。但在这件事上不存在打包票一说：在大多数情况下，这些人并不能成功地制造出大的热点。[6]

这就把我们引向了"影响者"假说的基础版本。这个版本很简单：某些人能比其他人更有影响力。有大量证据支持这一点。例如，2012 年，锡南·阿拉尔（Sinan Aral）和迪伦·沃克（Dylan Walker）研究了一个人对手机应用的选择如何受其脸书好友的影响。他们发现，在互为好友的人中，女性对男性的影响较女性之间的影响高出 45%，而 30 岁以上的人比 18 岁以下的影响力高出50%。他们还指出，男性比女性更易受到影响，单身人士比已婚人士更易受到影响。[7]

如果我们想要传播某种观点，理想的情况是找到那些很容易受影响，同时又具有极大影响力的人。但阿拉尔和沃克发现，这种类型的人非常罕见。他们注意到："影响力高的人往往不容易受影响，而容易受影响的人通常没什么影响力，既有影响力又容易受影响的人几乎不存在。"那么，如果找到有影响力的人，让他们传播信息，会出现什么效果呢？在后续的研究中，阿拉尔的团队模拟了由最合适的人来引发社会热点的情况。两位研究者发现，与随机选择的人相比，有效地挑选目标人物来散播信息，传播范围可以达到前者的两倍。就传播效果来看，这的确算是一大提升，但距离所谓小人物引发大热点的目标仍然差得很远。[8]

观点的人际传播为何如此之难？既容易受影响又有影响力的人很少见是原因之一：如果有人把一个观点传播给很多易受影响的人，这些人不一定能把它传得更远。另一个原因是人际互动的结构。金融网络是一种"异配性网络"——大银行与许多小银行相连——而人的社交网络却恰恰相反。有证据表明，无论是在村庄社区，还是在脸书的好友圈中，受欢迎的人通常都会与其他受欢迎的人"抱团"。[9]这意味着，如果我们找到几个受欢迎的人，就可能让口碑迅速散播开，但却可能难以在社交网络中产生大范围的影响。因此，在整个网络中引发多点传播，可能比找出社群中极具影响力的人更有效。[10]

沃茨注意到，人们常会混淆不同版本的"影响者"理论。他们会声称找到了隐藏的"影响者"——例如米尔格拉姆实验中的服装商人——并利用他们让一些事情传播开。但实际上，他们可能只是利用大众媒体开展了宣传，或是付钱给一些名人，让他们在网上推广了该产品，完全不是依靠大众的口碑传播。沃茨说："人们有意无意地把它们混为一谈，让无趣的版本听起来像有趣的版本。"

围绕"影响者"的讨论激烈而且复杂，这使我们有必要思考一个问题：我们是如何接触到在线信息的。为什么我们会接受一些观点而拒绝另一些？其中一个原因是竞争：观点、新闻和商品都在争夺我们的注意力。生物传染中就有类似的情况。比如，流感和疟疾等疾病的病原体有多种病毒株／菌株，它们彼此竞争，争夺易感人群。为什么最终没有哪种病毒或细菌亚型在各地都占据主导地位？这可能与我们的社会行为有关。如果人们都聚集在不同的紧密联系的小圈子中，就可能会有更多亚型在人群中流行。在这种情况下，每种亚型都能找到自己的"领地"，而不必一直与其他亚型竞争。[11]这种社交互动模式也解释了为什么网上会有迥异的观点和想法。从政治立场到阴谋论，拥有相似世界观的人总会在社交媒体社区中同类相聚。[12]这就为"回声室效应"（echo chamber）创造了条件：在回声室中，人们很少听到与自己相左的观点。

激起最大反响的网络社群之一是反疫苗运动的群体。一个流传甚广但毫无根据的谣言经常引起热议——麻疹-腮腺炎-风疹疫苗（简称麻腮风疫苗）会导致自闭症。谣言始于1998年发表的一篇科学论文，这篇论文后来遭到了质疑并最终被撤稿，领衔作者安德鲁·韦克菲尔德（Andrew Wakefield）也在英国被吊销了医师执照。可惜，英国媒体注意到了韦克菲尔德的说法，并进一步夸大其词。[13]这一传言导致麻腮风疫苗的接种率下降。几年后，儿时未接种过疫苗的人开始进入熙熙攘攘的中学和大学校园，引起了数次大规模麻疹疫情暴发。

21世纪初，麻腮风疫苗的谣言在英国流传颇广，而在海峡对岸的欧洲大陆，媒体报道则是另一番景象：当英国媒体对麻腮风疫苗进行负面报道时，法国媒体正在怀疑乙肝疫苗和多发性硬化症有关（实际上尚无相关证据）。最近，日本媒体开始对人乳头瘤病毒疫苗进行负面报道。与此同时，一则流行于 20 年前的有关破伤风疫苗的谣言也在肯尼亚死灰复燃。[14]

人们对医学的怀疑由来已久。几个世纪以来，质疑疾病预防手段的声音从未消失过。在 1796 年爱德华·詹纳（Edward Jenner）发现预防天花的疫苗之前，一些人会采用一种名为"人痘接种"（variolation）的技术来降低患天花的风险。这种技术起源于 16 世纪的中国，通过让健康人接触天花患者的干痂或脓液，来引发一次轻微的感染，从而使人获得对天花病毒的免疫力。人痘接种存在风险，有 2% 的接种者会死亡，但这比天花的死亡率（一般是 30%）低得多。[15]

18 世纪，英格兰开始流行人痘接种，但冒这个险值得吗？法国作家伏尔泰观察到，其他欧洲国家的人认为英国人种人痘既愚蠢又疯狂。"为了避免孩子日后被天花侵袭，他们就主动让孩子染上天花，这叫傻子；为了防范不确定的病邪，他们刻意让孩子染上确定能致死的疾病，这是疯子。"不过伏尔泰发现，批评是相互的。"英国人呢，斥责其他欧洲人是不正常的懦夫。他们不敢让孩子受些许痛苦，堪称懦夫；他们甘愿让孩子冒着有朝一日死于天花的风险，可谓不正常。"[16]（伏尔泰本人是天花幸存者，他支持英国人的选择。）

1759 年，数学家丹尼尔·伯努利（Daniel Bernoulli）决定尝试解决这场纷争。为了计算出感染天花的风险是否超过了人痘接种的风险，他构建了有史以来第一个疫病暴发模型。根据天花传播的模式，他推算出，只要人痘接种的死亡风险低于 10%，就有利于延长预期寿命。而实际上，人痘接种的死亡风险的确低于 10%。[17]

对于现代的疫苗来说，利弊的权衡通常要清晰明了得多。一方是相当安全有效的疫苗（如麻腮风疫苗），另一方是潜在的致命感染（如麻疹）。因此，大范围拒绝接种疫苗的情况一般很罕见，即使有，也多是发生在近几十年来已然淡忘了疫情危害的地方——因为曾广泛接种疫苗，这些地方已经很少出现这样的传染病了。[18] 比如，2019 年的一项调查显示，相较于亚非国家，欧洲国家的人对疫苗的信任程度要低得多。[19]

在过去，有关疫苗的谣言因国家而异，但日益紧密关联的数字化网络正在改变这一点。现在，信息可以在网上迅速传播，机器翻译也使疫苗有害论跨越了语言障碍。[20] 这些状况导致人们对疫苗的信任度下降，可能会对儿童健康造成严重危害。麻疹的传染性很强，至少要有 95% 的人接种疫苗才能防止疫情暴发。[21] 在反疫苗理念广泛传播的地方，疫情正接踵来袭。近年来，欧洲已有数十人死于麻疹。如果疫苗接种的覆盖情况更好，避免这些死亡原本易如反掌。[22]

反疫苗这类运动让人们注意到互联网上可能存在的回声室效应。但社交媒体的算法究竟在多大程度上改变了我们与信息的互动？毕竟，无论是在网上，还是在现实生活中，我们都是与认识的人分享观点。既然现实中就存在回声室效应，那么网上的现象会不会只是现实的一种体现？

在社交媒体上，影响我们阅读什么内容的主要因素有 3 个：我们的友邻是否分享了这篇文章，它是否出现在我们的动态栏中，我们是否点击了它。脸书的数据显示，这 3 个因素都会影响我们的信息摄取。脸书的数据科学团队在 2014—2015 年对其美国用户的政治观点进行了研究。他们发现，人们往往会接触到与自己所持观点相似的观点。但如果他们的脸书好友是随机选择的，那么情况就没有这么明显。在朋友发布的内容中，脸书的算法——能决定用户的"动态"*中展示的内容——又会过滤掉 5%~8% 的政治异见。而在浏览网页时，人们也不太会点击与自己政治立场相悖的文章。同时，用户更有可能点击出现在其动态栏顶部的帖子，这表明各种动态内容需要激烈地争夺用户的注意力。如果脸书上存在回声室效应，那么它源于我们的交友选择，随后又被与"动态"相关的算法放大了。[23]

那么，我们从其他信息来源获得的消息呢？也如此偏颇吗？2016 年，牛津大学、斯坦福大学和微软研究院的学者们研究了 5 万名美国人的网络浏览模式。他们发现，人们在社交媒体和搜索引擎上阅读的文章，通常比他们在自己最喜欢的新闻网站上读到的文章倾向性更强。[24] 然而，社交媒体和搜索引擎也让人们接触到了更广泛的观点。报道中可能会包含较多意识形态的内容，但同时人们也得以看到更多相反的观点。

这看起来似乎很矛盾：如果相较于传统新闻来源，社交媒体让我们接触到了更广泛的信息，那么它为什么没能减少回声室效应呢？这可能与我们对网络信息的反应有关。在一项研究中，杜克大学（Duke University）的社会学家曾让美国的志愿者们关注持相反

---

* 原文为"News Feeds"，脸书上的这一栏中会展示用户好友的动态，也会随机推送用户可能会关注的新闻，兼具微信朋友圈和微博首页的特征。——译者注

观点的推特账户。他们发现，人们在这之后往往会进一步退回到自己的政治阵营中。[25] 大体上，共和党人会变得更保守，而民主党人则会变得更倾向自由。这与我们在第 3 章中看到的"逆火效应"不尽相同，因为在这项研究中，人们的具体理念并没有受到挑战。但这也确实意味着，缓解政治观点的两极对立并不像建立新的网络联系那么简单。在现实生活中也是如此，我们可能会拒绝接触自己不赞同的观点。[26] 尽管开展有意义的面对面谈话有助于改变人们的态度——就像减少偏见和暴力行为那样——但通过互联网推送观点未必能产生同样的效果。

不仅在线内容本身会引发争议，围绕它的语境也会如此。在网上，我们会遇到很多在现实生活中不太会接触到的想法和社群。如果人们发布的内容是想给某些受众看的，结果却被另一些人看到了，就可能会引发分歧，社交媒体研究者达娜·博伊德（Danah Boyd）将其称为"语境崩溃"（context collapse）。在现实生活中，我们与密友聊天的语气，会和与同事或陌生人聊天时截然不同：朋友很了解我们，这意味着不太可能会产生误解。博伊德指出，像婚礼这类活动就可能引发面对面的语境崩溃，因为面向朋友的发言可能会让家人感到不舒服。我们中的大多数人都有过这种经历。比如，伴郎讲述的逸事跑偏了，让亲属感到尴尬，但我们还是得坚持听完。婚礼通常都经过了精心策划，但网上互动的参与者却可能在无意间同时包括朋友、家人、同事和陌生人。评论很容易被断章取义，争议便由此浮现。[27]

博伊德认为，潜在的语境也会随着时间的推移而变化，而且随着人年龄的增长，语境变化会尤其明显。她在 2008 年写道："尽管青少年发布的内容是公开的，但其中大部分内容并不是写给所有年龄和背景的人看的。"随着在社交媒体时代长大的一代人年龄渐长，这个问题将会更频繁地出现。断章取义地看，许多以前发的帖子——它们可能会在网上遗留数十年——将会显得措辞不当或考虑不周。

在某些情况下，人们会利用网上的语境崩溃。虽然"引战"*已成为与网络暴力有关的广义词语，但在早期的网络文化中，"网络滋事者"多是出于恶作剧心态，并非心怀仇恨。[28] 他们的初衷是刺激人们对那些难以置信的情况做出真切的反应。乔纳·佩雷蒂加入 BuzzFeed 之前的许多实验都用了这种办法：在网上搞出一系列恶作剧来吸引人们的注意。

而后来，在社交媒体上的辩论中，引战已成为一种有效的手段。与现实生活中不同，我们在网上的互动就像是在舞台上进行的一样。网络滋事者如果能引导对手做出看起来很夸张的反应，就能拉拢那些可能不了解全部背景的旁观者。最终，对手可能明明是占理的一方，却显得很荒唐。正如伏尔泰所说："上帝，请让我的敌人变得可笑吧。"[29]

许多网络滋事者——不论是恶作剧者，还是实施网络暴力的人——在现实生活中都不会有此类行为。心理学家将这种现象称为

---

* "引战"的原文为"trolling"，这是一个英文网络中的惯用语，本意为"巨怪"。在不同语境中相当于中文的"键盘侠""网络喷子""引战""钓鱼"等。由于没有直接对应的中文词语，本书中动词按语境翻译，名词统译为"网络滋事者"。——译者注

"网络松绑效应"（online disinhibition effect）：当人们不受面对面反应和现实生活中身份的约束时，就可能表现出另一种个性。[30] 这不仅仅是说，有些人具备成为网络滋事者的潜质。对网络反社会行为的分析发现，在一定情况下，很多人都有可能成为滋事者，尤其是在我们心情不好时，或者当对话中的其他人已经是滋事者时，我们就可能表现得像个滋事者。[31]

互联网创造了新的互动形式，同时也为研究事物传播提供了新的方法。在传染病领域，一般不可能像罗纳德·罗斯在 19 世纪 90 年代研究疟疾时那样，通过故意感染人来观察某种疾病如何传播。现代的研究人员即便真的以这种方式开展感染研究，研究的规模通常也会比较小，花费还会很高，而且会受到严格的伦理审查。大多数时候，我们需要通过观察来获取数据，用获取到的数据建立数学模型，进而研究疫情暴发时"如果发生这种情况将会怎样"这样的问题。而网络的不同之处在于，故意引发网上的"传染"会相对便宜，也更加简单。如果你碰巧经营着一家社交媒体公司，那就更不在话下了。

2012 年 1 月 11 日那天，成千上万密切关注朋友动态的脸书用户可能会发现，他们的朋友比往常稍微幸福了些。与此同时，另有数以千计的人可能会注意到，他们的朋友比平素更悲伤。不过，就算被注意到了，人们的行为也没有真正改变——这是一个实验。

脸书和康奈尔大学的研究人员想探索情绪是如何在网上传播的，于是，他们持续一周改变人们的"动态"，并追踪后来发生的事情。该团队在 2014 年初发表了研究结果。他们发现，通过微调人们接触到的内容，情绪是可以"传染"的：看到较少正面帖子的人平均发布的正面内容也会比较少，反之亦然。事后看来，这一结果似乎在预料之中，但当时，它与流行的观念背道而驰：在这个实验之前，许多人认为在脸书上看到令人愉快的内容反而会让我们感到不满足，从而降低幸福感。[32]

但这项研究很快就引发了许多负面评价，有多位科学家和记者质疑它是否符合科研伦理。《独立报》一篇头条新闻的标题为《脸书在秘密实验中操纵用户情绪》。一个突出的批评论点是，研究团队应该先征得用户的同意，询问用户是否愿意参与这项研究。[33]

观察特定情形对人行为影响的实验未必违反伦理。事实上，医疗机构会定期进行随机实验，研究如何促进健康行为。例如，他们可能会向一些人发送一种癌症筛查的提醒，而向另一些人发送另一种提醒，然后看哪一种会得到更好的反馈。[34] 如果没有这类实验，就很难知晓某种特定的方法究竟在多大程度上改变了人们的行为。

不过，如果一项实验可能对用户产生不良影响，研究人员就需要考虑更换方案。在脸书的这项研究中，研究团队可以等待一次"自然实验"——比如多雨的天气——来改变人们的情绪状态，也可以针对较少的用户开展研究。但即使如此，事先征得用户同意这一点也未必可行。社会学家马修·萨尔加尼克（Matthew Salganik）在他的著作《计算社会学》（*Bit by Bit*）中指出，如果人们知道心理实验正在研究什么，实验结果可能就会不可信。假如脸书研究的参与者从一开始就知道研究是关于情绪的，那么他们的行为可能就会有所不同。萨尔加尼克指出，如果为了获得人的自然反应，心理学研究者在实验时真的蒙骗了参与者，他们通常会在事后向参与者解释。

除了讨论实验的伦理问题，学术各界也对脸书这项研究中情绪"传染"的影响程度提出了质疑——不是因为影响很大，而是因为影响太小了。实验表明，当用户在"动态"中看到较少的正面帖子时，他们状态更新中的正面词语数量平均下降了 0.1%。类似地，当负面帖子较少时，负面词语减少了 0.07%。

大型研究的微妙之处在于可以观察到小型研究无法观测到的微小效应。因为脸书的研究涉及了大量用户，所以有可能识别出行为上极其微小的变化。研究团队认为，考虑到社交网络的规模，这样的差异仍然有意义："以 2013 年初的用户数量来算，这相当于每天有数十万条新发布的状态涉及了情绪改变。"但一些人不信服这样的解释。萨尔加尼克写道："对于情绪传播这样宽泛的科学问题，即使接受这个观点，目前我们也不清楚这种规模的影响是否有意义。"

研究"传染"时，社交媒体公司拥有巨大的优势，因为它们可以监视众多传播过程。在脸书的情绪实验中，研究人员知道谁发布了什么，谁看了发布的内容，以及看过之后的效果如何。外部的营销公司没有这个级别的访问权限，所以必须使用其他标准来评估一个想法的受欢迎程度。例如，它们可能会追踪有多少人点击或分享了一篇帖子，或者看它收到了多少"赞"和评论。

什么样的想法会在网上流行？2011 年，宾夕法尼亚大学的研究员乔纳·伯杰（Jonah Berger）和凯瑟琳·米尔克曼（Katherine Milkman）研究了人们会通过电子邮件给他人分享《纽约时报》上的哪些文章。他们收集了 3 个月的数据——总共近 7 000 篇文章——并记录了每篇文章的特点，以及它们是否进入了"发送最多的电子邮件"名单。[35] 他们的研究发现，引发强烈情绪反应的文章更可能被分享。无论是积极的情绪（如赞叹），还是消极的情绪（如愤怒），都是如此。相比之下，引发悲伤等所谓"低迷"情绪的文章被分享的次数较少。其他研究人员也发现了类似的效应。比如，人们更愿意传播会引起人反感的文章。[36]

然而，情感并不是我们记住文章的唯一原因。伯杰和米尔克曼可以用《纽约时报》文章中的情感内容解释故事流传广度 7% 左右的差异。换句话说，还有 93% 的差异是由其他因素造成的。这是因为文章的受欢迎程度并非只取决于文章内容能否激起情感。伯杰和米尔克曼的分析指出，人们是否会分享一篇文章，还要看它是不是令人惊奇或具有实用价值。外在属性也有一定影响：一篇文章的受欢迎程度取决于它发表的时间，发表在网站的哪个栏目，以及作者是谁。当两位研究者将这些附加特征也纳入考量，便可以解释更多的差异了。

我们可以——至少在理论上可以——筛选成功和不成功的内容，来确定是什么成就了一条具有高传播性的推文或文章，这种想法很是诱人。然而，即使我们设法找出了事物流行的原因，结论也未必长期有效。技术研究学者泽伊内普·图斐琪（Zeynep Tufekci）指出，人们在使用在线平台时，兴趣会发生明显的变化。例如，她怀疑 YouTube（优兔）的视频推荐算法可能一直在助长不健康的观看欲望，将人们拖入越来越深的网络"兔子洞"*中。她在2018年写道："YouTube的算法似乎认为，人们通常想要看到比自己先前看到的更极端或者更具煽动性的内容。"[37]人们兴趣点的不断变化意味着，除非内容变得更戏剧化、更能唤起共鸣、更令人咂舌，否则它无法比先前的内容获得更多关注。在这里，内容的"演化"不是为了获得优势，而是为了生存。

同样的情况也出现在生物界。许多物种的演化只是为了跟上竞争对手的步伐。在人类发明抗生素治疗细菌感染后，一些细菌变异出了对普通药物的抗药性。于是我们寻找更有效的抗生素来应对，这又给细菌带来了进一步的演化压力。渐渐地，使用更有力的疗法，才能达到与几十年前普通药物同样的效果。[38]在生物学上，这种"军备竞赛"被称为"红皇后效应"（Red Queen effect），该效应以刘易斯·卡罗尔《爱丽丝镜中奇遇记》中的人物命名。当爱丽丝抱怨说，在镜中世界里，奔跑并不能让她到达任何新的地点时，红皇后回答说："你看，在这里，你必须尽力不停地奔跑，才能保持在原地。"

这场演化的赛跑关乎改变，也关乎传播。即使细菌中出现了新的突变，它们也未必能够在人群中传播。同样，如果新内容出现在网上，也不能保证它会流行起来。我们知道，一些新故事和新想法会在网络上广泛传播；但我们也知道，某些帖子——可能包括我们

---

* "兔子洞"是一个常见隐喻，指代某种给人带来奇遇或麻烦的经历、状况。该词最早大约出现于17世纪，后因刘易斯·卡罗尔1865年出版的《爱丽丝梦游仙境》而广为人知。在网络上，掉进"兔子洞"一般指陷入了非常耗费时间和注意力的主题。——译者注

自己发的帖子——无人关注，毫无影响力。那么，网络流行现象有多普遍呢？典型的网络流行又是什么样子的呢？

刚开始时，有关希格斯玻色子的传言是逐渐扩散的。2012 年 7 月 1 日，有推特用户开始猜测，这种难觅踪迹的"上帝粒子"终于被发现了。1964 年，彼得·希格斯（Peter Higgs）最先提出了玻色子的概念，它宛如亚原子拼图中缺失的关键一片。粒子物理学的定律认为它应该存在，但现实中一直未能观测到它。

情况很快就发生了改变。推特上的传言最初声称，物理学家在伊利诺伊州的兆电子伏特粒子加速器（Tevatron particle accelerator）中发现了玻色子。这条传言以每分钟约一名新用户的传播速度扩散出去。第二天，兆电子伏特粒子加速器的相关研究人员宣布，他们有望证明希格斯玻色子的存在——但不能完全确定。推特上的传言随之开始暴发式的传播，越来越多的用户加入了进来，注意力还转向了欧洲核子研究组织的大型强子对撞机。后来的事实证明，最新的这些传言是真的：两天后，欧洲核子研究组织的科研人员宣布他们确实发现了希格斯玻色子。随着媒体对这一发现的关注与日俱增，更多的人加入了推特的传播链。之后的两三天里，它以每分钟超过 500 名用户参与传播的速度增长，并在不久后达到顶峰。到 7 月 6 日，也就是最初的传言出现 5 天后，人们对这个报道的兴趣已经急剧下降。[39]

希格斯玻色子的传言刚开始出现时，一些用户发布了相关的推文，而另一些用户则向关注自己的人转发了这些评论。如果我们观察前几百条转发彼此之间的关联，就会发现消息的传播存在巨大差异（见第 202 页的图）。大多数推文都没被转发几次，而只是把消息传播给了一两个人。但在传播网络的中间，有一个很长的转发链，还包括两次大规模的传播事件，都是单个用户将信息传播给了很多人。

这种传播的多样性在网络信息分享中很常见。2016 年，当时在微软研究院工作的邓肯·沃茨与斯坦福大学的科研人员合作，研究了推特的分享链。他们追踪了超过 6.2 亿条内容，关注了有哪些用户转发了其他人分享的链接。一些链接被许多个用户分享，构成了长长的分享链。其他一些则只是昙花一现，很快就消失了。还有些根本就没人转发。[40]

传染病有两种极端的暴发类型。当所有人都从相同的来源（如食物中毒）感染时，就会发生"同源性传播"。另一种极端情况是"延伸性传播"，也就是发生了多轮人际传播。网络传播链也有类似的多样性。有时候，内容会从单一来源传播给很多人，市场营销中称为"广播事件"；而另一些时候，内容会从一个用户传播到另一个用户，依次延伸。斯坦福大学和微软的研究人员发现，广播事件是大规模传播过程中至关重要的部分。大约每 1000 条推文中就有 1 条会被分享超过 100 次，但其中只有一小部分是延伸性传播导致的。通常，网络热帖背后都有一个广播事件。

我们谈论网络"传染"时，很容易只关注那些流行的东西，而忽略一个事实：绝大多数东西并不会流行开来。微软的团队发现，大约 95% 的推文根本就无人转发。在剩下的推文中，大多数也只是被转发了一次。其他在线平台的情况也基本如此：信息很少会被传播，而且即使传播了，也很少被转发许多次。大多数内容都没什么

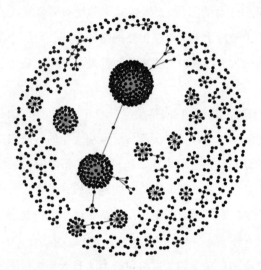

希格斯玻色子传言的最初转发链，截至 2012 年 7 月 1 日
每个点代表一个转发消息的用户，线表示转发关系
数据来源：De Domenico et al.，2013

"传染性"。[41]

在上一章，我们关注了芝加哥枪击事件的爆发——通常在几次事件后，暴力传播就结束了。有些疾病也是这样，它们在人群中"跌跌撞撞，艰难传播"。例如，像 H5N1 和 H7N9 这样的禽流感病毒株在家禽中造成了大规模的疫情，但在人群中的传播力却不强（至少目前是这样）。

在传播效率不高的情况下，事态会如何发展？我们已经讨论过如何使用再生数 R 来评估传染病是否有传播潜力。如果 R 值高于临界值 1，传染病就有可能发生大范围流行。不过，即使 R 值低于 1，感染者仍有可能将疾病传染给他人。虽然概率不大，但依然有可能。因此，除非 R 值为 0，否则就有可能出现被传染的病例。在疫情最终结束之前，这些新病例可能会引发更多传染。

如果某次疫情扩散得"不太顺畅"，而我们知道它的再生数，能预测平均的暴发规模有多大吗？事实证明是可以的，这要归功于一项有用的数学研究。这项研究不仅成了疫情分析的重要部分，还启发了乔纳·佩雷蒂和邓肯·沃茨，成为 BuzzFeed 采用早期病毒式营销的主要思路来源。[42]

假设一场疫情是从某个有传染性的人开始的。根据定义，第一个病例将平均引发 R 个二级病例。然后，这些新的感染者再各自引发 R 个病例，于是有了 R^2 个新病例，以此类推：

$$暴发规模 = 1+R+R^2+R^3+\cdots\cdots$$

我们可以试着把这些值都加起来，计算出预期的暴发规模。不过幸运的是，19 世纪的数学家们证明，对于上面这个等式，如果 R 介于 0 到 1 之间，就有一个简单的计算方法：

$$1+R+R^2+R^3+\cdots\cdots = 1/(1-R)$$

换言之，只要再生数小于 1，那么预期的暴发规模就等于 1/(1-R)。我们应该停下来赞叹一下这条捷径的效用（哪怕你对 19 世纪的数学没什么兴趣）。有了它，我们就不必模拟感染如何从一代传播到下一代，直到它最终消失，而是可以直接从再生数推算出最终的暴发规模。[43] 例如，如果 R 值为 0.8，那么我们就能推算出疫情将一共有 1/(1−0.8)=5 起病例。不仅如此，我们还可以反向推算，根据平均的暴发规模估计传染病的再生数。如果疫情平均有 5 起病例，就意味着 R 值为 0.8。

在我的研究领域，学者们经常这样粗略地估算新发疾病的再生数。在 2013 年的头几个月，中国有 130 起人类感染 H7N9 禽流感的病例。尽管这些人中的大多数都是通过与家禽接触染病的，但有 4 组聚集病例很可能是人际传播导致的。[44] 由于大多数人都没有传染其他人，人类 H7N9 疫情的平均暴发规模为 1.04 例，表明它在人类中的 R 值仅为 0.04。

这个思路不仅对研究疾病有用。在 2005 年左右，乔纳·佩雷蒂和邓肯·沃茨将同样的方法应用于营销活动。这使他们可以了解一个理念潜在的传播性，而非仅是描述一场营销是什么样子。例如，2004 年，反枪支暴力组织"布雷迪运动"（The Brady Campaign）曾发出电子邮件，请求人们支持新的枪支管制措施。他们呼吁收件人将电子邮件转发给朋友，然后这些朋友中的一些人又将消息转发给他们的朋友，依次传播。最终，每封发出的电子邮件平均被大约 2.4 人看到了。基于这一典型的暴发规模，可以计算出这次活动的"再生数"约为 0.58。之后，在为卡特里娜飓风的救援工作筹款时，组织方也依托电子邮件进行了宣传活动，这一次的 R 值为 0.77。不过，并不是所有活动都传播得这么广。推销清洁产品的营销人员就面临着这样的窘境：佩雷蒂和沃茨发现，推销汰渍冷水洗涤剂的电子邮件的 R 值只有 0.04（与 H7N9 禽流感相同）。大多数卡特里娜飓风救援捐款的电子邮件被转发了很多次，但超过

99% 的汰渍推销邮件仅转发了一次就销声匿迹了。[45]

如果感染不会引发大规模的疫情，我们为什么还要费心估算它的规模呢？在生物病原体方面，一个很大的隐忧是病原体会适应新的宿主。在一次小规模的暴发中，病毒可能会发生突变，使它更容易传播。而被感染的人越多，病原体适应的机会就越多。2003 年 2 月 SARS 在香港引发大规模疫情之前，中国南方的广东省发生了一系列小规模的聚集性感染。[46] 2002 年 11 月至 2003 年 1 月期间，广东省报告了 7 轮疫情，每一轮有 1~9 起病例，平均暴发规模为 5 起，这表明在此期间 R 值可能在 0.8 左右。但当疫情几个月后在香港暴发时，SARS 的 R 值已经超过 2 了，令人相当不安。

在一次疫情中，可能造成再生数增长的原因有很多。让我们回想一下，R 值取决于"DOTS"中的四个要素：**传染期、传染的机会数**、每个传播机会中的**传染概率**，以及平均**易感性**。对于生物病毒来说，这些特征都会影响传播。不过，在人际传播的病毒中，最"成功"的那些往往会引发较长时间的感染（即传染期较长），并且能直接人传人，不必依赖中间媒介（这就意味着有更多的传染机会）。[47] 传染概率也颇有影响：与人类病毒不同，禽流感病毒不太容易结合到我们的呼吸道细胞上，因而很难进行人际传播。[48]

网络内容也会出现同样的适应性演化。有很多网络模因——比如帖子和图片——不断演化以增加"传染性"的例子。脸书的研究人员拉达·阿达米克（Lada Adamic）和同事曾分析过模因在社交网络上的传播，他们注意到模因的内容常常随着时间的推移而变化。[49] 例如有一则帖子宣称"不应有人死于无力负担医疗费用，也不应有人因生病而破产"。这个模因以最初的形式被分享了近 50 万次。但很快就出现了变体：每 10 个帖子中就有一个在措辞上发生了"突变"。其中一些编辑行为促进了模因的传播。比如，当人们加入"如果赞同就转发"这样的话时，模因传播的可能性就将是之前的两倍。这个模因的适应能力也很强。在最初的传播量达到峰值后，它又以这样或那样的版本流行了至少两年。

即便如此，网络内容的潜在"传染性"似乎也是有极限的。2014 年至 2016 年间，脸书上最流行的一些信息的"再生数"都在 2 左右。这种极限似乎是因为传播的不同要素间存在此消彼长的关系：在一些热传的内容中（比如"冰桶挑战"），每个人只会提及几个人，但每一次引发传播的可能性都很高；而另一些内容（比如视频和链接）有更多的传播机会，但实际上只有几个看到帖子的朋友才会转发分享。[50] 值得注意的是，脸书上没有一个帖子在转发给很多朋友后，每个看见的朋友又都很热衷于转发。这提醒我们，与生物传染相比，网络内容的"传染性"相当弱：即使是脸书上最受欢迎的内容，其"传染性"也只有麻疹的十分之一。

而典型的营销活动的"传染"前景甚至更差。尽管乔纳·佩雷蒂曾经打赌说，可以人为地把一些东西炒成热点，但他后来承认，在做客户简报时，很难向客户保证一定能产生网络"传染"的效果。[51] 对比一下他最初那封广泛传播的耐克电邮与后来这些电邮的宣传活动，你就能感受到两者间的差别有多大了。佩雷蒂和沃茨指出，病原体有几千年的演化史，而市场营销人员却远没有那么多时间。"因此，即使才华横溢的创意人员尽了最大努力，也很难设计出 R 值大于 1 的产品。"[52]

幸运的是，还有另一种扩大传播规模的方法：一开始就把信息传递给更多的人。在上文传播"不太顺畅"的例子中，我们一直在假设刚开始时只有一个人具有"传染性"。再生数如果很小，那么就只会引发小范围的暴发，"疫情"也会很快消退。解决这个问题的方法之一是引入更多的"传染源"。佩雷蒂和沃茨称之为"广撒种营销"（big seed marketing）。如果我们给很多人都发了一条稍有"传染性"的信息，那么在随后的小规模传播中，它就会引起更多的关注。例如，如果我们向 1 000 人发送了一条不具有"传染性"的消息，最终就会有 1 000 人接收到消息；而如果我们发布一条 R 值为 0.8 的消息，最终就将会有 5 000 人收到消息。BuzzFeed 早期的许多内容都是通过这种方式流行起来的：人们在 BuzzFeed 的网站上看到文章，然后分享给脸书等网站上的一些朋友。佩雷蒂的团队在 21 世纪初率先提出了"转发"的点子，并在接下来的十年里充分利用了它。到 2013 年，BuzzFeed 已被评为脸书上"社交性"最强的发布者，拥有比其他任何组织都多的评论、"赞"和转发分享。[53]（而佩雷蒂的老东家《赫芬顿邮报》位居第二。）

如果网络内容的 R 值通常都比较低，需要多次引入才能传播开，我们就不应该把网络"传染"想象成 1918 年的大流感或者 SARS 那样。大流感这样的病毒感染很容易进行人际传播，这意味着疫情一旦开始，在人与人之间传播几轮后，就会波及得越来越广。相比之下，除非出现了某种大规模的广播事件，否则网络内容不会被很多人看到。根据佩雷蒂的说法，市场营销公司经常会说某些事像疾病一样出现了"病毒式"传播，但实际上他们只是说某种东西变得流行起来。正如他曾经说过的那样："按照流行病学定义，'病毒式'传播意味着传染从某个临界值开始，随着时间的推移不断扩散。你会看到病例数呈指数级增长，而不是呈指数级衰减，这才能叫'病毒式'。"[54]

大多数网上的传播链并不像大流行病那样，能产生病毒式传播——它们的传播量不会呈指数级增长。实际上，它们更像是20世纪70年代在欧洲断断续续暴发的天花疫情。这些疫情中虽然偶有超级传播事件，引发了大量聚集性病例，但最后基本上都消退了。不过，有关天花超级传播者的类比也就仅限于此，因为媒体和名人的传播能力远远超出了生物传播。沃茨说："普通人大概一次传染两三个人，超级传播者可以传染十来个人。但是，你见过一个超级传播者传染1100万人吗？"

由于社交媒体的传播链与传染病暴发有所不同，传统的疾病模型不一定能帮我们预测网络传播会出现什么情况。但也许，我们并不需要依赖生物传播预测的经验。基于社交媒体上产生的大量数据，研究人员展开了越来越多的研究，试图从中识别出传播的模式，并利用这些模式来预测传播链的动力学特征。

预测网络流行度有多困难？2016年，沃茨和微软研究院的同事收集了近10亿条推特的传播链数据。[55] 他们记录了推文本身的数据——比如发布时间和话题——以及最初发布这些推文的用户的信息，比如他们的粉丝数，以及他们之前的推文是否被大量转发过等。研究人员分析了继发的传播链，发现无法从推文的内容判断它是否会受欢迎。正如他们早先对"影响者"的分析一样，研究团队发现，相比于内容，用户过去的推文是否常常被转发要重要得多。即便如此，学者们还是不能凭借研究做出太多预测。尽管研究团队所拥有的数据集极为丰富（简直是疾病研究人员梦寐以求的），但他们依然只能对不到一半的传播链大小差异做出解释。

那么，剩下的一半用什么来解释呢？研究人员承认，可能还有一些额外的因素促成了传播（只是目前尚不清楚是哪些因素），找出这些因素可以提高我们的预测能力。然而，某件事究竟有多流行在很大程度上很是随机。即使我们有推文内容和发布者的详细数据，某条推文是否会成为热帖在很大程度上还是取决于运气。这也再次表明，与其去追寻一条"完美"的推文，不如引发多条传播链。

在一条推文发布前，很难预测它能有多流行。因此，还有一种选择是等待并观察传播链开启后会发生什么，然后再进行预测。这被称为"窥视法"（peeking method），即先查看早期的传播数据，再预测下一步会发生什么。[56] 2014 年，贾斯丁·郑（Justin Cheng）和同事分析了脸书上的照片分享活动，他们发现，一旦掌握了一些初期传播链的动力学特征数据，预测就会准确很多。较大的传播链往往在早期就呈现出广播式传播，并很快就能吸引大量关注。不过，研究小组发现，即使应用窥视法，还是有一些特征很难解释。他们指出："预测传播规模还是比预测传播曲线容易多了。"[57]

传播开始后等待一段时间，预测就会变得容易——这一点不仅仅适用于社交媒体上的内容。2018 年，东北大学（Northeastern University）的布尔库·尤塞索伊（Burcu Yucesoy）和同事分析了《纽约时报》畅销书排行榜书籍的受欢迎程度。虽然很难在一开始就预测出一本书是否会畅销，但回过头来看，畅销书往往会遵循固定的模式。研究小组发现，畅销书排行榜上的大多数书销量从一开始就增长很快，在出版后大约 10 周内达到顶峰，然后下降到很低的水平。平均而言，95% 的销量都集中在出版后的第一年。[58]

尽管我们在理解网络传播方面取得了一些进展，但大多数分析仍然要依赖于完备的历史数据。我们不知道影响传播的潜在规则是什么，所以一般来说，很难提前预测某个流行趋势的持续时间。但是，偶尔也会有网络传播链遵循已知的规律。正是一个这样的传播链，让我首次燃起了对社交媒体传播的研究兴趣。

那个女子戴着一顶印有"我爱讨厌我的人"标志的棒球帽，从袋子里抓出一只金鱼，然后扔进了一个装满酒的杯子里。接着，她把酒和鱼全都喝了下去。她是一名实习律师，当时正在澳大利亚环游。为了回应一位朋友的"挑战"，她表演了这段"特技"并拍下了整个过程。不久，她把视频发布在脸书主页上，并向其他人发起了"挑战"。[59]

当时是 2014 年初，这个女子是最新一位参与网络"拼酒挑战"（neknomination）的人。规则很简单：玩家拍摄自己喝下饮品的视频，发布到社交媒体上，然后提名其他人在 24 小时内也完成这个游戏。该游戏当时已经席卷了澳大利亚。随着"挑战"的蔓延，饮品也变得更加复杂——酒精含量也更高。有人在滑滑板、骑四人自行车，或跳伞时表演狂饮；有人则选择奇怪的饮品，从纯烈酒到混合着昆虫的鸡尾酒，甚至添加了电池中的酸液的鸡尾酒，可谓无奇不有。[60]

对"拼酒挑战"的报道和游戏本身一起传播开来。这段喝金鱼的视频被广泛转发，报纸报道的拼酒方式也越来越疯狂。这个游戏流行到英国时，引发了媒体的恐慌。人们为什么要这么做？它还能演变成什么样子？这个游戏应该被禁止吗？[61]

在"拼酒挑战"风靡英国时，我同意为BBC（英国广播公司）的广播电台做一期关于它的专题节目。[62] 我注意到，在"拼酒挑战"这类活动中，参与者会把消息传递给某些特定的人，这些人又会把消息再传递给其他人。这就创造了一条清晰的延伸传播链，就像疾病暴发时一样。

如果我们想预测疫情暴发曲线的形态，就必须要知道两个参数：平均每个病例会引发多少感染（也就是再生数），以及两轮感染之间的间隔时间（即代际时间）。在新疾病暴发期间，我们通常无法得知这些数值，只能尝试估算。而在"拼酒挑战"中，这些信息是作为游戏的一部分展示出来的：每个人都提名了两三个人，这些人必须在24小时内完成挑战并提名另外两三个人。因此，当我在2014年预测"拼酒挑战"时，我不需要估算任何东西，可以直接将数字导入一个简单的疾病模型。[63]

我的疫情模型显示，"拼酒挑战"不会流行太久。一两个星期后，"群体免疫"的效应开始出现，流行势头就会触顶回落。这种简化的预测模型对传播规模的估计一般都会偏高：在现实生活中，圈子里的朋友常常彼此认识。如果游戏中有多人都"挑战"了同一个朋友，那么就会降低"再生数"，影响游戏的传播规模。事实上，人们对"拼酒挑战"的热情确实很快就消退了。2014年2月初，英国媒体一窝蜂地都在报道这个游戏。但到月底时，风潮已经全部退去。从"素颜自拍"到广为人知的"冰桶挑战"，之后的社交媒体游戏也遵循类似的规律。按照游戏的规则，我的预测模型推算这些游戏的热潮都会在几周内达到峰值，现实中也的确如此。[64]

　　这种基于"挑战"的游戏往往在几周后就会淡出大众的视野，但社交媒体上流行的内容并非都是如此，还有很多不会在达到人气高峰后就消失。贾斯丁·郑与合作者发现，在脸书上流行的图像模因中，几乎有 60% 会在某些时间点再度出现，两次人气峰值平均间隔一个多月。如果只出现两次人气峰值，那么第二次流行的时间一般比较短，规模也较小。如果出现多次峰值，那么其规模往往相近。[65]

　　是什么让一个模因再度流行？研究小组发现，如果最初的人气很高，模因再次出现的可能性就较小。他们指出："在网上重复出现最多的并不是最流行的热点，而是稍微有点流行的那些。"这是因为在第一次小流行中，很多人没有看到这个模因，这有助于它继续传播；而如果第一次流行规模太大，之后就会缺乏足够的"易感"人群。此外，一个模因拥有几个流传的副本，也有助于它再度流行。上文提到的"不太顺畅"的传播就是如此：多个"引爆点"会促进流行。

　　郑研究了图像的流行，那么其他类型的模因呢？2016 年，我曾在英国皇家科学研究所做过一次公开演讲。在接下来的几年里，讲座视频在 YouTube 上的浏览量不知不觉就超过了 100 万。大约在 2016 年的同一时间，我在谷歌公司也做了一次类似的演讲，演讲视频发布在 YouTube 上一个订阅人数差不多的频道。在同样的时间段内，这个视频的浏览量大约为 1 万。（理想情况下，这两场讲座的热度应该是反过来的：事实证明，如果你做了两个相关的讲座，但其中一次搞砸了一个现场演示，那么这个讲座就会在网上走红。）

　　我没想到在皇家科学研究所的演讲会得到这么大的关注，但真正令我意外的是这段视频浏览量的增长方式。在视频上线的第一年，它没受到什么关注，每天浏览量只有100左右。然后突然间，在短短几天内，它的浏览量就超过了之前一年的总和。

　　是不是人们开始在网上分享它，让它发生了病毒式的传播？看了数据之后，我发现真正的原因要简单得多：这段视频上了YouTube的首页。随着浏览量激增，YouTube的算法将其与其他热门视频添置到了"推荐视频"列表中。近90%的人都是从主页或推荐列表点击进来的。这是一个典型的广播事件：几乎所有浏览量都来自单一的源头。视频一旦走红，就会产生反馈效应，吸引更多人的关注。这个案例显示了网络放大效应会对视频浏览量产生多大的影响：该视频在皇家科学研究所的频道获得最初几千次浏览量之后，YouTube算法引来了数量远胜于前的观众。

　　根据浏览量的变化模式，YouTube上的视频主要可以分为三类。第一类有稳定但低水平的点击播放。浏览量每天随机波动，没有明显的增加或减少。大约90%的YouTube视频都遵循这种模式。第二类是那种突然成为网站焦点的视频（可能是对某个新闻事件的反应）。在这种情况中，几乎所有浏览量都出现在最初的点击高峰之后。第三类是那些被分享到其他网站的视频，这类视频的热度是逐渐积累的，浏览量慢慢攀上峰值，之后下降。此外，也存在这三种类型的混合体。我的视频就是这样：它被分享到了其他网站，又因为被选为热点而点击量激增，最后回落到低水平的状态。[66]

　　视频是一种非常持久的媒体形式，人们对它的关注时间往往比新闻文章长得多。典型的社交媒体新闻周期大约为两天：在前24小

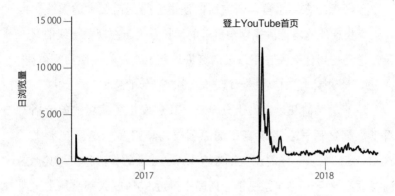

我的 2016 年皇家科学研究所讲座视频在 YouTube 的每日浏览量
数据来源：皇家科学研究所

时内，大部分内容以文章形式出现，之后是人们的分享和评论。[67] 然而，并非所有新闻都是这样。麻省理工学院的研究人员发现，假新闻往往比真新闻传播得更远更快。这是因为拥有大量粉丝的名人更倾向于传播假新闻吗？研究者发现实际上恰恰相反：一般来说，传播假新闻的都是粉丝较少的人。按照上文中提到的"DOTS"理论，虚假信息之所以会传播，是因为它的传播概率高，而不是传播机会多。那么，假新闻传播概率高的原因是什么？这可能与新奇性有关：人们喜欢分享新消息，而假新闻一般比真新闻更新奇。[68]

不过，新奇性只是一方面。要了解事物是如何在网上传播的，还需要考虑社会强化的问题。这意味着我们需要重温"复杂传染"的概念：在网上，有时我们要在多次接触一个想法后才会采信它。例如，有证据表明，我们不需要太多激励就会在网上分享模因，但除非看到不少人都在分享，否则我们不会轻易分享涉及政治的内容。2013 年初，一些脸书的用户将自己的头像改成了"="符号来支持婚姻平权。平均算来，用户一般要等到 8 个朋友更改头像后才会效仿。人们开始使用某个在线平台（脸书、推特、Skype 网络电话等），也受复杂传染的影响。[69]

复杂传染的一个特殊之处在于，它在紧密联系的社群中效果最好。如果一个社群中的人拥有大量共同的朋友，那么人们就会反复接触到在其中传播的观点。但另一方面，这些观点可能又很难突破社群的藩篱，难于更广泛地传播。[70] 戴蒙·森托拉认为，鉴于前述原因，线上社交网络的结构成了复杂传染的障碍。[71] 我们的许多线上联系人只是一般的熟人，并非密友。如果我们的多位朋友都持有某种政治立场，那我们很可能会加入那个阵营；但仅仅一两个朋友的政治观点却不太会对我们产生影响。

这意味着，复杂传染——比如微妙的政治观点——在互联网上有很大的劣势。线上社交网络的结构不利于用户形成发人深思的、较为复杂多元的观点。相比之下，那些简单、易消化的内容更容易在网上扩散。因此，人们倾向于在网上发布这种内容，也就不奇怪了。

21 世纪初，随着数据越来越易于获取，有些人提出研究者无须再费心去解释人类的行为。时任《连线》杂志编辑的克里斯·安德森（Chris Anderson）就是其中之一。在 2008 年发表的一篇著名文章中，他宣称人类迎来了"理论的终结"。文中写道："谁在乎人们为什么要做某事？关键是他们那样做了，而我们能以前所未有的精确度追踪和测量这些行为。"[72]

现在，我们拥有人类活动的大量数据。据估计，世界上的数码信息每隔几年就会翻一番，其中大部分都产生于网络。[73] 即便如此，仍有很多东西是难以衡量的。就拿肥胖或吸烟是否会"传染"的问题来说，在研究的过程中，解析其传播的过程十分困难。困难不只在于一些行为无法定量。在这个充斥着点击和分享的世界里，我们会发现，我们实际获得的定量数据常常不能反映我们想要考察测量的研究对象。

乍看之下，用点击量来衡量人们对一篇文章的兴趣似乎很合理。更多的点击量意味着有更多的人打开——并可能阅读了——这篇文章。那么，获得更多点击量的作者应该得到更多的奖励吗？不一定。据说经济学家查尔斯·古德哈特（Charles Goodhart）曾说过："当一个衡量标准成了目标时，它就不再是一个好的衡量标准。"[74] 基于简单的绩效指标来进行奖励，就会产生一个反馈回路：人们开始追逐指标本身，而不是指标希望表征的品质。

任何领域都可能出现这个问题。在 2008 年金融危机之前，银行根据交易员和销售员最近达成的利润来测算他们的奖金。在这一机制的影响下，员工倾向于短期获益的交易策略，而很少顾及长久趋势。衡量标准甚至也会形塑文学作品。在大仲马第一次连载《三个火枪手》时，出版商按行数付给他稿费。于是，他创造了只用短句子说话的仆人格里莫这个角色，以拉长文本的篇幅（后来出版商说短句子不算数，大仲马就让格里莫在小说里被杀掉）。[75]

用点击量或点"赞"人数等作为指标来衡量人们的真实行为，可能会带来误导。2007 年至 2008 年间，脸书上发起了"拯救达尔富尔"（Save Darfur）的活动，号召人们关注苏丹的冲突并捐款。共有超过 110 万人参加了这一活动，但只有少数新成员捐钱并邀请了其他人参与活动，大多数人什么也没做。在所有参加活动的人中，只有 28% 的人邀请了其他人，捐款的只有 0.2%。[76]

尽管存在这些衡量方面的问题，但人们还是越来越注重报道的"点击性"和"分享性"了。将报道加以包装确实非常有效。哥伦比亚大学和法国国立研究所（French National Institute）的研究人员考察了推特用户提到的主流新闻，发现这些新闻报道的链接有近 60% 从未被点开过。[77] 但这并没有阻止一些消息的传播：这些未被点开过的链接常常有成千上万的转发。显然，对许多人来说，分享比阅读更开心。

也许这并不意外，毕竟一些行为更费精力。脸书的前数据科学家迪恩·埃克尔斯指出，要让人们以简单的方式参与社交媒体互动并非难事。"让你的朋友点'赞'或者发布评论并不难"，[78] "这是易操作、低成本的行为，轻轻点击就能完成"，做这些事并不需要花费太多的精力。

这一现象给营销人员带来了挑战。一个推广活动可能会获得大量点"赞"和点击量，但这不是营销的主要目标。发布者不只想要人们对内容有反馈，其最终目的是让人们购买产品或者相信他们展示的信息。正如拥有较多粉丝的人未必会引发更多的信息转发一样，更具"点击性"和"分享性"的内容也不会自动产生更好的收益或宣传效果。

在面对新暴发的疫情时，我们通常都想知道两件事：主要的传播途径有哪些？我们应该针对其中哪些途径来控制传染？同样，营销人员在设计推广活动时也面临着类似的问题。首先，他们需要知道人们会通过哪些途径接触到信息；然后，他们需要决定针对哪些途径来进行宣传。当然，两者的不同之处在于，公共卫生机构花钱阻断关键的传播途径，而广告公司则是投资拓展传播途径。

归根结底，这是一个成本和效益的问题。不管是防控疫情还是营销活动，我们都希望以最佳的方式来分配有限的预算。但问题在于，根据历史经验，我们有时不知道某种投入方式会带来何种效益。据称营销领域的先驱约翰·沃纳梅克（John Wanamaker）曾说过："我花在广告上的钱有一半都浪费了，问题是我不知道是哪一半。"[79]

为了解决这个问题，现代市场营销机构的策略是将人们看到的广告与其事后的行为联系起来。近年来，多数大型网站都采用了广告追踪技术：公司在网站上打广告之后，会知道我们是否看到了广告，以及我们之后是否浏览或购买了什么。类似地，如果我们对一家公司的产品感兴趣，那么这家公司就会在互联网上追踪我们的踪迹，并向我们展示更多广告。[80]

在点击网站链接的那一刻，我们往往就成了高速竞价战的争夺对象。在大约 0.03 秒内，网站服务器会收集其掌握的关于我们的全部信息，并将这些信息发送给广告供应商。供应商又会将这些信息展示给一群代理广告商的自动交易员。再过 0.07 秒后，这些交易员会获得向我们展示广告的竞标权并投标。广告提供商最后选择中标的广告，并将广告发送给我们的浏览器。在我们加载网页的同时，浏览器就会将这些广告插入到网页中。[81]

很多人并不了解网站的这种运作方式。2013 年 3 月，英国工党在推特上发布了一条批评时任教育大臣迈克尔·戈夫（Michael

Gove）的新闻链接。一名保守党议员发推做了回应，嘲讽工党的网站广告。他写道："我知道工党缺钱，但这就是你们在新闻稿顶部推送'约会阿拉伯女孩'的理由吗？"尴尬的是，其他用户指出，工党网站上投放的是个性化广告：广告栏显示的内容主要取决于每个人的在线活动。[82]

一些最先进的追踪技术也会出现在我们最不愿意看到的地方。2017 年初，为了调查在线追踪技术被应用到了什么程度，新闻研究人员乔纳森·奥尔布赖特（Jonathan Albright）访问了 100 多个极端主义的宣传网站。这些网站都是阴谋论、伪科学和极右政治观点的聚集地。大多数网站设计看起来非常业余，像是初学者拼凑出来的。但深入挖掘之后，奥尔布赖特发现，这些网站隐藏着极其复杂的追踪工具。它们会收集浏览者的个人身份和浏览行为的信息，甚至鼠标的移动这样详细的数据。网站运营者因而能够跟踪易受影响的用户，向他们推送更多极端内容。这些网站之所以如此有影响力，不是因为用户能看到的网页内容，而是因为他们无法看到的数据收集活动。[83]

我们的在线数据究竟值多少钱？研究人员估计，由于部分用户选择不分享浏览数据，脸书上的广告商的收入比预期要少将近60%。根据脸书 2019 年的收入推算，这意味着每个美国普通用户的行为数据每年至少值 48 美元。同时，有报道称谷歌向苹果支付了120 亿美元，以成为 iPhone 在 2019 年的默认搜索引擎。iPhone 的使用量约为 10 亿，这意味着谷歌为每部 iPhone 的搜索活动支付了大约 12 美元。[84]

我们的注意力非常宝贵，科技公司自然想要我们一直在线。我们使用其产品的时间越长，它们可以收集到的信息就越多，也就能更精准地为我们量身定制推送内容和广告。脸书的首任总裁肖恩·帕克（Sean Parker）此前曾谈起那些早期社交媒体创建者的心态。他在 2016 年说："那时，大家都在考虑的问题是'如何尽可能多地争取到用户的时间和注意力？'"[85] 自那以后，其他公司也一直沿袭着这一策略。网飞的首席执行官里德·哈斯廷斯（Reed Hastings）在 2017 年开玩笑说："我们正在与睡眠争夺用户。"[86]

让用户对一款手机应用着迷的方法之一是从设计入手。设计伦理学学者特里斯坦·哈里斯将这个过程比作表演魔术。他指出，商家往往会试图引导我们去选择特定的结果。"魔术师常有这类操作。如果想让观众选取某样东西，他们就让选这个东西变得简单，选其他东西变得困难。"[87] 魔术之所以能"操纵"我们，是因为它影响了我们对世界的感知。手机应用的用户界面也可以做到这一点。

通知功能就是一种保持用户参与度的强有力方式。iPhone 用户平均每天解锁手机的次数超过 80 次。[88] 哈里斯认为，这种行为类似于赌博成瘾的心理效应："当我们从口袋里掏出手机的时候，我们就像是在玩老虎机，看看我们'赢得'了什么通知。"赌场会让有限的赢钱机会规律多变，以此来抓住玩家的注意力：有时人们会赢钱，有时什么也得不到。应用的通知也是如此。在许多应用中，消息的发送方还可以看到我们是否阅读了信息，而这会促使我们更快回复。我们与应用的互动越多，就越需要不断地保持互动。正如肖恩·帕克所说："这形成了一个社会认同的反馈回路。就像我这种黑客利用电脑漏洞一样，这项功能是在利用人类的心理'漏洞'。"[89]

还有其他一些功能设计能促使我们不断浏览和分享。2010 年，脸书推出了"无限滚动"功能，使用户不必费心翻页。现在，无限滚动已是大多数社交媒体的常见功能。2015 年，YouTube 开发了当前视频结束后自动播放下一个视频的功能。此外，分享也是社交媒体的设计核心，因为看不到他人的动态不利于刺激我们发布内容。

虽然并不是所有功能设计的初衷都是为了让人沉迷，但人们越来越强烈地意识到手机应用会影响他们的行为。[90] 即使是开发者也开始警惕自己的发明。贾斯丁·罗森斯坦（Justin Rosenstein）和利娅·珀尔曼（Leah Pearlman）是设计出脸书页面上点"赞"按钮的团队成员。据报道，两人近几年来都在努力摆脱"新消息提醒"的诱惑。罗森斯坦让助手在他的手机上启用了家长控制功能，后来成为插画家的珀尔曼则聘请了一位社交媒体经理来打理她的脸书页面。[91]

一些设计会鼓励互动，而另一些设计则会阻碍互动。微信是在中国极为流行的社交应用，在 2019 年时拥有超过 10 亿活跃用户。这款应用聚合了多种服务：用户可以互发消息、购物、支付账单和订票。人们还可以分享"日常"（图片或媒体报道）到"朋友圈"，很像脸书的"动态"功能。与脸书不同的是，微信用户只能看到好友的评论。[92] 这意味着，如果你的两个联系人彼此不是好友，那么他们就无法看到对方的评论。这改变了互动的性质。正如迪恩·埃克尔斯所说："这项设计阻断了我所称的'对话'行为，所有发表评论的人都清楚，自己的评论可能会被断章取义，因为别人可能只看得到这条评论，而看不到之前发生的讨论。"在脸书和推特上，广泛分享的言论下面会有成千上万条公开评论。相比之下，微信朋友圈的讨论难免有些支离破碎、语焉不详，这会使用户不想发言。

我们在此类平台上分享了大量信息。脸书 2013 年的一项研究也许最能说明科技公司收集了多少数据。[93] 这项研究调查了那些在平台上输入了评论但最终没有将其发布的用户的行为。研究团队注意到，脸书的服务器并未收集这些未发布的键入内容，但却记录了用户的打字行为（或许，只是在这项研究中如此）。不管怎么说，研究结果着实展现了互联网公司能够追踪用户在线行为和使用交互页面到何种程度。如这个案例所示，就算用户什么都没发布，在线行为仍然可以被追踪。

我们在社交媒体上的行为产生了大量的数据，这些数据中蕴含着巨大的利用价值，掌握它们的企业可以获得诸多收益。卡罗尔·戴维森（Carol Davidsen）曾在 2012 年美国总统大选中为奥巴马策划竞选活动，据她说，按照当时脸书的隐私设置，在脸书上支持竞选活动的每个人的好友网络的信息都可以下载。这些好友网络为竞选活动提供了大量信息。戴维森后来说：“实际上，我们能够获取脸书上所有美国人的社交网络。”[94] 脸书最终移除了这个收集好友数据的功能。戴维森声称，由于共和党反应迟钝，民主党掌握了对手所没有的信息。这样的数据分析并没有违犯任何法规，但这一事件引发了人们对信息收集方式以及谁能掌控信息的质疑。正如戴维森所说：“我们友谊关系的信息究竟归谁所有？”

当时，许多人称赞奥巴马的竞选活动创新性地使用了数据。[95] 这是新政治时代的现代化策略。就像 20 世纪 90 年代金融业热衷于新的抵押贷款业务一样，社交媒体被视为能够改善政治的东西。但与那些金融产品一样，人们对其的乐观态度并没有持续太久。

"嘿，美女（帅哥），打算在选举中投票吗？投给谁？"2017年英国下议院大选前夕，成千上万本来在 Tinder（交友软件）上寻找约会对象的用户遭遇了这样的政治搭讪。发出这条消息的是伦敦人夏洛特·古德曼（Charlotte Goodman）和亚拉·罗德里格斯·福勒（Yara Rodrigues Fowler）设计的聊天机器人。为了号召 20 多岁的同龄人投票给工党，她们编写了这个聊天程序，以寻求更广的受众。

一旦志愿者安装了这个聊天机器人，它就会自动将安装者的 Tinder 位置设置在某个边缘选区，并将附近的所有人都标记为"感兴趣"，然后与任何匹配到的人聊天。如果最初的消息得到了很好的回应，志愿者就可以接手，开始真正的聊天。这个机器人共发送了超过 30 000 条信息，接触到了拉票员通常不会尝试接触的人。"偶尔会有匹配者因为聊天对象是机器人而感到失望，但很少有负面的反馈，"古德曼和罗德里格斯·福勒后来写道，"Tinder 是个非常随意的平台，用户不会因为一些政治话题感到自己被蒙骗了。"[96]

机器人能够同时进行大量互动。如果拥有一个机器人组成的网络，就可以开展人工完全无法开展的大规模行动。这些机器人网络可能包括数千甚至数百万个账户。和人类用户一样，它们可以发布消息、发起对话，以及推广观点。不过近年来，这类账号受到了审查监管。2016 年，有两场投票震撼了西方世界：6 月，英国投票决定退出欧盟；11 月，唐纳德·特朗普赢得了美国总统大选。是什么原因导致了这些事件发生？事后，越来越多的人将其归咎于选举期间有人广泛散播虚假信息。这些人认为，大部分虚假信息是俄罗斯和极右翼势力编造的，英国和美国的大量民众都被机器人和其他问题账号发布的假新闻欺骗了。

乍一看，数据似乎支持这种说法。有证据表明，在 2016 年美国大选期间，可能有超过 1 亿美国人看过有利于俄罗斯立场的脸书文章；在推特上，有 5 万个僵尸账号在传播与俄方有关联的宣传内容，有将近 70 万美国人接触到了这些信息。[97]持这种说法的人认为，许多选民都被虚假网站和外国间谍发布的宣传迷惑了。这种说法非常有吸引力，对我们这些在政治上反对英国脱欧，不满特朗普上台的人来说尤其如此。但如果更仔细地审视一下这些证据，就会发现这个简单的说法并不成立。

尽管 2016 年美国大选期间有俄方操纵的舆论流传，但邓肯·沃茨和大卫·罗思柴尔德（David Rothschild）指出，同时流传的还有大量其他内容。脸书用户可能接触到了俄方散布的消息，但与此同时，美国用户在该平台上看到的消息总量超过了 11 万亿条。平均算来，人们每接触到 1 条俄方的消息，还会同时接触到 9 万条其他信息。在推特上，只有不到 0.75% 的选举相关推文来自与俄罗斯有关联的账户。沃茨和罗思柴尔德指出："从数量上看，选民在竞选期间所接触的绝大部分信息都不是虚假新闻网站或极右翼组织发布的，而是来自那些家喻户晓的人和机构。"[98]情况也确实如此。据估计，在竞选活动的第一年，特朗普就获得了主流媒体的大量免费报道，这些报道的经济价值接近 20 亿美元。[99]沃茨和罗思柴尔德还重点研究了媒体对希拉里·克林顿"邮件门"事件的关注，并将其作为一个案例，阐释了媒体选择让读者看到哪些内容。"在短短 6 天内，《纽约时报》关于希拉里·克林顿'邮件门'事件的封面报道数量，就达到了大选前 69 天中发布的所有政策相关报道的总和。"

其他研究人员对 2016 年大选期间虚假新闻的规模也得出了类似结论。布伦丹·奈恩和同事发现，虽然一些美国选民从可疑网站上浏览了大量新闻，但这些人只占少数。平均而言，在人们浏览的文章中，只有 3% 是由扩散虚假新闻的网站发布的。奈恩等人后来又对 2018 年的美国中期选举进行了跟踪分析。结果显示，在这次选举期间，虚假新闻的传播范围更小。类似地，没有什么证据表明在英国脱欧公投之前，俄罗斯散布的内容在推特或 YouTube 上占据了主导地位。[100]

这似乎意味着我们无须担心机器人和问题网站，但事情并没有那么简单。事实证明，在操纵网络信息方面，已经发生了一些更微妙，也更令人担忧的事情。

贝尼托·墨索里尼曾说过："宁为一日雄狮，不做百年羔羊。"但推特上一个名为"ilduce2016"的账户却宣称，这句话其实出自唐纳德·特朗普之口。这个账户实际上是一个网络机器人，最初由 Gawker（高客）网站的两名记者创建。它总共发了数千条推文，将墨索里尼的名言安在特朗普身上。终于，其中一条消息引起了特朗普的注意：2016 年 2 月 28 日，就在第 4 次共和党初选结束后，他在推特上转发了这句名言。[101]

一些社交媒体机器人针对的是大众用户，而另一些的目标范围则要小得多。它们被称为"蜜罐机器人"（honey pot bot），旨在吸引特定用户的注意并引诱他们做出回应。[102] 还记得本书前文中曾提到，推特的传播链经常是由单个广播事件引起的吗？如果你想让一则信息传播出去，找名人帮你宣传是个好办法。鉴于很多消息发布后并不会传开，一个可以反复尝试的机器人就非常有用了——在发布了两千多条消息后，"ilduce2016"才终于得到了特朗普的一次转发。推特机器人的创建者们似乎已经意识到了这种方法的威力，因此在2016年至2017年间重点针对热门用户，发布"蜜罐"内容来引诱他们。[103]

使用这种"定向发帖"策略的不仅仅是机器人。2018年，佛罗里达州帕克兰市（Parkland）的玛乔丽·斯通曼·道格拉斯高中（Marjory Stoneman Douglas High School）发生枪击案之后，有报道称，枪手曾是一个白人至上主义小团体的成员，这个团体的总部就位于该州首府塔拉哈西（Tallahassee）。然而，这个说法是网络论坛上的滋事者编造的，他们设法让好奇的记者相信了故事的真实性。一位用户指出："只需要一篇报道就足够了，其他人随后会纷纷采信这个说法。"[104]

尽管沃茨和奈恩等研究人员表示，在2016年美国大选期间，大众并没有从可疑的网络来源获得太多信息，但虚假信息的传播仍然是个问题。沃茨说道："我认为，虚假消息的确造成了很大的问题，但不是以人们想象的那种方式。"当"反动"团体在推特上发布虚假消息或报道时，他们未必是想直接影响大众——至少在最初时不是——相反，他们的目标往往是那些爱用社交媒体的记者或政客。他们希望这些人能够采信虚假的消息，并将其传播给更多受众。例如，2017年时，记者们经常引用一个名为"wokeluisa"的推特用户发布的消息，这个用户看上去是一名纽约的年轻政治学研究生。但实际上，这个账号是由一群俄罗斯网络滋事者运营的，他们显然是在针对媒体机构"定向发帖"，以期建立公信力，让信息扩散。[105] 对于那些想要散布消息的团体来说，这是一种常见的策略。雪城大学（Syracuse University）研究网络媒体的惠特尼·菲利普斯（Whitney Phillips）指出："在操纵媒体的游戏中，记者不仅是游戏的一部分，也是战利品。"[106]

一旦有媒体采信了某个故事，反馈效应就会启动，引来其他媒体纷纷报道。几年前，我无意中亲身体验到了这种效应。最开始，我向《泰晤士报》的一位记者爆料：新的全国彩票中存在一个计算问题（当时我刚写了一本关于博彩机制的书）。两天后，这件事出现在了报纸上。消息刊出那天早上 8 点半，我收到了独立电视台（ITV）《今晨》（This Morning）节目一位制片人发来的消息，说他看到了这个报道。那天上午 10 点半，我就上了《今晨》的全国直播节目。不久，我又收到了 BBC 广播 4 台的消息。他们也看到了那篇文章，希望邀请我参加他们在午间黄金时段的节目。接下来还有更多的报道。我最终面向数百万听众发言，而这一切都源于最初那篇报道。

我的经历是一个没有危害而且很离奇的意外事件。但有一些人却在有计划地利用这种媒体反馈效应。这就是为什么尽管大多数公众都不会点开那些极端网站，虚假信息却仍能广泛传播。本质上，这是一种"信息清洗"（information laundering）。就像贩毒集团通过合法企业来洗钱，以掩盖其资金来源一样，网络操纵者会利用可信的媒体放大和传播信息，让更多民众从熟悉的人物或渠道——而不是默默无闻的账户——听到这些观点。

这种信息清洗能够影响围绕某个问题的辩论和报道。通过细致的"定向发帖"和信息放大，操纵者可以为特定政策或政治候选人营造出广受欢迎的假象。在市场营销中，这种策略被称为"草根营销"（astroturfing），因为它营造出了草根阶层支持的假象。这种假象使记者和政客更难忽视流传的消息，最终，他们的关注使这些消息变成了真正的新闻。

当然，媒体的影响力不是最近才出现的，人们早就知道记者可以形塑新闻周期。伊夫林·沃（Evelyn Waugh）1938 年创作的讽刺小说《独家新闻》（Scoop）中有一篇故事，在故事中，虚构的著名记者温洛克·杰克斯（Wenlock Jakes）被派去报道一场革命，但不幸的是，他在火车上睡过头了，醒来时已经到了另一个国家。他不仅没有认识到自己的错误，还编造了一个报道，提到"街上的路障、燃烧的教堂、屋外的枪声应和着写稿时打字机键盘敲击的声音……"其他记者不想错过热点，也争先恐后地编造了类似的报道。没多久，报道中的这个国家股价暴跌、经济崩溃，国家进入了紧急状态，并最终发生了革命。

沃的故事是虚构的，但他所描述的新闻反馈效应仍然存在。只不过，现代的信息传播和以前有很大的区别。一是传播速度：在几个小时内，一个非主流的模因就能够被放大为主流话题。[107] 二是传播成本：机器人和假账号的制作成本相当低，而上钩的政客或新闻媒体的大规模宣传基本上是免费的，在某些情况下，广为流传的虚假文章甚至可以通过广告赚取收入。三是"算法操纵"的潜力：如果一个团体能够利用虚假账号，制造出社交媒体算法看重的东西——比如大量的评论和点"赞"——他们或许就能把一个话题捧

成热门 (即使实际上没什么人关注也行)。

那么，人们用这些新技术制造过什么样的流行内容呢？自2016 年以来，"虚假新闻"已成为描述网络信息操纵的常用术语。但这并不是一个特别有意义的术语。技术研究人员蕾妮·迪雷斯塔 (Renée DiResta) 指出，"虚假新闻"实际上可以指几种不同类型的信息，包括诱导点击的信息、阴谋论、错误信息 (misinformation) 和虚假信息 (disinformation)。正如我们所看到的，诱导点击信息只是试图引诱人们访问某个页面，其本身通常是一篇真正的新闻。而阴谋论则是对真实事件的曲解，声称其中掩藏着所谓的"秘密真相"。随着阴谋论的发展，这个"真相"可能会变得越发夸张与复杂。至于错误信息，迪雷斯塔将其定义为意外分享的虚假内容，其中包括一些故意讲错的恶作剧和玩笑，它们被人无意间误以为真，进而传播开。

最后，还有最危险的一种：虚假信息。人们通常认为，虚假信息的存在是为了诱导你去相信错谬的事物。然而，现实情况往往更加微妙。冷战期间，当克格勃培训安插在国外的特工时，会教导他们如何在舆论中制造矛盾，打击人们对新闻媒体的信心。[108] 这正是虚假消息的内核：它们的目的不是让你相信某些假新闻是真的，而是让你怀疑真相本身。通过混淆视听，它们使人无法确定真实情况。克格勃不仅善于"播种"虚假消息，还深谙消息扩散之道。一如迪雷斯塔所说："在那段离奇的岁月，克格勃间谍散布虚假消息时，会锁定一家主流媒体作为目标。一旦虚假信息被转载，他们的信息就获得了合法性，并借由这家媒体传播开。"[109]

在过去大约十年间，有几个在线社区非常善于让主流媒体采纳其消息。一个早期的例子发生在 2008 年 9 月。当时一名用户在《奥普拉·温弗瑞秀》的在线留言板上发帖，自称代表一个超过9 000 名成员的庞大恋童癖网站。但这个帖子表达的并非字面上的意思："超过 9 000"这个"梗"出自漫画《龙珠》，化用了其中一位战士惊呼对手战斗力的剧情，也是 4chan 网站（一个深受网络滋事者喜爱的匿名在线论坛）上的一个模因。令 4chan 用户愉悦的是，温弗瑞把恋童癖的说法当真了，并在直播中读出了这句留言。[110]

像 4chan 这样的在线论坛——以及 Reddit 和 Gab 等——实际上相当于"传染性"模因的孵化基地。用户在论坛上发布图片和口号时，可能催生大量新的变种。这些模因的变异体在论坛上传播、竞争，"传染性"最强的最终会存活下来，较弱的则会消亡，就像生物演化过程中的"适者生存"现象一样。[111] 虽然网络内容不像病原体那样会经历数千年的演化更迭，但人群推动的演化仍赋予了它们极强的传播能力。

网络滋事者揣摩出的最成功的演化技巧之一，就是把模因变得荒诞或者极端，让人搞不清楚他们是在认真发言还是在开玩笑。这种反讽式的外壳有助于将不愉快的观点散播得更远。如果用户被激怒了，模因的创造者就会声称这只是一个玩笑；而如果用户没有当真，模因就不会遭到批判。一些白人至上主义团体就采取了这种策略。冲锋队日报网站（Daily Stormer）泄露的一份言论风格指南就建议发言者保持戏谑的语气，以免触怒读者："一般来说，在使用种族蔑称时，应当采用半开玩笑的方式。"[112]

在某些模因流行之后，精通媒体运作的政客就会将其作为有效的资源加以利用。2018 年 10 月，唐纳德·特朗普喊出了"要工作不要暴徒"（Jobs Not Mobs）的口号，声称共和党人看重的是经济而不是移民。当记者们追溯这个口号的源头时，他们发现它很可能起源于推特，随后在 Reddit 论坛上不断演化，变得"朗朗上口"，之后就被广泛地传播开了。[113]

利用极端内容的不仅仅是政客。在斯里兰卡和缅甸，网上的谣言和错误信息激化了针对少数族裔的攻击，而在墨西哥和印度，则引发了一系列暴力冲突。与此同时，造谣者还在不断地挑起冲突双方的矛盾。据报道，在 2016 年至 2017 年间，俄罗斯的网络滋事者组织在脸书上制造了多起冲突，意在煽动极右翼群体对抗其反对者。[114]围绕疫苗接种等特定主题的虚假信息也会引发更广泛的社会动荡。不相信科学，往往也意味着对政府和司法系统的不信任。[115]

有害信息的传播并不是新问题。甚至连"虚假新闻"这个词也曾在 20 世纪 30 年代末短暂流行过。[116]但网络社区的结构使有害消息传播更快，波及更广，也更为隐蔽。就像某些传染病一样，信息也可以演化出更有效的传播方式。那么，我们能做什么呢？

东日本大地震是日本历史上规模最大的一次地震。它的威力使地球自转轴偏移了好几英寸，随后引发的海啸浪高达到了 40 米。接着，谣言出现了。2011 年 3 月 11 日，在地震发生 3 小时后，一名推特用户声称，一个液化石油气储罐发生了爆炸，即将导致天降毒雨。储罐爆炸是真的，但毒雨却纯属子虚乌有。然而这并没有阻止谣言的蔓延：一天之内，成千上万的人浏览并分享了这个虚假警告。[117]

针对这一传言，附近的浦安市政府在推特上发文辟谣。尽管不实信息占了先机，辟谣行动却很快起效。到第二晚时，转发辟谣消息的网友人数已经比原先转发谣言的网友人数更多。根据东京一个研究团队的说法，如果政府能更快回应，效果还会更好。他们利用数学模型估测，辟谣消息如果再早两小时发布，谣言的暴发范围会减少 25%。

及时更正也许无法阻止虚假信息的蔓延，但可以减缓它们的传播速度。脸书的研究人员发现，如果用户迅速向分享虚假消息的朋友指出问题（比如他们转发了迅速致富的骗人把戏），后者删除分享内容的概率可以高达 20%。[118] 在某些情况下，社交媒体公司会通过改变应用程序的结构，故意减慢传播的速度。在印度发生了一系列由谣言引发的攻击事件后，WhatsApp（瓦次普）为转发内容设置了障碍：印度用户只能把消息转发给 5 个人，而不是先前的超过一百人。[119]

我们不难注意到，这些反制措施是针对"再生数"的不同影响因素发挥作用的。在上述例子中，WhatsApp 减少了传播的机会；脸书用户劝说朋友们删除帖子，减少了有害信息的传播时间；浦安市政府赶在成千上万人接触谣言之前公布正确的信息，降低了人群对有害信息的易感性。和疾病传播一样，在这些情境中，左右"再生数"的某些影响因素可能比较容易，而控制另一些则较难。2019年，Pinterest（图片网站）宣布屏蔽搜索中出现的反疫苗内容（即消除了有害信息的传播机会），并致力于将其完全删除，此举将削减有害信息的传播时长。[120]

"再生数"还有最后一个影响因素：信息所固有的可传播性。回想一下，针对自杀等事件的报道，媒体需要遵从规范，以限制潜在的"传染"效应。惠特尼·菲利普斯等研究者提议，我们应当以同样的方式对待信息操纵，避免受操纵的信息被媒体报道，进而传播得更广。"只要你报道了某个骗局（或其他媒体操纵的产物），你就把它合法化了，"她说，"本质上，你为将来想要效仿的人提供了一个蓝本，让他们知道信息操纵能够成功。"[121]

最近的一些事件表明，规范媒体报道还有很长的路要走。2019年，在新西兰克莱斯特彻奇市（Christchurch）的清真寺枪击事件发生后，一些媒体无视既定的恐怖袭击事件报道准则，公布了枪手的姓名，详细介绍了他的理念，甚至展示了他的视频并贴出了他的宣言链接。令人担忧的是，这些信息被传开了：脸书上关于此事的文章被大肆转发，其中一些严重违反了新闻报道的准则。[122]

这件事表明，我们需要反思应对恶意理念的方式，并思考当我们关注这些观点时，谁是真正的受益者。一个常见的论点是，即使没有媒体推波助澜，极端思想也会传播开。但对网络"传染"的研究发现，情况恰恰相反：如果没有广播事件的放大效应，这些极端思想很难传开。如果一个观点变得流行，通常都是知名人士和媒体有意无意地助长了它的传播。

不幸的是，新闻业的性质发生了变化，想要抵制媒体操纵变得更难了。媒体对分享和点击量的渴求越来越强烈，由于具有"传染性"的观点能够带来关注度，许多媒体为其大开方便之门。这进一步吸引了网络滋事者和媒体操纵者，他们对网络"传染"的理解比大多数人更为深刻。从技术角度来看，大多数媒体操纵者并不是在利用网络传播系统的技术漏洞，而是在奉行它的激励机制。菲利普斯指出："他们的狡诈之处恰恰是去迎合社交媒体的设计宗旨。"她在研究中采访了几十名记者，其中许多人表示，在得知自己是从极端人士编造的报道中获利后，会感到良心不安。一位记者告诉她："这对我来说是有利可图，但对国家来说却是有百害而无一利。"菲利普斯认为，为了降低有害消息"传染"的可能性，在报道一件事情时，需要一并讨论其中的操纵行为。"媒体应当在报道中明确指出，这个报道本身是传播链的一环，记者是一环，读者也是一环，这些事情需要在报道中预先点明。"

虽然记者在信息传播中发挥着很大的作用，但传播链的其他环节也在起作用，最显著的就是社交媒体平台的影响。但是对这些平台上的信息传播进行研究，并不像追溯疾病病例或枪击事件那样直截了当。网络生态系统是多维度的，有数万亿的社交互动和浩如星海的潜在传播途径。网络如此复杂，而针对有害信息的解决方案却总是单维度的，要么就是建议大家多做什么，要么就是提醒大家少做什么。

与任何复杂的社会问题一样，不会有什么简单、明确的处理方案能够一举解决虚假信息问题。布伦丹·奈恩表示："我认为，我们正在经历一种观念变革。和美国控制药物成瘾斗争中的情形类似，我们的态度正在从'这是必须解决的问题'向'这是必须管理的慢性病症'转变。人的心理存在一定的弱点，使我们难免对事物产生错误解读，这个弱点不会消失，帮助虚假信息传播的网络工具也不会。"[123]

不过，我们仍然可以努力，增强媒体、政治组织和社交平台——当然还有我们自己——对信息操纵的"抵抗力"。第一要务是更好地理解传播过程。仅仅将注意力集中在少数群体、某些国家或某些平台上是不够的。和疾病流行一样，信息也能轻易"跨境传播"。还记得 1918 年的"西班牙流感"吗？它之所以被归咎于西班牙，是因为西班牙是当时唯一一个报告病例的国家。同样地，我们对网络"传染"的描述也存在观察偏倚。近年来，研究推特上信息传播的文献几乎是研究脸书的 5 倍，然而后者的用户数量却是前者的 7 倍。[124] 这是因为推特是公开的平台，在推特上获取数据比在脸书或者 WhatsApp 等封闭式平台容易得多。

这种情况有望发生改变。2019 年，脸书宣布，它正在与 12 个学术团队合作，研究该平台对民主政治的影响。但要了解更广泛的信息生态系统，我们还有很长的路要走。[125] 网络"传染"的研究之所以如此困难，其中一个原因是，我们大多数人很难了解其他人究竟接触到了什么信息。几十年前，如果我们想看看外面有什么宣传活动，拿起报纸或打开电视就可以了。虽然这些信息的影响并不明确，但它们本身是可见的。用流行病学的术语来说，就是每个人都能看到"传染源"，只是没有人真正清楚"传染"的程度有多广，以及哪一个"传染源"导致了某一次"感染"。如果以此对比社交媒体的兴起，以及针对互联网特定用户的信息操纵，那么在传播观念方面，近年来散布各种消息的团体显然深谙操纵传播途径之道，而其他人却无法像以前那样看到"传染源"了。[126]

如果我们想要设计出行之有效的应对措施，至关重要的一点就是对错误信息与虚假信息的传播过程进行发掘和测量。不够了解"传染"的机制，就很可能弄错"传染"的源头（犯类似"瘴气理论"的错误），或者提出简化的策略（比如，像预防性病时那样，提倡"禁欲"）。后者虽然在理论上说得通，但实际上并不可行。通过对传播过程进行细致的分析，我们能更好地避免这些流行病学史上犯过的错误。

我们还可以利用连锁效应来获益。在应对传染时，控制措施会同时产生直接效果和间接效果。以疫苗接种为例：此举会产生直接效果，让接种者免于被传染；同时也会产生间接效果，使接种者不会再传染别人。因此，人群接种会带来直接和间接的双重益处。

网络"传染"也是如此。处理有害内容会产生直接效果——防止有人看到它；同时也会产生间接效果——防止人们进一步将有害内容传播给其他人。这意味着好的应对措施可以一举多得。"再生数"的小幅下降就会大幅缩减流行的规模。

"使用社交媒体对我们有害吗？"2017 年底，大卫·金斯伯格 （David Ginsburg）和莫伊拉·伯克（Moira Burke）如是问道。这两位脸书的研究人员对使用社交媒体会如何影响人的身心健康这个问题进行了评估。脸书公布的结果显示，并非所有互动都是有益的。例如，伯克发现，收到密友真情实感的讯息似乎能提高用户的幸福感，但收到随意的反馈——比如点"赞"——却不会。"和线下交流时一样，与你关心的人互动可能是有益的，"金斯伯格和伯克指出，"而仅仅在一旁围观可能让你的心情变得更糟。"[127]

网络研究的一大优势是能够检验关于人类行为的各种理论。在过去十几年里，利用基于海量数据的研究，研究人员对长期流传的信息传播观念发起了挑战，对关于网络影响力、人气值以及成就的错误观念提出了质疑，甚至颠覆了"病毒式传播"（going viral）这一概念本身。网络研究的方法也反过来启发了疾病研究：

通过借鉴研究网络模因的技术，研究人员找到了追踪中美洲疟疾传播的新方法。[128]

我们的互动方式发生了改变，最能体现这一点的事物大概就是社交媒体了。网络已经深入我们生活的方方面面，社交媒体并不是唯一的代表。正如我们将在下一章中看到的，技术正在以其他方式不断延伸，将新的联系添加到我们的日常生活中。这种技术可以带来巨大的益处，但新的风险也随之而至。在这个传播无处不在的世界中，任何新的联系都会是一种新的潜在传染途径。

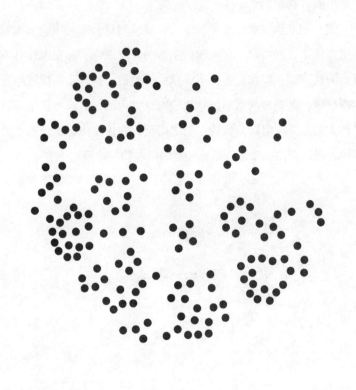

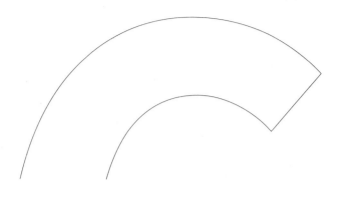

第6章

病毒"变异"威胁网络安全

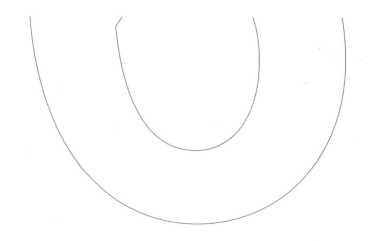

在一次重大的网络攻击中，网飞、亚马逊和推特等网站全体瘫痪，而进行攻击的是水壶、冰箱和烤面包机等智能家居设备。2016年，一款名为"Mirai"的病毒软件感染了全球数千台智能家用设备。由于越来越多的家用设备可以通过在线应用程序进行操控（比如调节温度等），这就给了病毒可乘之机。一旦感染 Mirai 病毒，这些家居设备就会构成一个庞大的机器人网络，成为一种强大的在线武器。[1]

当年 10 月 21 日，人们发现这种武器向世界发动了攻击。操控僵尸网络（botnet）*的黑客选择了一个流行的域名系统——Dyn 作

---

* "Botnet"由"robot"（机器人）和"network"（网络）两个单词拼合而成。黑客使用特殊的病毒破坏多台计算机（或其他可联网的智能设备）的安全防御系统，进而控制每一台计算机，然后将所有受感染的计算机组成一个能够远程管理的"机器人"网络，这种网络就被称为"僵尸网络"。——译者注

为攻击目标。域名系统对网络导航至关重要，它会将我们熟悉的网址（如 Amazon.com）转换为数字 IP 地址，指引计算机找到该站点的网络位置，就像是一本网站的电话簿。被 Mirai 病毒感染并劫持的计算机会向 Dyn 发送大量不必要的请求，使系统不堪重负而崩溃。由于很多热门网站都依赖 Dyn 提供详细的链接信息，因此 Dyn 崩溃将导致这些网站无法访问。

像 Dyn 这样的域名系统每天都会处理大量请求指令，想让它们过载并非易事。但 Mirai 僵尸网络却凭借着巨大的规模做到了这一点。这次事件堪称史上最大规模的网络攻击之一，它之所以能够成功实施，是因为该病毒感染的对象不同往常。以往，僵尸网络由计算机或互联网路由器组成，但 Mirai 却通过"物联网"(internet of things) 传播，除了厨房用具，它还感染了智能电视机和婴儿监视器等设备。在组织实施大规模网络攻击时，这些设备有明显的优势：人们晚上会关闭电脑，却通常不会关闭这些家用电器。一名联邦调查局特工后来告诉《连线》杂志的记者："Mirai 的攻击能力之强大令人心惊。"[2]

这次袭击的规模之大，展示了人造的病毒有多么容易传播。没过几个月，又出现了一起备受瞩目的事件：2017 年 5 月 12 日，一款名为"WannaCry"*的病毒软件开始黑入数千台电脑，并勒索赎金。首先，它会锁定用户的文件，使之无法打开，然后在屏幕上显示一条消息，要求用户在 3 天内将价值 300 美元的比特币转账到一

---

* 直译的意思是"想哭"。——译者注

个匿名账户。如果人们拒绝付款，文件将被永久锁定。WannaCry
最终造成了巨大的损失。它攻击了英国国民医疗服务系统的电脑，
导致 1.9 万个就医预约被取消。短短几天内，有 100 多个国家受到
影响，损失超过 10 亿美元。[3]

人造病毒的感染与社会濡染、生物感染不同，后两者一般需要
几天或几周时间来滋长，而人造"病毒"感染则快得多：恶意软件
可以在几个小时内广泛传播。在 Mirai 和 WannaCry 扩散的早期阶
段，它们每 80 分钟就会增殖一倍。其他恶意软件的传播速度甚至
更快，有些在暴发几秒钟内就能翻一番。[4]不过，计算机病毒并不
总是传染得这么快。

有史以来第一个在实验室网络之外"野生"传播的计算机病毒
诞生于 1982 年，它最开始只是一个恶作剧。那年 2 月，宾夕法尼
亚州 15 岁的高中生里奇·斯克伦塔（Rich Skrenta）编写了一种针
对苹果 II（Apple II）*家用电脑的病毒。这个病毒没什么危害，只是
个捉弄人的小程序——被感染的电脑偶尔会显示斯克伦塔写的一首
短诗。[5]

斯克伦塔把这种病毒叫作"Elk Cloner"，当人们交换电脑游戏
软盘时，病毒就会随之传播。据网络科学家亚历山德罗·韦斯皮尼
亚尼（Alessandro Vespignani）说，早期的大多数计算机都没有联
网，所以计算机病毒的传播很像生物感染。"它们通过软盘传播，

---

* 苹果 II 是苹果公司于 1977 年推出的普及型家用电脑。——译者注

因此传播主要与接触模式和社交网络有关。"[6]这意味着 Elk Cloner 不会传出斯克伦塔朋友圈子之外太远。尽管中招者包括他远在巴尔的摩的堂兄弟，以及美国海军中的一位友人，但这种远距离的传播实属罕见。

然而，相对无害的局域式病毒并未统领时代太久。韦斯皮尼亚尼说道："很快，计算机病毒就进入了一个全然不同的世界。它们不断发生变异，传播途径也变得不同。"恶意软件不再依赖于人际交往，而是直接从一台计算机传播到另一台计算机。随着恶意软件越来越普遍，人们需要一个新的术语来指称这种全新的威胁。1984年，计算机科学家弗雷德·科恩（Fred Cohen）首次给计算机病毒下了定义：它是一种通过感染其他程序进行复制的程序，就像生物病毒需要感染宿主细胞才能复制一样。[7]科恩沿用这种生物学类比的思路，将一般的计算机病毒与"计算机蠕虫"（computer worm）进行了区分，后者可以不依附于其他程序进行复制和传播。

网络蠕虫于 1988 年首次引发公众关注，起因是康奈尔大学的学生罗伯特·莫里斯（Robert Morris）发明的"莫里斯蠕虫"（Morris worm）。那一年的 11 月 2 日，它在互联网的早期版本——高级研究计划局网络（ARPANET）*上一经发布，便迅速传播。莫里斯声称，他本意是让这种蠕虫在网上悄无声息地传播，以测算阿帕网的规模大小。然而，只需对它的代码稍作调整，就会引发大

---

* 高级研究计划局网络又称"阿帕网"，英文全称是 Advanced Research Projects Agency Network。这个网络是美国国防部高级研究计划局开发的世界上第一个计算机远距离的封包交换网络，被认为是互联网的前身。——译者注

问题。

按照莫里斯最初的编程策略，在进入一台新电脑后，蠕虫将首先检查该电脑是否已经感染了蠕虫，以避免重复安装。但这种设计会使拦截蠕虫变得容易：用户可以通过一次模拟的感染，来为自己的计算机"接种疫苗"，从而避免被感染。为了绕过这个问题，莫里斯调整了编程策略，让蠕虫有时也会在已感染的计算机中继续复制。但他低估了这一操作能够产生的影响。当修改后的蠕虫释出后，它的传播和复制速度太快了，导致许多电脑崩溃。[8]

据说，莫里斯蠕虫最终感染了 6 000 台电脑，约占当时互联网用户的 10%。根据莫里斯同代人保罗·格雷厄姆（Paul Graham）[*]的说法，这个数字只是猜测，但它很快就传开了。格雷厄姆后来回忆说："人们喜欢数字。所以 10% 的说法现在在互联网上被四处复制，它本身就像一条小蠕虫。"[9]

即便莫里斯蠕虫暴发的数字是真实的，和现代的恶意软件比起来，它仍然相形见绌。2016 年 8 月 Mirai 病毒暴发后仅一天，就已经有近 6.5 万台设备被感染。在感染的高峰期，僵尸网络共包含超过 50 万台被劫持的电脑和其他设备，直到 2017 年初规模才有所缩小。

但 Mirai 病毒确实与莫里斯蠕虫有相似之处——它的创造者也

---

[*] 保罗·格雷厄姆是一名计算机科学家、企业家和风险投资人。他和莫里斯于 1996 年共同创办了公司 Viaweb，并推出了最早的互联网应用程序。Viaweb 后来被雅虎以 4 900 万美元收购。此外，虽然莫里斯因为创造并传播莫里斯蠕虫被定罪，但他后来的职业发展非常亮眼。——译者注

没料到传播会完全失控。2016 年 10 月，Mirai 病毒也影响到了亚马逊和网飞等网站，因此登上了新闻头条。然而，这个僵尸网络的缔造初衷实际上更多是出于商业目的。联邦调查局追溯到了它的起源，发现它源自 21 岁的大学生帕拉斯·杰哈（Paras Jha）和他的两个朋友，以及电脑游戏《我的世界》（Minecraft）。

《我的世界》在全球拥有超过 5 000 万活跃用户，玩家在广阔的网络世界中共同玩耍。这款游戏利润丰厚，它的开发者在 2014 年将《我的世界》出售给微软后，斥资 7 000 万美元买了一座豪宅。[10]对于运行《我的世界》不同虚拟景观独立服务器的人来说，它也意味着不菲的收入。大多数多人在线游戏都由一个中央服务器控制，但《我的世界》却如同一个自由市场：人们可以根据自己的意愿，付费使用任何服务器。随着游戏越来越流行，一些服务器所有者每年能赚到数十万美元。[11]

看到越来越多的钱涌入这个游戏市场，一些服务器所有者决定尝试干掉竞争对手。如果他们能将大量的虚假活动导向另一台服务器——也就是发动所谓的"分布式拒绝服务"（distributed denial of service，缩写为 DDoS）攻击——就会降低玩家与这台服务器的连接速度。为了网速，玩家会寻找其他服务器，也就可能转向攻击者所经营的服务器。网上已经出现了"武器市场"，而"雇佣兵"在出售越来越先进的 DDoS 攻击武器。很多时候，他们还同时出售能抵抗攻击的防御体系。

在这样的背景下，Mirai 病毒入场了。这个僵尸网络异常强大，足以击败任何试图与之对抗的对手。但没过多久，Mirai 病毒的魔爪就伸向了《我的世界》之外。2016 年 9 月 30 日，在 Dyn 域名系统遭遇袭击的几周之前，杰哈和他的两个朋友在一个互联网论坛公布了 Mirai 病毒的源代码。这是黑客的惯用伎俩：如果代码被公开，当局的执法部门就更难锁定其创造者。有人——目前也不清楚究竟是谁——下载了这三人的代码，并用它对 Dyn 进行了 DDoS 攻击。

最终，联邦调查局查获了受感染的设备，并在投入大量精力后沿着传播链追溯到了源头，Mirai 病毒最初的创造者们——他们分别身在新泽西州、匹兹堡和新奥尔良——最终被抓获。2017 年 12 月，三人承认开发了僵尸网络。作为惩处的一部分，他们同意与联邦调查局合作，防止未来发生其他类似袭击事件。新泽西州一家法院还命令杰哈支付了 860 万美元赔偿金。[12]

通过攻击 Dyn 网址目录，Mirai 僵尸网络能成功使互联网瘫痪。但在某些情况下，网址系统也有助于阻止网络袭击。2017 年 5 月，随着 WannaCry 感染的蔓延，英国网络安全研究人员马库斯·哈钦斯（Marcus Hutchins）获得了该蠕虫的源代码。代码中包含了一个冗长而毫无规律的网址（iuqerfsodp9ifjaposdfjhgourijfaewrwergwea.com）。显然，WannaCry 试图访问这个网址。哈钦斯注意到这个域名还没被注册，便花 10.69 美元买下了它。这使他无意中触发了"切断开关"，结束了蠕虫的攻击。哈钦斯后来在推特上写道："我承认，我在注册域名之前，都不知道注册域名能阻止恶意软件，所以这本是个意外。我的简历中最多只能加上一句'曾意外阻止过一次国际网络攻击'。"[13]

Mirai 和 WannaCry 传播如此广的原因之一，是这些蠕虫非常善于找到易感的机器*。用疾病暴发的术语来说，现代恶意软件可以创造大量的传播机会，远超它们的那些"前辈"。2002年，计算机科学家斯图尔特·斯坦尼福德（Stuart Staniford）和同事们写了一篇题为《如何利用业余时间掌控互联网》（How to Own the Internet in Your Spare Time）的论文（在黑客文化中，"掌控"的意思是"完全控制"）。[14]研究小组发现，之前一年在计算机中蔓延的"红色代码"（Code Red）蠕虫，实际传播速度相当慢，平均每台被感染的服务器每小时只能传染1.8台机器。当然，它的传播速度仍然比麻疹——最具传染性的人类疾病之一——快得多：在易感人群中，一个麻疹患者平均每小时只能传染0.1个人。[15]但作为一种网络蠕虫，"红色代码"的传播速度就显得相当慢了，这意味着它需要一段时间才能真正流行起来（就像人类传染病暴发一样）。

斯坦尼福德与合作者提出，如果有一种更精简、更有效的蠕虫，暴发速度就有可能更快。他们借用安迪·沃霍尔（Andy Warhol）著名的"15分钟名气"（fifteen minutes of fame）[†]一说，将这个假想的蠕虫命名为"沃霍尔蠕虫"，因为它能够在很短时间内感染大多数目标。这个想法很快就成了现实。第二年，世界上第一个沃霍尔蠕虫现身了。这种名为"Slammer"的恶意软件总共感染了超过7.5万台机器。[16]"红色代码"最初每37分钟才能扩增一倍，

---

* 能够被感染的此时已经不再限于传统的计算机，还包括各类可以联网的设备，所以作者原文中用了"machine"（机器），此处以及下文中也按原文译作"机器"。——译者注

† 15分钟名气，也可称为"转瞬即逝的名气"，指某个人或现象在媒体上制造的短暂的宣传效果或知名度，该说法最早出自美国著名当代艺术家安迪·沃霍尔之口。——译者注

而 Slammer 只需要 8.5 秒。

Slammer 一开始传播得很快，但随着越来越难找到易感机器，传播速度逐渐降了下来，最终造成的损害也比较有限。Slammer 感染会降低服务器的运行速度，但却并不会毁损被感染的机器。这是一个鲜活的例子，表明恶意软件就像现实生活中的病毒一样，会造成许多不同的感染症状。一些蠕虫几乎是隐身的，或只是在感染者的屏幕上显示诗歌；另一些蠕虫则会劫持机器、勒索赎金或发动 DDoS 攻击。

和攻击《我的世界》服务器的手段一样，最强大的蠕虫武器也有着活跃的市场。这类恶意软件常在隐藏的网络黑市中出售，比如"暗网"（dark net）中的市场。和我们熟悉的各类网站不同，暗网中的市场无法用常规的搜索引擎搜索到。网络安全公司卡巴斯基实验室（Kaspersky Lab）对这些市场上可选购的"产品"进行过研究，他们发现，只要花 5 美元，就有人能安排 5 分钟的 DDoS 攻击，全天的攻击成本约为 400 美元。卡巴斯基实验室推算，组织一个包含大约 1 000 台计算机的僵尸网络，成本约为每小时 7 美元。而卖家所收取的平均费用为每小时 25 美元，利润率相当可观。[17] 在 WannaCry 攻击发生的那一年，勒索软件的暗网市场估价高达数百万美元，一些卖家的收入可以超过 10 万美元（而且还不用缴税）。[18]

尽管恶意软件在犯罪集团中很受欢迎，但有人认为，一些最先进的恶意软件最初是从政府项目演变而来的。WannaCry 对易感电脑的感染是通过攻击一个所谓的"零日漏洞"（zero-day loophole）*——那些存在于软件中，但未被大多数人所知的漏洞——实现的。据称，早在 WannaCry 攻击发生前，美国国家安全局就已经发现了这个漏洞，并利用它收集情报，直到该漏洞被其他人发现。[19]科技公司愿意支付高额费用来消除这些漏洞。2019 年，苹果公司悬赏高达 200 万美元，寻找可以入侵新 iPhone 操作系统的人。[20]

在恶意软件流行期间，零日漏洞会增加目标机器的易感性，从而促进传播。2010 年，"Stuxnet"蠕虫感染了伊朗的纳坦兹核设施（Natanz nuclear facility）。据后来的报道称，这样的攻击可以损坏设施中至关重要的离心机。利用 20 个零日漏洞，这种蠕虫得以在伊朗的核设施系统中成功传播，这种攻击规模在当时几乎闻所未闻。鉴于这次攻击十分复杂，许多媒体指出，蠕虫可能是美国和以色列军方制造的。不过，最初造成感染的操作可能非常简单：有人提出，蠕虫是某个双面间谍借助携带病毒的 U 盘植入系统的。[21]

计算机网络的安全程度取决于其最薄弱的环节。在 Stuxnet 蠕虫攻击事件发生几年前，黑客成功入侵了位于阿富汗的某个戒备森严的美国政府网络。据记者弗雷德·卡普兰（Fred Kaplan）说，俄罗斯情报机构在喀布尔北约指挥部附近的几个购物亭混入了携带病毒的 U 盘。最终，一名美国士兵购买了 U 盘，并在一台安全的电脑上使用了它。[22]能带来安全威胁的并不只有人。2017 年，美国一

---

* 零日漏洞不是某种具体的漏洞，而是泛指被发现后立即被恶意利用的安全漏洞。在程序员发现系统存在某些漏洞后，需要时间来发布补丁修复漏洞。而在漏洞发现到补丁开发之间的这段时间，可能会出现利用这些漏洞进行攻击的恶意程序，这种手段就被称为"零日漏洞攻击"或"零时差攻击"。——译者注

家赌场惊讶地发现，其数据被长期泄露至一名芬兰黑客的电脑中。但真正令人震惊的是泄密的途径：攻击者没有对防护严密的主服务器下手，而是通过与赌场联网的鱼缸潜入的。[23]

历史上，黑客们最感兴趣的就是潜入或破坏计算机系统。但随着越来越多的技术产品实现联网，他们逐渐开始热衷于用计算机控制其他设备，包括那些高度私密化的设备。例如，在内华达州赌场的鱼缸被入侵的同一时期，英国网络安全公司 Pen Test Partners 的亚历克斯·洛马斯（Alex Lomas）和同事就在想，是否可能黑进蓝牙连接的性爱玩具。他们很快就发现有些玩具极易受到攻击。理论上，只需使用几行代码，就能黑进一个玩具，并将其设定在最大的振动频率。而且由于玩具一次只能连接一个控制端，玩具所有者也无法关闭它。[24]

然而，蓝牙信号的覆盖范围有限。在现实中，黑客真能做到这一点吗？根据洛马斯的说法，这是完全可能的。有一次，他走在柏林的一条街道上，查了查附近的蓝牙设备。他惊讶地发现，在显示的蓝牙设备清单中有一个熟悉的 ID，那是他的团队在试验中发现的可入侵的性爱玩具中的一种。估计是有人随身携带着这个玩具，却丝毫没有察觉到黑客可以轻而易举地启动它。

能被轻易入侵的不仅仅是蓝牙玩具。洛马斯的团队发现，其他设备也同样易受攻击，其中还包括一种能通过无线网络联网并且有摄像头的性爱玩具。如果使用者没有更改默认密码，那么黑客不费吹灰之力就能黑进这种玩具，获取玩具拍摄的视频。洛马斯表示，他的团队从未尝试在实验室之外与数码设备建立连接，开展这项研究也不是为了羞辱可能使用性爱玩具的人。恰恰相反，他们想通过点出这个问题，来确保人们能够做自己想做的事，而不必担心被黑客入侵。同时，他们还希望以此向相关行业施压，促使其提高产品的安全标准。

存在风险的不只是性爱玩具。洛马斯还发现，他父亲的助听器也存在这个蓝牙漏洞。此外，还有一些更大的设备同样处于危险之中：布朗大学（Brown University）的计算机科学家发现，一种被广泛使用的机器人操作系统中存在一个漏洞。利用这个漏洞，黑客可以获得一些研究机器人的访问权限。2018 年初，该团队（征得了机主的同意）成功控制了华盛顿大学的一台机器人。他们还发现了身边的威胁：他们自己的两台智能机器——一个工业助手机器人和一架无人机——可以被外界连接操控。这些科学家指出："所有者从未有意将这两台机器连入公共网络。如果使用不当，两台机器都能够对人造成伤害。"虽然研究者重点关注的是大学实验室中的智能机器，但他们警告说，各处的机器都面临类似的风险。"当机器人走出实验室，进入工业场所和家庭环境，可被黑客入侵的组件将会大大增多。"[25]

物联网正在为我们生活的方方面面创造新的连接。但在很多情况下，我们可能并未意识到这些连接究竟通向何处。2017 年 2 月 28 日的午餐时分，一次意外使这个隐匿的网络显露出冰山一角。当时，几个安装了智能家居设备的家庭发现，他们无法开灯，无法关闭烤箱，也无法进入车库。

通过排查，很快发现故障出自亚马逊旗下的云计算平台——亚马逊网络服务（Amazon Web Services）。通常，当人们按下开关打开智能灯泡时，信号会传到数千英里之外的云端服务器，比如亚马逊网络服务的服务器。服务器随后会向灯泡发出信号，从而点亮灯泡。然而在那天的午餐时间，亚马逊网络服务的部分服务器发生了短暂掉线，服务器的瘫痪导致大量家居设备停止响应。[26]

一直以来，亚马逊网络服务都算得上非常可靠——该公司承诺99.99%以上的时间服务器都能正常工作——正是这种可靠性推动了云计算服务的普及。事实上，云计算的确广受欢迎，亚马逊近年来几乎四分之三的利润都来自这家平台。[27]然而，考虑到云计算的覆盖之广，再加上服务器故障可能产生的影响，亚马逊网络服务可能已经成为一家"大到不能垮"的平台了。[28]如果互联网中的大量业务都依赖于某一家公司，那么供方的小问题就可能会被急剧放大。2018年，脸书宣布，一个安全漏洞影响了其数百万用户，这引发了人们的担忧。此外，由于许多人使用脸书账户登录其他网站，因此威胁的影响可能比用户们最初意识到的更为深远。[29]

我们并不是首次见识到隐匿的连接与高度连通的中心节点组合到一起所能产生的影响力。正是这种奇异的网络模式让2008年以前的金融系统变得脆弱不堪，让看似局部性的事件产生全球性的影响。然而在联机网络中，此类效应还会变得更加极端，可能会引发一些少见的网络病毒"疫情"暴发。

千年虫问题告一段落之后不久，一个名为"爱虫"（love bug）的病毒出现了。2000年5月初，世界各地有许多人都收到了一封标题为"我爱你"（ILOVEYOU）的电子邮件。邮件中携带了一种电脑蠕虫，伪装成一个包含情书的文本文件。如果不慎打开，蠕虫就会破坏电脑上的文件，并将含有病毒的邮件发送给中招者通讯录中的每一个人。"爱虫"广泛传播，导致包括英国议会在内的多家机构的电子邮件系统崩溃。最终，IT 部门研发出了有效的措施，以保护电脑免受蠕虫的攻击。但随后，奇怪的事情发生了。"爱虫"非但没有消失，反而持续地存在着。即便在一年之后，它仍然是互联网上最活跃的恶意软件之一。[30]

计算机科学家史蒂夫·怀特（Steve White）注意到，其他蠕虫和电脑病毒也存在同样的情况。怀特在 1998 年指出，这些病毒常在网络中徘徊。他写道："我们面对着一个谜题。关于病毒传播事件的证据表明，在任何时候，世界上都只有少数系统被感染。"[31] 在施行对抗措施后，病毒依然会长期存在，这意味着它们具有很强的传染性；但它们所感染的电脑却通常较少，这又说明其不易传播。

是什么导致了这个明显的悖论？在"爱虫"事件发生几个月后，亚历山德罗·韦斯皮尼亚尼和他的物理学家同行罗穆阿尔多·帕斯托尔-萨托拉斯（Romualdo Pastor-Satorras）偶然读到了怀特的论文。两人注意到，计算机病毒的扩散模式似乎与生物流行病并不相同。他们怀疑，这或许与网络的特殊结构有关。在前一年，有一项研究表明，世界范围内各个网站的受欢迎程度有很大的差异：大多数网站的链接都非常少，而少数网站则有着数量庞大的链接。[32]

我们知道，对于性传播疾病而言，如果不同的人的性伙伴的数量存在较大差异，那么疾病的再生数就会比较大。如果每个人的性伙伴都一样多，一些疾病可能就会慢慢不再流行；但如果一些人的性伙伴比另一些人多不少，这些疾病就仍会流行。韦斯皮尼亚尼和帕斯托尔-萨托拉斯意识到，在计算机网络中，可能会发生更夸张的情况。[33] 由于不同网站的链接数量存在巨大差异，因此即使是看起来传播性很弱的病毒也能持续存在。这是由于在这样的网络结构中，任何一台计算机与高度连通的中心节点之间永远只有几步之遥，因此一旦出现超级传播者，感染就会通过这些节点广泛传播。这是 2008 年银行业所面对的困境的一个放大版本——只需几个主要的中心节点，就能引起一场大流行。

在病毒暴发是由超级传播事件引起的时候，传播过程往往极其"脆弱"。除非计算机病毒感染了一个主要的中心节点，否则很可能不会蔓延很远。但超级传播事件也会使病毒暴发变得更加难以预料。虽然大多数病毒都不会扩散开，但少数扩散开的病毒会在相当长的时间里阴魂不散。这就解释了为什么会有一小批计算机病毒在个体层面上没有非常强的感染力，但却能在网络中长期传播。社交媒体上的许多热点也是如此。如果你曾看到过某个奇怪的模因在网上流传，并好奇它的热度为什么会如此持久，那么原因可能更多是与网络本身有关，而非其内容的品质。[34] 正是网络的特殊结构，使这些模因获得了在其他生活领域无法获得的优势。

2017 年 3 月 22 日，世界各地的网络开发人员注意到，他们的应用程序无法正常工作了。从脸书到声田（Spotify），各类使用 JavaScript 编程语言的公司所开发的软件都出现了部分故障：用户界面被破坏，视觉效果无法加载，更新无法安装等。

为什么会出现这些问题？因为这些软件缺失了 11 行程序代码（当然，很多人并不知道它们的存在）。出问题的代码是由加州奥克兰市一位名叫阿泽尔·科丘卢（Azer Koçulu）的程序员编写的。这

11 行代码组成了一个名为"left-pad"的 JavaScript 程序。程序本身并不复杂，作用只是在一段文字的开头添加某些额外的字符。大多数程序员都可以在几分钟内从头写出这种程序。[35]

问题就在于，大多数程序员并不总是从头编写程序。为了节省时间，他们会使用别人开发和分享的工具。许多人都会在一个名为"npm"的在线资源库中进行搜索，这个资源库收集了 left-pad 这样简短、便利的代码。程序员有时会把现有的代码整合到新的程序中，然后分享给大家。其中一些程序随后又会被编入新的程序中，这样一来就形成了一个层层嵌套的关系链。每当有人安装或更新一个程序时，他们就需要加载程序链中的所有程序，否则就会弹出错误提示消息。本次事件中的 left-pad 就位于其中一条程序链的深层。在它消失前的一个月里，这段代码已经被下载了超过 200 万次。

而在 3 月的那一天，因为某个商标问题产生的纠纷，科丘卢从 npm 网站上撤下了他的代码：npm 收到了另一家公司的投诉，便要求科丘卢重新命名他发布的一个软件包。科丘卢提出抗议，并最终删除了他发布的所有代码（其中就包括 left-pad）以示回应。这意味着，所有依赖科丘卢那段代码的程序链都会突然断裂。由于一些程序链太长，很多开发者根本没有意识到他们会被这 11 行代码影响到。

计算机代码的传播范围远超我们的想象，上述只是一个例子。在 left-pad 事件发生后不久，软件开发员大卫·黑尼（David Haney）指出，npm 上的另一个代码工具——仅由一行代码组成——已经成为其他 72 个程序的重要组成部分。他还列举了其他几款高度依赖简单代码片段的软件。黑尼写道："令我万分不解的是，像这种单行函数，程序员明明闭着眼睛都能写出来，为什么还会如此依赖资源库？"[36] 这些代码片段传播的范围通常超出了人们的想象。当康奈尔大学的研究人员分析那些使用 LaTeX（一种常用的科研写作软件）的论文时，他们发现学界人士经常会重复使用他人的代码。有些文件在研究者的合作网已经流传了超过 20 年。[37]

代码在传播过程中也会发生变化。2016 年 9 月底，在杰哈等三人将 Mirai 代码发布到网上后，该代码出现了几十个变种，不同变种间只有很细微的差别。迟早有人会在修改代码以后发动大规模攻击。10 月初，就在 Dyn 事件发生的几周前，在一个暗网市场上，一家名为 RSA 的网络安全公司留意到了一条引人注目的消息：一群黑客正在兜售一种攻击方法，这种方法能以每秒 125Gb 的速度向目标灌输数据流。要做到这一点，只需要花 7.5 万美元购买一个拥有 10 万用户的僵尸网络，而这个网络显然是基于一些修改过的 Mirai 代码建立的。[38] 不过，这并非 Mirai 代码第一次发生"变异"。在代码发布之前的几周，Mirai 的创造者们就做了 20 多处修改，显然是为了增加僵尸网络的传染性。这些改动使蠕虫病毒更难被检测到，也更有利于病毒与其他恶意软件竞争易感机器。一旦被释放出去，Mirai 会在之后几年内持续"变异"。甚至到了 2019 年，新的变种仍在不断出现。[39]

1984 年，弗雷德·科恩首次提到计算机病毒时曾指出，恶意软件可能会随着时间推移而演化，变得更难检测。在计算机病毒和反病毒软件组成的"生态系统"中，两者并未达成良好的平衡，而是会不断此消彼长。他指出："随着计算机病毒的演化，二者的平衡会不断发生倾斜和变动，这导致除了最简单的情况以外，最终结果都难以预计。这很类似于生物的进化，可以借鉴疾病的遗传理论来解释。"[40]

防范恶意软件的一种常见方法是让杀毒软件检索已知的威胁。杀毒软件通常会搜索熟悉的病毒代码段，一旦识别出威胁，就将之处理掉。[41]这很像人的免疫系统在机体受到感染或接种疫苗时做出的反应。通常，免疫细胞会识别侵入机体的特定病原体的"形状"*。如果机体再次受到感染，免疫细胞就可以迅速做出反应，杀灭病原体。然而，病原体的进化有时会干扰这一机制：曾经熟识的病原体会改变"外观"，令免疫系统无法识别。

最典型，也是最令人沮丧的一个例子是流感病毒的演化。生物学家彼得·梅达沃（Peter Medawar）† 曾将流感病毒称为"由坏消息包裹的一段核酸"。[42]流感病毒表面有两种特殊的"坏消息使者"：名为"血凝素"（haemagglutinin）和"神经氨酸酶"（neuraminidase）的两种蛋白质，分别简称为 HA 和 NA。HA 使病毒能够结合到宿主细胞上，而 NA 则会促进被感染细胞释放新的病毒颗粒。这两种蛋白质有若干不同的类型，不同的流感病毒株也因为这些类型上的差别而得名 H1N1、H3N2、H5N1 等。

冬季的流感多由 H1N1、H3N2 病毒引起。病毒在传播过程中会逐渐演化，造成上述病毒蛋白的"形状"发生变化，导致我们的

---

* 作者这里的"形状"只是一种通俗、比喻式的说法，免疫细胞识别的实际上并不是整个病原体的形状，因此中文版加了引号。——译者注
† 彼得·梅达沃（1915—1987），英国免疫学家，在移植免疫学等领域做出过杰出贡献，被誉为"器官移植之父"，因发现获得性免疫耐受现象于 1960 年与澳大利亚病毒学家弗兰克·麦克法兰·伯内特（Frank Macfarlane Burnet）分享了诺贝尔生理学或医学奖。——译者注

免疫系统无法识别变异的病毒。我们每年都会遭遇流感——每年都会有流感疫苗的接种推广活动——本质上，这是人体与流感病毒所进行的一场关于演化的猫鼠游戏。

演化机制也助长了计算机病毒的存续。近年来，恶意软件开始自动改造自身，这增加了识别它们的难度。例如在 2014 年，名为"Beebone"的僵尸网络感染了全球数千台机器。僵尸网络背后的蠕虫每天都会多次改变其"外观"，因此在传播过程中产生了数百万个独特的变种。就算杀毒软件掌握了当前版本的病毒代码，蠕虫也会很快发生变化，避开所有已知的杀毒软件识别模式。警方最终在 2015 年剿灭了 Beebone，他们将目标锁定在僵尸网络系统中不发生演化的部分：用于协调僵尸网络的固定域名。事实证明，这比试图识别善变的蠕虫要有效得多。[43] 基于同样的策略，生物学家们也希望针对病毒中不会变异的部分，开发出更有效的流感疫苗。[44]

为了逃避杀毒软件的查杀，恶意软件将会不断演化，而杀毒软件也会不断更新。同时，计算机病毒的传播途径也在不断变化。除了寻找新的目标（比如家用设备）外，病毒也越来越多地通过社交媒体上的钓鱼链接以及定制的攻击手段进行传播。[45] 黑客向特定用户发送定制的消息，提高他们点开链接的概率，以便让恶意软件乘虚而入。不过，演化机制不只是帮助病毒在计算机之间或人与人之间更有效地传播，还揭示了一种应对传染的新思路。

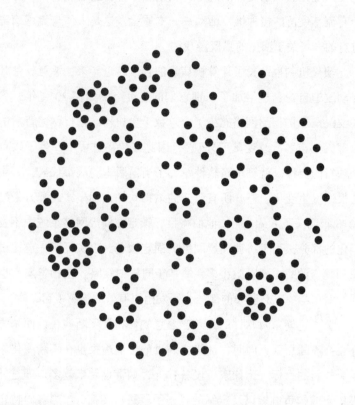

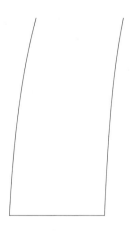

第 7 章

用达尔文的思想追溯源头

　　这场外遇将以谋杀未遂告终。理查德·施密特（Richard Schmidt）是美国路易斯安那州拉斐特市（Lafayette）的一位消化内科医生，和一名比他小 15 岁的护士詹妮丝·特拉汉（Janice Trahan）有染已经超过 10 年了。这场婚外情开始后不久，特拉汉就和丈夫离了婚。而施密特却始终没有像他承诺的那样，离开他的妻子和 3 个孩子。特拉汉此前就曾试图结束这段关系，但这一次情况不同，她要和施密特永别了。

　　特拉汉后来做证说，几周后的 1994 年 8 月 4 日，在她睡着的时候，施密特来到了她家。施密特告诉特拉汉，他过来给她注射一针维生素 B_{12}。施密特以前也曾给特拉汉注射过维生素，目的是提高能量水平，不过那天晚上，特拉汉告诉施密特说她不想注射维生素 B_{12}。但还没来得及阻止，施密特已经将针头扎进了她的胳膊。以前打针时她从来没有疼过，但这次，整个胳膊都感到很疼。就在这时，施密特说他得离开去医院了。

疼痛持续了一整夜，在接下来的几个星期里，塔拉汉病倒了，出现了流感样症状。她去过几次医院，但反复检查，各项结果都是阴性。有一名接诊医生曾怀疑她感染了 HIV，但并没有进行检查。这名医生后来说，他的一名同事——一名叫施密特的医生——曾跟他说，特拉汉已经做过 HIV 感染检查了，结果是阴性。特拉汉仍没有好转的迹象，最后，另一名医生安排她新做了一套检查。1995 年 1 月，特拉汉最终被确诊为 HIV 阳性。

早在 1994 年 8 月时，特拉汉就曾跟一名同事说，她怀疑那天夜里被注射的不是维生素 B_{12}。毫无疑问，特拉汉是最近才感染 HIV 的：她曾献过几次血，最后一次是在 1994 年 4 月，直到那时，她的 HIV 检查结果还是阴性。当地一位 HIV 专家认为，从她的症状发展进度看，特拉汉应该是在 8 月初被感染的。警方搜查了施密特的办公室，发现有证据显示，他曾于 8 月 4 日给特拉汉打针的几个小时前，抽取过一名 HIV 感染者的血，而且没有按照常规进行登记。但施密特否认 8 月 4 日曾去过特拉汉家给她打针。[1]

也许病毒本身可以揭晓到底发生了什么。在当时，利用 DNA（脱氧核糖核酸）检测技术将嫌疑人和犯罪现场进行比对已经很普遍。但在这个案子中，进行比对却很困难。HIV 这类病毒进化很快，因此，特拉汉血样里检出的 HIV 不见得与感染她的血样里的 HIV 一样。面临二级谋杀未遂的指控，施密特争辩说，感染特拉汉的 HIV 病毒与最初那位患者体内的病毒根本不一样。他还说，特拉汉是被那位患者血液中的 HIV 感染的这一说法完全不合理。鉴于其他所有

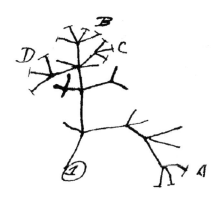

达尔文的生命树的最初草图。物种 A 是 B、C 和 D 的"远亲"，B、C 和 D 的亲缘关系更为密切。在图中，所有物种都进化自单一的起点，标记为（Ⅰ）

指向施密特的证据，检方没有同意他的意见。检方只是需要一种证明的方式。

1837 年 6 月 20 日，按照皇室家谱，英国王位由威廉四世传给了维多利亚。同一天，在距离伦敦苏豪区不远的地方，一名年轻的生物学家也在思考关于家谱的事情，只不过，他思考的是更宽泛意义上的家谱。在随英国皇家海军"小猎犬号"远航 5 年后，查尔斯·达尔文回到了英国，并在一本新的皮革护封的笔记本上概述他的理论。为了厘清思路，他画了一幅简化的"生命树"的草图。图上的各条分支表示不同物种间的进化关系。达尔文提出，就像家谱一样，联系紧密的生物体间的亲缘关系更近，而差异较大的物种间的亲缘关系则更远。对所有的分支进行追踪，就会找到共同的根：

一个共同的祖先。

达尔文从身体特征等特点开始，绘制出进化树（evolutionary tree）。在"小猎犬号"的旅途中，他根据鸟的喙形、尾长、羽毛对鸟类进行分类。[2]这个研究领域后来被称为"系统发生学"（phylogenetics），这个词源自古希腊语中的"种系"（phylo）和"起源"（genesis）。

早期的进化分析主要关注不同物种的外观形态，但基因测序技术的出现使人们可以更详细地对生物体进行比较。如果我们有2个基因序列，那么就可以通过其相似度来了解二者间有何种关系。相似度越高，从一个序列变为另一个序列所需要的突变数就越少。这有点像在拼字游戏Scrabble中，玩家需要的拼版出现的难易程度不尽相同。比如，基因序列从"AACG"突变为"AACC"，就比从"AACG"突变为"TTGG"容易。就像拼字游戏，通过分析基因组序列与原始序列间有多大的差异，我们就可以估算进化过程已经持续了多久。

根据这一理念——辅以强大的计算机运算能力——就可以将序列间的关系绘制成"系统发生树"（phylogenetic tree），从而追踪它们的进化史。利用系统发生树，我们还可以评估关键的进化改变是在什么时候发生的。如果我们想了解感染是如何传播的，这个理论也很有用。比如，2003年的SARS暴发后，科学家在果子狸（一种类似猫鼬的动物）体内发现了SARS病毒。或许，在蔓延到人群中之前，SARS一直在果子狸中流行？

对不同SARS病毒株的分析结果表明，情况并非如此。人和果子狸体内发现的SARS病毒相似度很高，这说明人和果子狸都是

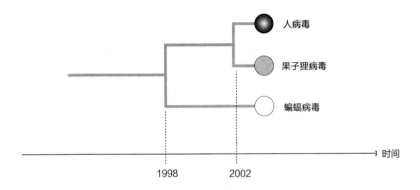

SARS 病毒在不同宿主中的简化版系统发生树
虚线表示病毒彼此分离，进入新的宿主群体的估计时间
数据来源: Hon et al., 2008

SARS 病毒的新宿主。SARS 病毒可能在疫情暴发前的几个月才从果子狸"跳"到人类身上。相反，SARS 病毒在蝙蝠中已经流行了很长时间，并在约 1998 年时从蝙蝠"跳"到了果子狸身上。基于不同病毒的进化史，果子狸很可能只是 SARS 病毒在传播至人类前一个短暂的中间宿主。[3]

在理查德·施密特的案件中，检方正是利用类似的系统发生学证据，证明特拉汉的感染的确是源于施密特接诊过的那名 HIV 感染者。进化生物学家大卫·希里斯（David Hillis）和同事对从两人体内分离的病毒以及在拉斐特市其他患者体内发现的 HIV 病毒进行了比较。希里斯在证词中说，施密特的病人和特拉汉体内发现的病毒"是系统发生分析中亲缘关系最近的序列。在从两个个体分离出的病毒序列中，两者的亲缘关系已经到了最近的程度"。这些分析结果虽然仍不能得出绝对的结论，认为特拉汉的感染的确源于施密特的患者，但还是削弱了辩方认为两个病例间没有联系的主张。最终，施密特被判有罪，并被判处50年监禁。至于特拉汉，她后来再婚，一直携带HIV生活，并在2016年举办了结婚20周年的庆祝活动。[4]

施密特案是第一个应用系统发生分析的美国刑事案件。从那以后，这种方法被广泛应用于全世界的其他案件。其中一个例子发生在西班牙的巴伦西亚市。在当地丙型肝炎病例急剧增加后，警方发现很多患者都与一位名叫胡安·梅索（Juan Maeso）的麻醉师有关。系统发生分析表明，他很可能是此次丙肝暴发的源头。2007年，梅索被指控因为重复使用注射器造成数百人感染丙肝。[5]另一方面，基因组信息也有助于证明蒙冤的人无罪。梅索案后不久，利比亚的一座监狱释放了一群医护人员。由于被指控故意让儿童感染HIV，这些医护人员已经被关押了8年。他们能被释放，一定程度上得益于系统发生分析：分析结果表明，早在这些医护人员来到比利亚的数年前，很多儿童就已经感染了HIV。[6]

除了发现疾病暴发的可能源头，系统发生分析还可以揭示疾病传播至特定人群的具体时间。假设我们研究的是像HIV这种进化相对较快的病毒，如果某地区流行的HIV病毒比较相似，就表明病毒进化时间较短，因此HIV感染可能是最近才暴发的。相反，如果目前病毒间有很大的差异，则意味着病毒已经进化了很长时间，因此病毒可能是早前传入的。这些研究方法目前已被广泛应用于公共卫生领域。回忆一下，在本书前面的章节中，我们介绍过寨卡病毒传入拉丁美洲以及 HIV 传入北美地区的问题。在这两个研究项目中，研究人员都利用基因组信息对病毒传入的时间点进行了评估。科学家也在应用相同的方法研究其他传染病和病原体，比如大流行性流感，以及抗甲氧西林金黄色葡萄球菌（MRSA）这样的超级病菌。[7]

如果能够获取基因组的信息，人们还可以知道一场疾病的暴发是源于某单个病例还是多个病例。当我们的团队分析 2015—2016 年从斐济分离的寨卡病毒时，我们在系统发生树上发现了 2 组不同的病毒。基于对病毒进化速度的分析，我们判断，一组病毒于 2013—2014 年传至首都苏瓦，并在随后的一两年中以比较慢的速度传播；另一组则在后来引发了独立的暴发事件，暴发地点是斐济的西部地区。[8]我当时并没有注意到这一点，但当我 2015 年在斐济调研时，我挥手驱走的一些蚊子可能就感染了寨卡病毒。

系统发生分析能够带来的另一个益处是，我们可以在暴发的最后阶段追踪传播的路径。2016 年 3 月，就在世界卫生组织宣布西非疫情结束的 3 个月后，几内亚出现了一组新发埃博拉病例。也许这期间病毒一直在人群中传播，只是卫生机构没有发现？流行病学家布巴卡尔·迪亚洛（Boubacar Diallo）和同事对新发病例的病毒的基因组进行了测序，发现情况并非如此。这些病毒与当地一名男子精液中发现的病毒有高度相似的序列。这名男子 2014 年时曾感染过埃博拉，但已经被治愈了。在病毒被传给他的性伙伴并导致疫情再次暴发前，病毒在该男子体内已经持续存在了近一年半的时间。[9]

基因组序列分析正在成为暴发分析的重要组成部分，但病毒在不断进化这一概念有时会导致危言耸听的报道。在埃博拉和寨卡病毒疫情暴发期间，一些媒体报道夸大了病毒进化的事实。[10]但病毒进化并不一定像听起来那么糟：所有病毒都会进化，也就是说，所有病毒的基因组序列都会渐渐发生变化。这种进化偶尔会引发某些我们在意的变化——比如导致流感病毒的形态发生变化——但通常情况下，病毒进化不会对疫情产生明显的影响。

然而，病毒的进化速度会影响我们分析疫情的能力。面对进化速度很快的病毒（比如 HIV 和流感病毒）时，系统发生分析会更为有效。这是因为只要从一个人传至另一个人，病原体的基因组序列就可能发生变化，这使我们可以分析传染的可能路径。相反，麻疹病毒等病毒进化速度较慢，因此从一个人传至另一个人时，病毒变异的可能性就不会太大。[11] 如此一来，试图搞清楚病例间的联系，其难度就像是在一个所有人姓氏都相同的国家绘制出一张家谱一样。

除了生物学方面的局限性外，系统发生分析也有一些操作层面的局限性。在西非埃博拉疫情早期，波士顿博德研究所（Broad Institute）[*]的遗传学家帕迪斯·萨贝蒂（Pardis Sabeti）分析了采集自塞拉利昂的 99 份样本的病毒序列。得到的系统发生树显示，疫情很可能是通过一场葬礼，在 2014 年 5 月时从几内亚传到塞拉利昂的。鉴于疫情的严重性，萨贝蒂及其同事迅速将获得的新基因组序列上传到公共数据库中。然而，在这一最初的研究热潮后，该领域的研究进入了一段相对沉寂期。虽然也有另外几个团队在收集病毒

---

[*] 虽然严格按发音直译应译作"布罗德研究所"，但中文科学圈的普遍译法是"博德研究所"，本书译作"博德研究所"。——译者注

样本，但 2014 年 8 月 2 日至 11 月 9 日间，一直没有人报告过任何新的基因组序列。而在同一时期，西非却报告出现了超过 10 000 起埃博拉病例，疫情也于当年 10 月达到高峰。[12]

病毒序列发布滞后可能有几种原因。一种可笑的解释是，新数据是有价值的学术硬通货：应用基因组序列分析研究疫情的学术论文很可能会发表在人人觊觎的著名科技期刊上，这促使研究人员都捂着重要的数据，不愿意透露。然而，基于疫情期间我和研究人员的接触经历，我更愿意相信，病毒序列发布滞后是由于研究人员们没有意识到这一点，而不是他们有意为之。这是因为科学研究界的文化传统不太适应疫情的时间表：科研人员习惯的模式是首先开发研究的技术和流程，然后进行深度的分析并记录研究方法，最后将研究结果整理成文投稿，接受同行评议。这一过程经常会耗时数月甚至数年，因此总是会减缓新数据的发布。

这种延误确实是科学界和医学界的一个问题。在 2014 年 3 月接任惠康基金会主席时，杰里米·法拉（Jeremy Farrar）就曾对《卫报》说，临床研究的耗时往往太长了。随着埃博拉疫情的发展，这一点在随后的几个月里尤为明显。法拉说："当形势迅速发展时，现有的研究系统就无法达到要求，导致我们无法实时做出反应。"[13]

这种文化传统正在逐渐发生改变。2018 年年中，眼看着又一场埃博拉疫情将在刚果民主共和国暴发。这一次，研究人员迅速发布了病毒新的基因组序列，并启动了 4 种治疗方法的临床试验。2019 年 8 月，研究人员发现，尽早向患者体内输入抗埃博拉病毒的免疫细胞，可以将平均存活概率从 30% 左右提高到 90% 以上。同时，从事疫情暴发研究的科学家们不断在 bioRxiv（生命科学预印本平台）和 medRxiv（医学预印本平台）等网站上发布论文初稿，使相关人士在论文接受同行评议前就能看到最新的研究成果。[14]

在塞拉利昂工作期间，萨贝蒂发现，她们所在的城市的名字"凯内马"（Kenema）的意思是"像河流一样清澈，向公众透明、开放"。[15] 这种开放也反映在她团队的工作中：在疫情暴发初期发布99 份病毒样本的基因组序列。这种态度在其他疫情研究团队中也得到了广泛认同。最好的一个例子是 Nextstrain（下一个毒株／菌株）项目。该项目由计算生物学家特雷弗·贝德福德（Trevor Bedford）和理查德·内尔（Richard Neher）带头发起。这是一个线上平台，能对基因组序列进行自动化比对，从而发现不同病毒间有何种联系，以及病毒可能来自哪里。尽管贝德福德和内尔最开始时关注的只是流感病毒，该平台现在已经可以追踪各种病原体，包括寨卡病毒、结核杆菌等。[16] Nextstrain 项目被证明是一个了不起的想法，因为它不仅把所有能获取到的序列集中起来并将其可视化，而且还不受缓慢、竞争激烈的科研论文发表过程影响。

随着对病原体的基因组进行测序越来越容易，系统发生分析将会不断提高我们对疾病暴发的认识，帮助我们了解感染是什么时候开始的，疫情的规模是如何扩大的，以及我们可能遗漏了哪些传播途径。这种方法还展现出了疫情分析的更广阔前景：整合新的数据源，以获取传统方法难以获得的信息。通过系统发生分析，将患者信息与造成感染的病毒的基因组信息联系起来，我们就可以揭示疫情的传播方式。这种"数据连接"（data linkage）的方法将极大地帮助我们理解事物在人群中是如何"突变"和传播的。然而，这种方法的应用方式并不总和我们预期的方式一样。

"金发姑娘"（Goldilocks）是一个不诚实而且满嘴脏话的老妇人，进入了 3 只善良的熊的家里行窃。至少，诗人罗伯特·骚塞（Robert Southey）在 1837 年首次发表这个故事的时候，"金发姑娘"的形象是这样的。在挑剔地尝遍了三碗粥并摔断了一把椅子后，"金发姑娘"听到了熊主人们回家的声音，便设法从窗户逃走了。骚塞没有给她起名字，也没有提到她有一头金色的头发，名字和发色这样的细节要在数十年后才会出现。随着时间的推移，"金发姑娘"慢慢从"恶妇"演变成了一个到处惹麻烦的小女孩，并最终成为我们今天所熟知的"金发姑娘"。[17]

当时，关于熊的童话故事已经流传很长时间了。在骚塞的版本发表几年前，一位名叫埃莉诺·穆尔（Eleanor Mure）的女士专门为她的侄子写了一本书。在穆尔的书里，3 只熊在故事结束时抓住了老妇人。由于对老妇人给家里造成的破坏非常生气，3 只熊用火烧她，试图溺死她，最后把她钉在圣保罗大教堂的尖塔上。在更早版本的熊的故事中，3 只熊赶走了一只淘气的狐狸。

杜伦大学（Durham University）的人类学家杰米·特拉尼（Jamie Tehrani）认为，我们可以把文化理解为口口相传、代代相传，并且在传播时会发生"突变"的信息。如果我们想理解文化的传播和"进化"，那么童话故事是非常有用的研究对象，因为它们是社会的产物。特拉尼说："从定义上说，童话故事没有一个权威版本，而是属于社会群体中的每一个人。这是童话故事与生俱来的特质。"[18]

特拉尼对童话故事的研究始于"小红帽"。如果你在西欧生活，你一定很熟悉这个故事在 19 世纪的《格林童话》中的版本：一个小女孩去外婆家，见到的却是大灰狼假扮的外婆。然而，这并不是这个故事的唯一版本。在另外的地区，还有与"小红帽"内容差不多的其他几个版本。在东欧和中东，故事的版本是"狼和小羊"：一只伪装的狼诱骗一群小羊，让它进了它们的屋子。在东亚，有"老虎外婆"的故事，讲的是几个小孩遇到了假装成他们外婆的老虎。

这个故事传遍了全世界，但说不清楚是从哪里传到哪里的。历史学家普遍认为，东亚的版本是原始版本，欧洲和中东的版本是后来才出现的。但"小红帽"和"狼和小羊"真的是从"老虎外婆"演变而来的吗？童话故事历来都是口口相传，而非书面记录的，这样一来，相关历史记录往往浅显而零碎，一个故事出现的确切时间和地点往往也就并不十分清楚。

这正是系统发生分析的用武之地。为了研究"小红帽"故事不同版本的"进化"，特拉尼收集了全球多个大洲近 60 个不同的版本，并对不同版本进行了比较分析。他的策略与基因组序列分析有些类似。特拉尼从 72 个情节特征出发，对每个故事进行了总结，包括主角的种类、行骗的花招儿、故事的结局等。然后他分析了这些特征是如何演变的，并得出了一个系统发生树，这个系统发生树呈现出了各个故事间的关系。[19]特拉尼的分析得出了一个出人意料的结论：从系统发生树来看，似乎"狼和小羊"以及"小红帽"的故事最早。与大家普遍认为的相反，"老虎外婆"的版本很明显是其他版本的混合体，而不是其他版本赖以"进化"的原型。

进化的理念在语言和文化研究领域已经有很长的历史了。在达尔文绘制出生命树的几十年前，语言学家威廉·琼斯（William Jones）就已经对语言是如何产生的很感兴趣了，这一领域被称为

"语文学"（philology）。1786 年，琼斯注意到了希腊语、梵语和拉丁语的相似之处："如果不相信这 3 种语言有某个共同的源头，那么一名语文学家就无法研究和比较它们。然而，这个共同的源头或许已经不存在了。"[20] 以进化的术语来讲，他的意思是这 3 种语言是从一个共同的祖先语言"进化"而来的。琼斯的这个观点后来影响了许多学者，包括敏锐的语言学家格林兄弟。除了收集童话故事的不同版本外，格林兄弟还尝试研究语言的使用是如何随着时间发生变化的。[21]

现代系统发生研究方法使人们可以更详细地分析这类故事的"进化"。研究了"小红帽"后，杰米·特拉尼与里斯本大学（University of Lisbon）的萨拉·格拉萨·达席尔瓦（Sara Graça da Silva）合作，研究了更广泛领域的故事，共追踪了 275 个童话故事的"进化"历程。两人发现，有些童话故事的历史非常悠久：像"纺线姑娘"（Rumplestiltskin）和"美女与野兽"（Beauty and the Beast）这样的故事最早出现于 4 000 多年前。这意味着，这两个故事和它们赖以传播的印欧语系（Indo-European languages）一样古老。尽管很多童话故事最终的传播地域非常广，但达席尔瓦和特拉尼发现了一些线索，表明不同的故事间存在地域性竞争。他们指出："空间邻近性似乎对童话故事的传播具有不利影响，说明社会更倾向于拒绝而不是接受来源于相邻地区的故事。"[22]

童话故事通常带有特定的国家特征，即使这个国家并不是故事的发源地也会如此。当格林兄弟编撰传统的"德国"童话故事集时，他们注意到，从印度到阿拉伯，许多不同文化背景的故事都有相似性。系统发生分析证实了故事借用（story borrowing）的现象究竟有多普遍。特拉尼说："其实没有哪个国家的口述传统拥有多少特别之处，它们是高度全球化的。"

人们起初为什么要讲故事？一种解释是，童话故事可以帮助人们保存有用的信息。有证据表明，在狩猎-采集社会，会讲故事是一项很有价值的技能，因此有学者认为，故事在人类历史早期就占据重要位置，因为会讲故事的人是更受欢迎的配偶。[23] 那么，进化使我们更重视故事中的哪类信息呢？关于这个问题，目前有两种相互竞争的理论。一些研究人员认为，与人类生存有关的故事最重要：在内心深处，我们想知道哪里有食物，哪里潜藏着危险。这就解释了为什么那些会引起恶心等反应的故事更难忘，毕竟，我们不想毒死自己。另一些研究人员则认为，由于社会交往主宰着人们的生活，因此与社会相关的信息最有用。这就意味着，我们更倾向于记住那些打破社会规范的关系和行为的细节。[24]

为了验证这两种理论，特拉尼和同事们曾做过一个实验，研究都市故事的传播。他们的研究模仿了孩子们的"传话筒"（broken telephone）游戏：故事由一个人传至另一个人，再传至另一个人……传到最后，看看初始的故事被记住了多少。他们发现，相较于那些内容中立的故事，包含生存或社会信息的故事更容易被记住，而包含社会信息的故事又比包含生存内容的故事更容易被记住。

其他因素也可以促成故事的成功传播。较早的"传话筒"实验发现，随着不断传播，故事会变得越来越短，越来越简单：人们记住了要点，但忘记了细节。令人惊讶也有助于故事的传播。有证据表明，如果包含一些反直觉的内容，故事会更令人难忘。然而，需要找到一个平衡点。诚然,故事需要一些让人惊讶的情节,但是也不宜过多。成功的童话故事一般都有很多人所熟知的内容,但同时会包含几个异于常理的地方。以"金发姑娘"的故事为例,一个小女孩发现了一个居住着爸爸、妈妈和小宝宝的屋子。故事异于常理之处在于,这是熊爸爸、熊妈妈和熊宝宝一家。这种叙事技巧也解释了阴谋论的吸引力:以现实生活中的事件为基础,添加一些出人意料的内容。[25]

故事的结构也是一个因素。"金发姑娘"的故事深受欢迎,或许并不是因为她自己,而是因为 3 只熊。是 3 只熊使故事变成了一系列令人难忘的"三重奏":碗里的粥太烫、太凉、刚刚好;睡觉的床太软、太硬、刚刚好。这种修辞手法被称为"三分法则"(rule of three),在政治演讲中经常使用,远至亚伯拉罕·林肯,近至巴拉克·奥巴马,都曾用过。[26]为什么这种"三连发"的方式这么好用?这可能与"3"的数学重要性有关:一般情况下,要建立(或者打破)一个模式,我们需要至少 3 项彼此联系的元素。[27]

模式还有助于单个词语的传播。就语言"进化"而言,新出现的词语通常必须与已经存在并被大众接受的词语竞争,才能取代它们。这种情况下,我们或许会认为,人们将选择那些遵循相关规则的词语,比如,英语动词的过去式通常以"ed"结尾,因此,既往使用的单词"smelt"将逐渐被"smelled"取代,"wove"将逐渐演变为"weaved"。[28]

然而,有的单词的"进化"方向却与此相反。19 世纪 30 年代,人们用"have lighted a candle"来表示"点蜡烛";而现在,我们则会用"have lit a candle"。为什么这些不遵从变化规则的词语赢得了竞争，取代了遵从变化规则的词语？宾夕法尼亚大学的几位生物学家和语言学家认为，这或许和读音押韵有关。他们注意到，20世纪中期，美国人开始用"dove"替代"dived"作为"to dive"的过去式。大约同一时期，新流行的汽车使人们更容易接受"drive"和"drove"这样的词语。同样，当"split"成为"分手"的流行说法时，人们也开始用"lit"和"quit"取代"lighted"和"quitted"。

新兴词语和故事在人群中流行主要有两种方法。一种是一代一代往下传，在代代相传的过程中发生一些变化，这种传播被称为"垂直传播"（vertical transmission）；另一种是在同一代人中通过跨界融合发生变化，这种传播方式称为"水平传播"（horizontal transmission）。达席尔瓦和特拉尼发现，两种传播方式都会对童话故事的传播产生影响，不过对大部分故事而言，垂直传播起着更重要的作用。但在生活的其他领域，水平传播则可能占主导地位。计算机程序员经常重复使用已经存在的代码行，这可能是因为这些代码行具有他们需要的指令，也可能是因为他们想节省时间。用进化学的术语来讲，这意味着计算机代码能够"时间旅行"（time travel）：一些旧的程序或者语言可能会突然出现在新的程序或语言中。[29]

如果许多个故事或者计算机代码的某些部分在同一代里混合在一起，那么将很难绘制出清晰的进化树。如果父母给他们的孩子讲了一个传统的家族故事，而孩子把自己的家族故事和朋友家的故事整合在了一起，那么新的故事就将是这些故事融合的产物。生物学家也很熟悉这类问题。以 2009 年的"猪流感"为例，在墨西哥一头被感染的猪体内，科学家一共检出了 4 种病毒株的基因，这些基因分别来自 l 种禽流感病毒、l 种人流感病毒和 2 种不同的猪流感病毒。这4种病毒重组形成了一种杂交病毒，并在人群中传播，引发猪流感疫情。[30] 在这种杂交病毒中，有一个基因与人流感病毒的基因非常相似，另一个基因与流行中的禽流感病毒株的基因相似，其他基因则与猪流感病毒的基因相似。不仅如此，作为一个整体，这种新型流感病毒与其他任何病毒都不同。这样的变化体现出了简单的进化树隐喻的局限性。尽管达尔文的生命树捕捉到了进化的很多特征，但现实情况——基因既能在同一代内传播，也能进行代际传播——更像是一个奇怪而且乱蓬蓬的树篱。[31]

对于特征在群体中的传播方式，水平传播和垂直传播能产生截然不同的影响。在西澳大利亚海岸附近的鲨鱼湾（Shark Bay）水域，一些宽吻海豚已经开始用工具觅食了。海洋生物学家第一次注意到这种行为是在1984年。他们发现，在翻找海床上的鱼时，这些海豚会从海绵（海洋生物）上撕扯下一些碎片，"戴"在头上作为保护面具。但并不是鲨鱼湾水域的所有海豚都会"戴"海绵面具，只有大约十分之一的海豚掌握了这项技能。[32] 为什么这种行为没有进一步传播开呢？在生物学家首次发现海豚会"戴"海绵面具20年后，通过分析海豚的基因信息，一组研究人员发现，这项技能几乎完全是垂直传播的结果。虽然海豚出了名的喜欢社交，但在第一只海豚掌握了这项新技能后，这项技能似乎只在它所在的家族内传播。在觅食时，与这个家族没有关系的个体一直都不会"戴"海绵面具。因此，这个家族的海豚实际上"发明"了其特有的觅食传统。

生态学家露西·阿普林认为，动物世界中既有文化的垂直传播，也有文化的水平传播。"这取决于动物的具体种类以及所学习的具体行为，"她指出，传播的类型会对新信息的传播广度产生影响，"海豚大部分的学习行为都是垂直传播的，因此不难想象，你能观察到的海豚行为往往都是家族特异性的，这些行为很难在群体中广泛传播。"相反，水平传播则有利于创新被更快地接受。水平传播在大山雀等鸟类中非常常见。"大山雀大部分社交学习的传播方式是水平传播。它们主要是在冬季聚集期通过观察其他不相关的个体获取新的信息，而不是由父母传给子代。"阿普林这样说道。[33]

对一些动物来说，传播类型的不同对生存至关重要。随着人类对自然环境的改变越来越多，能有效传播创新的物种将会更好地适应这些变化。"在面对不断变化的环境时，有些物种表现出了超强的行为适应性。有越来越多的证据表明，这些物种能更好地应对人类活动导致的栖息地变化等改变。"

在微观层面上，有效的传播也在帮助生物体抵御人类造成的变化。有一些细菌通过突变对抗生素产生了耐药性。除了细菌分裂时的垂直传播外，这些基因突变也在同一代细菌中进行水平传播。和软件开发员会在不同文件间拷贝和粘贴代码一样，细菌可以从彼此身上获取基因片段。研究人员最近发现，无论是抗甲氧西林金黄色葡萄球菌等超级细菌，还是耐药性性传播疾病的出现，背后的原因都是这种水平传播。[34]随着细菌的进化，许多常见的感染最终或许将变得难以治愈。2018 年，一名英国男子被诊断出感染了所谓的"超级淋病"（super-gonorrhea）：病菌对所有常规抗生素都产生了耐药性。这名男子是在亚洲感染的，2019 年，英国又出现了 2 例患者，这一次是在欧洲感染的。[35]要想成功追踪并阻止这类感染，研究人员就需要尽可能搜集数据。

得益于基因序列等新的信息来源，我们揭示各种疾病在人群中的传播方式的能力正在变得越来越强。实际上，21 世纪医疗保健领域将会发生的最大变化之一，就是可以用低廉的价格快速完成基因组的测序和分析。拥有了这种能力，研究人员不仅可以尽早发现疫情，还可以研究基因是如何影响阿尔茨海默病、癌症等疾病的。[36]遗传学也可以用于社交。比如，由于基因组信息可以揭示我们祖先的特征，因此，在对家族历史感兴趣的人中，基因检测试剂盒已经成为一种流行的礼物。

然而，使用这些数据可能会对个人隐私产生意想不到的影响。由于我们和亲戚家人有很多共同的基因特征，因此，使用一些人的基因检测信息，就有可能获取某些并没有接受检测的人的信息。比如，《泰晤士报》在 2013 年报道说威廉王子有印第安血统。这个结论是在检测了他母亲家族的两名远亲的基因信息后得出的。遗传学家很快就对这一报道提出了批评，因为它未经威廉王子同意就泄露了他的个人信息。[37]在某些情况下，揭示出血亲关系可能会带来灾难性的后果，媒体已经报道过不止一件这样的事情：在圣诞祖先测试*中，当事人发现了不为人知的收养故事或者不忠行为，整个家庭随即陷入一片混乱。[38]

我们现在已经知道，我们的网络行为数据是如何被收集和共享的。商家会利用这些数据向我们定向投放广告。营销商不只会统计有多少人点击了某个广告，他们还知道点击者是哪一类人，来自

---

*　圣诞祖先测试是试剂盒生产商以圣诞节为营销契机推出的产品和服务。——译者注

哪里，以及接下来要干什么等。通过整合这些数据集，他们可以分析出一件事情是如何影响另一件事情的。同样的方法也常见于分析人的基因信息。科学家并不会单独研究基因的序列，而是会将其与种族背景、既往病史等资料进行对比分析，旨在发现不同数据集之间的连接模式。有了这些连接模式的信息，研究人员就可以根据一个人的基因序列来推测其种族渊源或者罹患某种疾病的风险。这就是 23andMe 这样的基因检测公司能够吸引到大量投资者的原因。因此，这些公司实际上不仅在收集顾客的基因数据，也在收集他们方方面面的其他信息，有了这些数据，就能更深入地了解他们的健康状况。[39]

不仅仅是营利性公司在构建这样的数据库。2006 年至 2010 年间，有 50 万民众志愿加入了英国生物样本库项目（UK Biobank project），该项目旨在研究英国民众的基因模式和未来数十年的健康状况。随着其基因数据集不断增大，这个样本库将对全球的研究团队开放，成为非常有价值的科学信息来源。自 2017 年以来，已经有数千名研究人员注册并获取这些数据，将其用于有关疾病、创伤、营养、身体素质以及心理健康的研究项目。[40]

与研究人员共享健康信息大有裨益。但如果数据库要对很多研究组开放，我们就需要思考如何保护人们的隐私。减少隐私泄露风险的办法之一是去除掉能识别出参与者身份的相关信息。比如，在研究人员访问医疗数据库时，被查阅对象的姓名、住址等个人信息通常会被隐去。然而，即使没有这些信息，也有可能识别出被查阅人的具体身份。20 世纪 90 年代中期，拉坦娅·斯威尼（Latanya Sweeney）在还是麻省理工学院的一名研究生时就怀疑，如果知道了某个美国人的年龄、性别以及居住地址的邮政编码，那么通过不断缩小范围，大多数情况下你就能锁定具体的人。在当时，有几个医疗数据库就收录了这 3 种信息。斯威尼认为，将这 3 种信息和电子注册信息结合到一起，就很可能知道你查阅的病史资料具体是哪一个人的。[41]

她试了一下，情况确实如此。她后来回忆说："为了验证我的猜测，我需要在数据库中查找某个人。"[42] 在当时，马萨诸塞州刚开始允许研究者自由查阅"匿名化"处理后的医疗信息。尽管威廉·威尔德（William Weld）州长声称这种匿名化处理的记录能够保护病人的隐私，但斯威尼的分析却说明情况并非如此。斯威尼花费 20 美元获得了剑桥市的选民记录，威尔德就居住在那里。通过将威尔德的年龄、性别、邮政编码与医院的数据库进行交叉检索，斯威尼很快就识别出了威尔德的医疗记录，并将医疗记录的复印件寄给了他。这个实验——以及引发的报道——将最终使美国存储和共享公民健康信息的方式发生重大改变。[43]

随着数据从一台电脑传到另一台电脑，数据中隐含的人们生活方式的信息也随之传播。我们不仅要对医疗和基因信息倍加小心，即使看似无关紧要的数据集，也可能包含相当详细的个人信息。2014 年 3 月，自称"数据迷"（data junkie）的克里斯·王（Chris Whong）依据《信息自由法案》（Freedom of Information Act），申请获取上一年度纽约市每一辆黄色出租车*的详细信息。纽

---

* 纽约的出租车主要分黄色和绿色两种。——译者注

约市出租车和豪华轿车委员会（New York City Taxi and Limousine Commission）随后发布了共 1.73 亿条旅程信息数据，内容包括乘客上下车的时间和地点、票价以及乘客所付的小费金额等。[44] 在这些信息中，每辆出租车并没有给出真正的牌照号，而是通过一连串明显随机的数字来表示。但王发现，这些旅程信息远谈不上匿名。数据发布 3 个月后，计算机科学家维杰·潘杜朗根（Vijay Pandurangan）演示了如何破译出租车代码，并通过这些随机数字反推出出租车的牌照号。随后，研究生安东尼·托卡尔（Anthony Tockar）发表了一篇博文，解释了还能发现哪些信息。他发现，仅需要一些小技巧，就可以从这些文件中提取出大量敏感信息。[45]

首先，托卡尔演示了如何跟踪社会名人。在花费数小时以"2013 年在曼哈顿乘坐出租车的名人"为关键字搜索图片后，托卡尔发现了几张有车牌的出租车照片。通过将照片与名人的博客以及相关杂志的报道进行交叉检索，他分析出了名人的上下车地点，并比对出了匿名化的出租车信息中对应的出租车，因此可以知道名人们给没给小费、给了多少小费等。托卡尔在博客中写道："当然，这些信息相对不那么敏感，而且已经是 1 年前的信息了，但我的确还发现了一些以前并不为大众所知的信息。"

托卡尔承认，大多数人可能不会太在意这类分析，因此，他决心再深挖一下。他把注意力转向了"地狱厨房"（Hell's Kitchen）街区的一家脱衣舞俱乐部，寻找出租车在凌晨时段的接送服务信息。很快，他就发现了一名常客，并通过这个人的行程信息追踪到了他的家庭住址。托卡尔在网上找到这些信息并没有花太长时间，在社交媒体上简单搜索后，他还知道了这个男人长什么样子，他的房子值多少钱以及他有没有女朋友。托卡尔最后决定不发表任何相关信息，但如果换作其他人，就未必会做出同样的决定了。他写道："这些分析可能带来的后果再怎么强调都不为过。"

使用高分辨率的 GPS（全球定位系统）数据，很容易就能把人识别出来。[46] 我们的 GPS 轨迹信息很容易暴露出我们住在哪里，通勤路线如何，有哪些约会，都见了什么人等。与纽约出租车的数据一样，不需要花太长时间就能知道，这类信息可能成为跟踪者、窃贼或者勒索者的宝藏。在一项 2014 年的调查中，85% 的美国家庭暴力庇护所（domestic violence shelter）表示正在避免施暴者用 GPS 信息跟踪寻求庇护者。[47] 用户的 GPS 信息甚至可以将军事行动置于危险之中。2017 年，使用商业健身追踪器的军队人员在上传跑步和骑行路线时，无意中泄露了军事基地的具体布局。[48]

虽然存在这些风险，人的移动数据还是可以提供有价值的科学见解，比如帮助研究人员评估病毒下一步将会向何处传播，帮助应急救援人员为自然灾害后的无家可归者提供援助，指导城市规划者改善城市的交通网络等。[49] 使用高分辨率的 GPS 数据，甚至可以分析特定人群之间的互动交流。比如，有研究利用手机数据追踪了许多国家的社会隔离、政治分野以及不平等现象。[50]

如果最后这句话让你觉得有点不舒服，那你并非唯一有这种感觉的人。随着数字化数据越来越易于获得，人们对隐私泄露的担忧也在增加。社会不平等现象已经成为整个社会面临的重大挑战，因此毫无疑问值得研究。但这类研究对人们的收入、政治立场或者社会生活的刺探应该限制在何种程度？关于这个问题，各界争论不休。在理解人类行为这个问题上，我们常常需要做出抉择：为了获得知识，我们愿意付出多大的代价？

　　每当我们团队进行有关移动数据的研究时，保护个人隐私对我们而言都极其重要。一方面，我们希望能收集到那些最有用的信息，当这些信息有助于保护人群免受疫情暴发威胁时尤其如此；另一方面，我们也需要保护群体中每个人的私人生活，即使这意味着我们收集或发表数据会受到限制。在研究流感或者麻疹这样的传染病时，我们面临着一个特殊挑战：儿童既是感染的高危人群，同时也是容易被监控的群体。[51] 有大量的研究能让我们获取到有关社会行为的有用、有趣的信息，但这些研究如果可能侵犯他人的隐私，那么就很难获得正当理由。

　　在个别情况下，我们团队的确会收集被调查者的高分辨率 GPS 数据，但团队的研究人员会首先征得他们的同意，并保证只有我们团队可以获得他们的具体位置。然而，并不是每个人都对隐私问题持相同的态度。设想一下，你的手机一直在向一些你从未听说过的公司泄露你的 GPS 数据，而你并不知情。发生这种情况的可能性其实比你想象的要大得多。近年来，逐渐出现了一个鲜为人知的 GPS 数据代理人网络。这些公司一直在从数以百计的应用程序商那里购买用户的移动数据（应用程序商之所以拥有这些数据，是因为用户已授权获取其 GPS 信息），然后卖给广告商、研究人员以及其他群体。[52] 许多人也许已经忘记他们安装了这些应用程序——健身应用、天气预报应用、游戏应用等——更别说授权这些应用程序持续追踪自己了。2019 年，美国记者约瑟夫·考克斯（Joseph Cox）报道说，他花钱雇了一名赏金猎人，用这种转手购买到的位置数据追踪了一部手机。[53] 这件事一共只花了 300 美元。

位置数据越来越容易获取也催生了新型犯罪。长期以来，网络骗子都在利用"钓鱼"信息诱骗用户提供敏感信息。这些骗子如今正在开发"精准网络钓鱼"攻击，这种攻击会利用用户本人的相关数据。2016 年，美国宾夕法尼亚州的几位居民收到一些电子邮件，要求他们缴纳近期超速驾驶的罚款。邮件正确罗列了他们超速驾驶时的车速和具体位置。然而，这些邮件并不是相关部门发的。警方怀疑，一个应用程序泄露了其收集的 GPS 数据，在获取这些数据后，骗子从数据中识别出那些超速驾驶的人，然后发邮件行骗。[54]

移动数据尽管用处非常大，但也有一些不足。即使有非常详细的移动信息，仍有一类人际互动几乎是不可能很快发现的。这种行为非常短暂，经常看不见，而且在事件的早期阶段非常难于捕捉到。医学史上一些最著名的事件就是它们引发的。

在结束了一周辛苦的工作后，一名医生入住了香港京华国际酒店的 911 号房间。尽管感到不适，他还是从中国大陆的南部地区乘坐 3 小时的公交车来到香港，参加外甥周末举行的婚礼。他几天前患了流感样的疾病，一直都没有好。情况还会变得更糟：24 小时后，他会躺在医院的重症监护室里，并在不到 10 天后死亡。[55]

那是 2003 年 2 月 21 日，这名医生是香港出现的第一起 SARS 病例。最终，一共发现了 16 起与京华国际酒店关联的 SARS 病例，被感染者入住的是这名医生对面、隔壁，或者走廊边上的房间。随着疫情不断蔓延，人们迫切需要对引发疫情的新型病毒加深了解。科学家们甚至对感染多久后会出现临床症状（也就是这种病的潜伏期）这样的基本信息都缺乏了解。随着更多病例出现在东南亚各地，统计学家克里斯特尔·唐纳利（Christl Donnelly）和她在帝国理工学院（Imperial College London）以及香港的同事开始对这一关键的信息进行评估。[56]

搞清楚疾病的潜伏期所面临的困难在于，我们无法看到感染发生的那一刻，只能看到感染后出现症状的人不断涌现。如果要估计平均潜伏期，我们就需要找到那些只可能在特定时段被感染的人。比如，有一名商人也曾入住过京华国际酒店，而且他和那名医生同时住在这家酒店的时间只有一天。这名商人6天后确诊SARS，因此这段时间就是他感染的潜伏期。唐纳利和同事们努力搜集类似的信息，然而并没有太多信息可供搜集。到4月末时，在香港上报的1 400起SARS病例中，只有57起有明确的病毒暴露史。综合起来看，这些病例的研究结果显示，SARS的平均潜伏期大约为6.4天。自此以后，同样的方法便被用于评估其他新发感染的潜伏期，包括2009年的流感大流行和2014年的埃博拉疫情。[57]

当然，还可以用另一种方法判断出潜伏期：故意让某个人感染，然后观察会发生什么。这方面最臭名昭著的一个例子发生在20世纪五六十年代的纽约市。在当时，位于史丹顿岛（Staten Island）的威洛布鲁克州立学校（Willowbrook State School）是超过6 000名智障儿童的家。学校人满为患，又脏又乱，经常暴发肝炎。这促使儿科医生索尔·克鲁格曼（Saul Krugman）与合作者罗伯特·麦考伦（Robert McCollum）和琼·吉尔斯（Joan Giles）一起，开展了一项有关感染的研究。[58] 在这项研究中，三人故意让儿童感染肝炎，以观察病情如何发展和传播。除了计算潜伏期外，研究小组还发现，他们面对的实际上是两种不同类型的肝炎：一种我们今天称为

"甲型肝炎"，主要通过人际传播；*另一种被称为"乙型肝炎"，主要通过血液传播。

这项研究取得了科学发现，但同时也引发了争议。20 世纪 70 年代早期，对这项研究的批评越来越多，试验最终被叫停。研究团队认为，该研究在科学伦理方面是站得住脚的，不仅获得了多个医学伦理委员会的批准，也得到了孩子父母的同意，而且从学校糟糕的办学条件来看，许多孩子迟早会患病。持批评态度的人士则认为，除了其他一些问题外，同意书故意对试验所涉及的细节轻描淡写，而且克鲁格曼夸大了孩子们在正常情况下被感染的风险。疫苗研发先驱莫里斯·希勒曼（Maurice Hilleman）声称："这是美国有史以来对儿童进行的最不人道的医学试验。"[59]

这就带来了一个问题：一旦获得了这些知识，人们该如何加以利用。威洛布鲁克研究的相关论文已经被引用了上百次，但并不是每个人都同意这些论文应该以这种方式得到认可。在 1971 年写给《柳叶刀》杂志的一封信中，斯蒂芬·戈德比（Stephen Goldby）医生写道："克鲁格曼和吉尔斯的研究每被引用一次，其科学伦理层面的认可度就会增加一分。我认为，应该停止引用这项研究结果，或者至少对引用加以严格的限制。"[60]

关于医学认知的最初来源，这样令人感到不适的案例还有很多。在 19 世纪早期的英国，随着医学院校不断增多，解剖课的尸

---

* 关于甲型肝炎的传播途径，作者的原文为"person-to-person"（人传人），显得非常笼统。具体来说，甲型肝炎主要通过被感染者粪便污染的食物或水传播（粪–口途径传播）。——译者注

体需求量也大幅增加。由于合法供应量有限，非法市场随之兴起：越来越多的尸体被从墓地偷走，卖给解剖课讲师。[61] 但最令人震惊的还是活体实验。第二次世界大战期间，纳粹医生故意让奥斯威辛集中营的病人感染斑疹伤寒和霍乱，以获取疾病的潜伏期等信息。[62] 医学界在战后制定了《纽伦堡法典》，规定了一套人体实验研究需要遵循的伦理原则。尽管如此，争议仍将继续。比如，医学界有关伤寒的大部分认知都来自 20 世纪五六十年代在美国监狱犯人身上进行的实验。[63] 当然，还有威洛布鲁克研究，它改变了人们对于肝炎的认识。

尽管人体实验的历史有时令人毛骨悚然，但故意让人感染的研究仍在不断增加。[64] 来自世界各地的志愿者正在报名参加疟疾、流感、登革热和其他疾病的研究。仅仅是 2019 年，就有数十项这样的研究在进行中。虽然有些病原体（比如埃博拉病毒）过于危险，无法开展这类实验，但在某些情况下，感染实验的社会收益和科学收益可能会超过给参与者带来的微小风险。现代感染实验有更为严格的伦理指南，在让参加者知晓相关信息并征得他们同意方面尤其严格，但研究人员仍然需要权衡收益和风险。这种权衡在生活的其他方面也正在变得越来越重要。

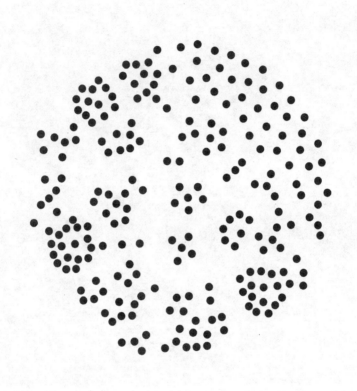

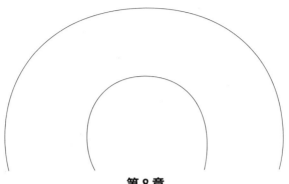

第 8 章

在烂摊子上寻找问题

模型的局限和挑战

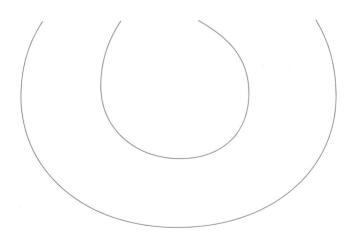

　　格伦维尔·克拉克（Grenville Clark）刚到大会主席位上坐下，便有人递过来一张折好的纸条。[1] 律师出身的克拉克组织这场会议，是为了商讨联合国的未来发展及其对世界和平的意义。60 名与会代表已经到达位于普林斯顿大学的会场，但仍有一个人想要参加。克拉克手里的纸条来自阿尔伯特·爱因斯坦，他当时在附近的高等研究院工作。

　　当时是 1946 年 1 月。不久前，广岛和长崎遭到了原子弹轰炸，物理学界的很多人都因为自己在其中所扮演的角色而心神不安。[2] 虽然爱因斯坦一直是和平主义者，反对动用原子弹，但在 1939 年写给罗斯福总统的信中，爱因斯坦警告说，纳粹有可能在研发原子弹，这才使美国启动了核研发项目。[3] 在普林斯顿的会议上，关于人类无法掌控新技术一事，一位与会者向爱因斯坦提问："为什么人类能够发现原子的结构，却无法设计出一套政治体系，让我们免于被原子弹毁灭的灾难？"[4]爱因斯坦答道："答案很简单，我的朋友，因为政治学比物理学难多了。"

核物理学是最为典型的"两用技术"（dual-use technology）之一。[5]核物理的研究成果在带来巨大科学收益和社会收益的同时，也被应用在一些危害极大的领域。在本书前面的章节中，我们列举了其他几个具有双刃剑效果的技术。例如，社交媒体能让我们与老朋友保持联系并获取新观点，但也会助长错误信息和其他有害内容的传播。犯罪案情分析能识别出潜在的受害者，切断犯罪的传播，但也能加剧监控算法的偏见，导致过度针对少数群体。大规模的GPS数据能揭示如何有效应对灾难，如何改善运输体系，以及新型疾病是如何传播的，[6]但同时也可能在我们不知情的情况下泄露个人信息，从而侵犯个人隐私甚至危害个人安全。

2018年3月，《观察家报》（Observer）爆料称剑桥分析公司（Cambridge Analytica）秘密收集了数千万脸书用户的数据，用于构建英美两国选民的心理档案。[7]虽然这种方式的有效性受到了统计学家的质疑，[8]但该公司的这种做法还是严重打击了公众对科技公司的信任。软件工程师约纳坦·曾格（Yonatan Zunger）曾是一名物理学家，他认为，核物理学和医学领域都曾发生过伦理之争，而剑桥分析公司事件便是这种伦理之争的现代版。[9]他当时写道："与其他科学不同，计算机科学还没有因为从业者的所作所为遭受过严重的负面后果。"但随着新技术的出现，我们一定要时刻提醒自己，其他领域的研究者在这方面是有过深刻教训的。

21世纪初，"大数据"成了一个流行语。人们对大数据在各领域的应用前景表示乐观，希望为某一特定用途收集的数据也能用于解决其他领域的问题。一个标志性的例子便是谷歌流感趋势系统（Google Flu Trends，缩写为 GFT）。[10] 研究人员认为，通过分析数百万用户的搜索模式，人们可以对流感的流行状况进行实时监测，而不必耗费一两个星期等待美国官方发布的疾病统计数据。[11] 2009 年初，谷歌流感趋势系统第一版发布，分析结果喜人。但没过多长时间，批评的声音就出现了。

谷歌流感趋势项目主要有三个局限性。第一，其预测性能不够稳定。虽然该系统成功再现了 2003—2008 年美国冬季的流感高峰，但当 2009 年春季意外暴发流感全球大流行时，该系统严重低估了这场流感的规模。[12] 一个学术研究团队曾这样形容 GFT 系统："第一版 GFT 既是流感预测器，也是冬季预测器。"[13]

第二个问题在于，人们对这个系统的具体预测过程一无所知。GFT 本质上是一个不透明的预测器：搜索数据从一端输入，预测结果从另一端输出。谷歌并没有向科学家群体披露原始数据以及数据的分析方法，这导致其他人无法对其分析进行评判，进而找出算法预测结果时好时坏的原因。

最后一个问题也是最大的问题：GFT 的"眼光"太过"短浅"。流感病毒在不停进化，这降低了现有疫苗的效用，所以每年冬季我们都会遭遇流感大流行。同样，政府之所以非常担心新的流感病毒株在未来引发流感全球大流行，主要是因为目前我们没有有效的疫苗来对抗新毒株。一旦发生全球大流行，科学家需要 6 个月才能研发出疫苗，[14] 到那时，病毒可能已经传播得很广了。为预测流感的暴发趋势，我们需要更好地理解病毒是如何进化的，人是如何交往的，以及人群是如何产生免疫力的。[15] 面对如此具有挑战性的局面，

GFT 的目标还仅仅停留在提前一周预测流感上。在数据分析领域，GFT 是一个很有趣的想法，但在应对疫情暴发方面，它却并不是革新性的技术。

研究者或者企业谈论将大数据应用于生活的方方面面时，常常会跌入这样的陷阱中。人们往往认为，既然掌握了大量的数据，那么这些数据肯定能解决很多其他重要问题。但实际上，作为一种方法，大数据分析还在苦苦寻找自己能够解决的问题。

2016 年末，流行病学家卡罗琳·巴吉（Caroline Buckee）出席了一场科技筹资活动，将她的研究成果介绍给硅谷的业内人士。巴吉在使用科技研究疫情方面有丰富的经验。近年来，她完成了多个用 GPS 数据进行的疟疾传播研究。但她也意识到，这种技术本身存在局限性。在筹资活动上，大家普遍认为只要有足够的资金和程序员，公司就能解决世界上存在的健康问题。但巴吉本人对这种看法感到非常失望，她后来写道："在当今社会，科技巨头逐渐成为各类研究的主要赞助人，但我们绝不能简单地认为那些年纪轻轻、精通技术的大学毕业生能单枪匹马地在电脑上解决公共卫生问题。"[16]

实际上，很多科技方法既不具有可行性也不具有可持续性。巴吉指出，之前有很多科技试点研究和手机应用程序试图颠覆传统方法，但最终却没有成功。另外，还需要评估卫生政策的有效性，而不能以为好的政策会像成功的初创企业一样自己冒出来。她曾写道："疫情预防需要我们长期致力于解决政治上较为复杂的多维度问题，而不是一味地对传统方法进行颠覆。"

当然，科技仍然可以在现代疫情分析中扮演重要角色。研究人员经常用数学模型来辅助设计控制措施，用智能手机来收集病人数据，通过分析病原体的基因序列来追踪疾病的传播。[17] 然而，最大的挑战通常是防控中的那些现实问题，而不是计算机分析和模拟。毕竟能获取数据并进行分析是一回事，能发现疫情并有资源去应对是另一回事。2014 年，当埃博拉第一次出现地区性大暴发时，传播主要集中在塞拉利昂、利比里亚和几内亚这三个世界上最贫穷的国家。第二次地区性大暴发则始于 2018 年，这一次疫情袭击了刚果民主共和国东北部的一个战乱地区。到 2019 年 7 月时，已经有 2 500 人感染，并且患病人数还在不断上升，因此世界卫生组织随后将其宣布为"国际关注的突发公共卫生事件"。[18] 全球卫生应对能力的失衡甚至在科学术语中都有体现：导致 2009 年全球大流行的流感病毒最早出现在墨西哥，但由于该病毒是由加利福尼亚州的一家实验室发现的，因此其官方名称为"A/ 加利福尼亚 /7/2009 (HINI)"。[19]

医疗服务方面的挑战意味着，新疫情暴发时，相关研究可能难以跟上。2015 年至 2016 年间，寨卡病毒广泛传播，促使研究人员开始计划执行大规模的临床研究和疫苗试验。[20] 然而，许多研究正准备开始，新病例就已经不再出现了。这是疫情暴发研究中经常会遇到的问题，甚至可能到疫情结束时，很多与疾病传播有关的基础问题都还没有搞清楚。这就是长时程研究能力至关重要的原因。我们的研究团队成功获取了寨卡病毒在斐济暴发的大量数据，但这要归因于当时我们正在那里调研登革热疫情。与我们的情况相似，寨卡病毒的很多最优质的数据来源于一项对尼加拉瓜登革热的长时程研究，该研究的负责人为加州大学伯克利分校的伊娃·哈里斯（Eva Harris）。[21]

在其他领域，研究人员对暴发的研究也同样存在滞后的问题。许多针对 2016 年美国大选假消息的研究直到 2018 年甚至 2019 年才发表。其他跟干涉选举有关的研究甚至连启动都很困难。由于社交媒体公司或有意或无意地删除了相关的数据，[22] 有一些这类研究甚至压根就没办法开展。与此同时，碎片化以及不可信的数据源也阻碍了对银行危机、枪支暴力和阿片类药物滥用的研究。[23]

然而，数据获取困难还不是问题的全部。即使是最完美的暴发数据都会有影响分析的瑕疵和限制。爱丽丝·斯图尔特在其追踪辐射和癌症关系的著作中提到，流行病学家很难得到完美的数据集。她写道："我们所做的不是在一幅完美的幕布上寻找问题，而是在一个烂摊子上寻找问题。"[24] 许多其他领域也遇到了相同的问题，不论是评估肥胖在朋友间的传播，解释阿片类药物成瘾危机中的药物使用模式，还是追踪各个社交媒体上信息的影响，都面临着同样的问题。我们的生活本身就很复杂棘手，生活中所产生的数据集也是如此。

要更好地理解传染，我们就需要搞清楚传染的动态属性。这意味着我们需要针对不同领域的暴发来设计相应的研究策略和方法，快速行动以确保结果尽可能有效，并寻找新的方法将各种信息整合到一起。举例来讲，在研究较为棘手的疫情时，疾病研究人员目前致力于将病例、人类行为、人群免疫力和病原体进化等各种数据结合起来。如果单独拿出来，这些数据集每一个都有自己的缺点，但结合在一起却能对传染进行更为完整的呈现。卡罗琳·巴吉引用了弗吉尼亚·伍尔夫（Virginia Woolf）的一句话来形容这种做法："只有将各种各样的错误汇集到一起才能最终得到真相。"[25]

除了改进使用的方法外，我们还应该关注那些真正举足轻重的问题。拿社会濡染来讲，考虑到现有的数据量，我们对观点传播的理解仍然很有限。一个原因是我们关心的结果并不一定是科技公司优先考虑的事项。毕竟，这些公司希望用户的使用方式能给他们带来广告收益。我们对网络传播的讨论方式就反映了这一点。我们倾向于关注社交媒体公司设计推出的量化指标，例如怎么获取更多的"赞"，如何让帖子走红等，而忽略了那些能给我们带来健康、快乐或成功的东西。

在现代计算工具的帮助下，如果问题选择得当，我们有可能对社会行为产生前所未有的深入理解。然而讽刺的是，我们所关心的问题往往会带来争议。在本书前面的章节中，我曾介绍过脸书那个有关情绪传播的研究。在这项研究中，通过更改用户收到的"动态"推送，研究者让用户看到更愉悦或者更伤感的信息。虽然这项研究在设计和执行方面受到了广泛的批评，但研究团队提出了一个非常重要的问题：我们在社交媒体上浏览的内容对我们的情绪状态会产生何种影响？

情绪和性格，按照定义来讲，是跟情感和个人有关的话题。2013 年，心理学家米哈尔·科辛斯基（Michal Kosinski）及其同事发表了一项研究结果。这项研究表明，用户点"赞"的脸书页面可用来预测用户的性格特点，比如是否外向、有多聪明等。[26]剑桥分析公司后来用相同的思路对选民的特点进行了分析，引发了广泛的批评。[27]其实，在公布这种研究方法时，科辛斯基和同事就意识到，这种方法有可能被应用到一些令人不安的领域。在最初发表的论文中，他们甚至就预测到科技公司可能因此会招来口诛笔伐。这些研究人员预计，随着人们逐渐意识到从个人数据中能够获取大量信息，一些人可能会彻底拒绝跟数据公司打交道。

如果用户对自己个人数据的使用情况感到不安，研究人员和公司有两条路可以选择。第一种选择是索性不告诉用户真相。面对用户对隐私的担心，很多科技公司对自己进行的数据收集和分析轻描淡写，担心说太多会引发负面的媒体报道和用户的愤怒。与此同时，数据代理人还不断将数据卖给外部的研究人员。大多数人既没有听说过数据代理人这个职业，也没想到他们竟然在卖数据，更不知道研究人员通过购买数据进行研究。在这些案例中，如果将研究的内容告诉数据所有者，那么他们想必不会允许数据被用于这些研究。由于欧洲的《通用数据保护条例》（General Data Protection Regulation）和美国加州的《消费者隐私法案》（Consumer Privacy Act）等最近颁布的隐私法案，许多这种活动变得越来越困难。但如果研究团队继续忽视分析研究的伦理要求，肯定还会爆出更多的丑闻，进而引发信任危机。用户将会更不愿意分享数据，即使面对有价值的研究也是如此，研究人员也会为了避免争议不再进行此类数据分析。[28] 这样一来，我们对行为的理解将会停滞不前，也就无法为社会和健康带来益处。

第二种选择是提高透明度。与其在人们不知情的情况下对其生活进行分析，还不如让他们自己去权衡利益和风险，让用户参与到这场讨论当中，事先获取他们的许可，而不是事后请求他们原谅。如果研究的目标是为社会带来益处，那就将研究做成社会项目。

2013 年，英国国民医疗服务系统宣布启动"care.data"项目，希望通过提高数据分享水平来推动医疗卫生研究。3 年后，由于公众以及医生对数据的使用方式丧失了信心，该项目被取消。从理论上讲，"care.data"项目本可以带来巨大的益处，但病人似乎对这个项目了解不多或者不够信任。[29]

如果把详情告诉大众，是不是就不会有人同意参加数据密集型的研究了？依我的经验来看，也并不一定如此。在过去十年中，我和合作者一起开展了多个"公民科学"项目，将传染病研究与关于疫情、数据、科研伦理等方面的讨论结合到一起。我们研究过交际网络的特点，社交行为如何随着时间的推移而改变，以及这些内容如何影响"传染"的模式。[30] 我们最具野心的项目是 2017 年至 2018 年间与英国广播公司合作开展的大型数据收集活动。[31] 我们让公众下载了一款智能手机应用，这个应用能将用户一天的活动定位到 1 公里的范围内，并让用户对自己的社交活动进行统计。研究完成后，这些数据集将免费供研究者使用。出人意料的是，尽管这个项目并不会让参与者直接受益，仍然有数万人报名参加。虽然这仅仅是一项个案，但这表明大规模的数据分析仍然能够以透明的方式进行，并造福社会。

2018 年 3 月，英国广播公司播放了一档叫《传染！》的节目，详细展示了我们最初收集的数据集。在那一周，媒体还报道了另一个大规模数据采集项目：几天前，剑桥分析公司的丑闻刚刚曝光。在我们的项目中，人们主动贡献自己的数据，帮助研究人员理解疾病的暴发；而剑桥分析公司则在用户不知情的情况下获取了大量的脸书数据，以此来帮助政客影响选民。[32] 这两项研究的对象都是人的行为，也都采集了大量的数据，但却出现了截然不同的结果。很多评论员都注意到了两者的区别。在为《泰晤士报》撰写的《传染！》剧评中，记者雨果·里夫金德（Hugo Rifkind）写道："在这周，我们认为数据和网络监控正在摧毁世界。《传染！》这档节目无疑给我们提了一个醒，或许这些活动也能在某种程度上拯救世界。" [33]

在读者读完本书所需的时间里，全球大约会有300人死于疟疾，超过500人死于艾滋病，大约80人（大部分是儿童）死于麻疹。甚至连类鼻疽（Melioidosis）这种你可能从未听说过的细菌传染病都会杀死超过60人。[34]

在全球范围内，传染病目前仍在造成巨大的损害。除了已知的威胁外，我们还始终面临着新型传染病全球暴发的风险，耐药性传染病出现的可能性也越来越大。然而，随着我们对传染的了解不断加深，传染病总体上还是呈减退的态势。在过去20年间，全球死于传染病的人数减少了一半。[35]

随着传染病的减少，人们将注意力逐渐转向了其他的威胁，这些威胁中有很多也具有"传染性"。1950年，肺结核是30多岁英国男性的主要死因。20世纪80年代以来，自杀取代了肺结核，成为主要死因。[36]近年来，他杀是芝加哥青壮年的主要死因。[37]"传染"还会带来更为广泛的社会负担。当我在2014年分析"拼酒挑战"的时候，网络传播更像是一种猎奇，跟实际生活毫不相干。三年后，网络传播已经频频占据各大媒体的新闻头条。这使很多人对假消息泛滥以及社交媒体所扮演的角色产生了担忧，促使政府发起了多项相关调查。[38]

随着我们对传染的认识不断提高，很多在传染病研究中使用的方法如今也被用于研究其他类型的暴发。2008 年金融危机后，各国央行对网络结构能扩大传播这一观点产生了兴趣，这一理论是性传播疾病研究者在 20 世纪八九十年代提出的。近年来，研究者开始将暴力行为看作一种传染行为，而不是之前认为的那样是由"坏人"引起的，这与 19 世纪八九十年代反对疾病由"瘴气"引起的说法类似。再生数等概念帮助研究人员对创新和网络内容的传播进行量化，而研究病原体基因序列的方法也被用于揭示文化的传播和演进。此外，我们也在寻找各种新的方法，以加快有益的思想的传播，减缓有害的思想的传播。正如罗纳德·罗斯 1916 年希望的那样，现代版的"事件发生的理论"如今正在帮助我们分析从传染病到社会行为，从政治到经济等各个领域的问题。

在很多案例中，这意味着需要推翻有关暴发机制的流行观点，比如，要想控制疟疾就需要消灭所有的蚊子；要想阻止疫情暴发就需要给每一个人接种疫苗；银行系统天生就非常稳定；网络内容具有很高的"传染性"等。同时，这也意味着要为很多问题寻找新的解释：为什么吉兰-巴雷综合征会在太平洋的一些岛屿上出现？为什么电脑病毒会持续存在很长时间？为什么大多数观点不像疾病那样易于传播？

在对暴发进行分析的过程中，最重要的并不是我们做出正确决策的那一刻，而是我们意识到自己错误的那一刻：在分析不太对时，会出现引人注意的异常模式，会出现打破先前规则的例外情形。无论是希望创新迅速传播，还是希望疫情尽快消失，我们都必须尽快发现传染链，寻找到薄弱的环节、缺失的环节以及特殊的环节，必须回顾过往，搞清楚暴发到底是如何进行的。之后，我们才能展望未来，去改变它们未来发生的方式。

注释　　　　　　　　　　　　　　　　　　NOTES

导言

1. 原帖共被点击 49 090 次。不出所料，有几位网友后来撤销了转发：https://twitter.com/AdamJKucharski/status/885799460206510080（当然，大量的点击并不代表用户一定阅读了该推文，我们在第 5 章中会讲到这一点）。

2. 有关 1918 年全球流感大流行的背景信息见：Barry J.M., 'The site of origin of the 1918 influenza pandemic and its public health implications', *Journal of Translational Medicine*, 2004; Johnson N.P.A.S. and Mueller J., 'Updating the Accounts: Global Mortality of the 1918–1920 "Spanish" Influenza Pandemic', *Bulletin of the History of Medicine*, 2002; World War One casualty and death tables. PBS, Oct 2016. https://www.uwosh.edu/faculty_staff/henson/188/WWI_Casualties%20and%20Deaths%20%20PBS.html。对于 1918 年流感大流行的起源，最近出现了一些其他理论，有的理论认为那次流感的出现比之前想象的要早很多，例如：Branswell H., 'A shot-in-the-dark email leads to a century-old family treasure – and hope of cracking a deadly flu's secret', *STAT News*, 2018。

3. 媒体引文举例: Gerstel J., 'Uncertainty over H1N1 warranted, experts say', *Toronto Star*, 9 October 2009; Osterholm M.T., 'Making sense of the H1N1 pandemic: What's going on?' Center for Infectious Disease Research and Policy, 2009。

4. Eames K.T.D. et al., 'Measured Dynamic Social Contact Patterns Explain the Spread of H1N1v Influenza', *PLOS Computational Biology*, 2012; Health Protection Agency, 'Epidemiological report of pandemic (H1N1) 2009 in the UK', 2010.

5. 其他研究小组得出了相似的结论, 例如: WHO Ebola Response Team, 'Ebola Virus Disease in West Africa – The First 9 Months of the Epidemic and Forward Projections', *The New England Journal of Medicine (NEJM)*, 2014。

6. 'Ransomware cyber-attack: Who has been hardest hit?', BBC News Online, 15 May 2017; 'What you need to know about the WannaCry Ransomware', Symantec Blogs, 23 October 2017. 攻击次数在 7 个小时内从 2 000 次增加到了 80 000 次, 翻倍时间 $=7/\log_2(80\,000/2\,000)=1.32$ 小时。

7. Media Metrics #6: The Video Revolution. The Progress & Freedom Foundation Blog, 2 March 2008. http://blog.pff.org/ archives/2008/03/print/005037.html. 从 1981 年 2.2% 的家庭拥有录像机到 1985 年 18% 的家庭拥有, 翻倍时间 $=365\times4/\log_2(0.18/0.02)=481$ 天。

8. Etymologia: influenza. *Emerging Infectious Diseases* 12(1): 179, 2006.

第 1 章

1. Dumas A., *The Count of Monte Cristo* (1844–46), Chapter 117.

2. Kucharski A.J. et al., 'Using paired serology and surveillance data to quantify dengue transmission and control during a large outbreak in Fiji', *eLIFE*,

2018.

3. Pastula D.M. et al., 'Investigation of a Guillain-Barré syndrome cluster in the Republic of Fiji', *Journal of the Neurological Sciences*, 2017; Musso D. et al., 'Rapid spread of emerging Zika virus in the Pacific area', *Clinical Microbiology and Infection*, 2014; Sejvar J.J. et al., 'Population incidence of Guillain-Barré syndrome: a systematic review and meta-analysis', *Neuroepidemiology*, 2011.

4. Willison H.J. et al., 'Guillain-Barré syndrome', *The Lancet*, 2016.

5. Kron J., 'In a Remote Ugandan Lab, Encounters with the Zika Virus and Mosquitoes Decades Ago', *New York Times*, 5 April 2016.

6. Amorim M. and Melo A.N., 'Revisiting head circumference of Brazilian newborns in public and private maternity hospitals', *Arquivos de Neuro-Psiquiatria*, 2017.

7. World Health Organization, 'WHO statement on the first meeting of the International Health Regulations (2005) (IHR 2005) Emergency Committee on Zika virus and observed increase in neurological disorders and neonatal malformations', 2016.

8. Rasmussen S.A. et al., 'Zika Virus and Birth Defects – Reviewing the Evidence for Causality', *NEJM*, 2016.

9. Rodrigues L.C., 'Microcephaly and Zika virus infection', *The Lancet*, 2016.

10. 除非另有说明，否则背景信息均来自：Ross R., *The Prevention of Malaria* (New York, 1910); Ross R., *Memoirs, with a Full Account of the Great Malaria Problem and Its Solution* (London, 1923)。

11. Barnes J., *The Beginnings of the Cinema in England, 1894–1901: Volume 1: 1894–1896* (University of Exeter Press, 2015).

12. Joy D.A. et al., 'Early origin and recent expansion of *Plasmodium falciparum*', *Science*, 2003.

13. Mason-Bahr P., 'The Jubilee of Sir Patrick Manson: A Tribute to His Work on the Malaria Problem', *Postgraduate Medical Journal*, 1938.

14. To K.W.K. and Yuen K-Y., 'In memory of Patrick Manson, founding father of tropical medicine and the discovery of vector-borne infections', *Emerging Microbes and Infections*, 2012.

15. Burton R., *First Footsteps in East Africa* (London, 1856).

16. Hsu E., 'Reflections on the "discovery" of the antimalarial *qinghao*', *British Journal of Clinical Pharmacology*, 2006.

17. Sallares R., *Malaria and Rome: A History of Malaria in Ancient Italy* (Oxford University Press, 2002).

18. 罗斯称，已告知参与者该实验的内容，并且有正当理由冒险进行这一实验："我认为自己有充分的理由开展此项实验，一是因为该实验如果出现积极效果将具有重要意义，二是我手上有特效药奎宁。"（引自：罗斯，1923）然而，并不清楚罗斯是否向实验参与者充分解释了实验的风险，而且与现代研究中所用的抗疟药相比，奎宁的药效要逊一筹。（见：Achan J. et al., 'Quinine, an old anti-malarial drug in a modern world: role in the treatment of malaria', *Malaria Journal*, 2011。）我们将在第7章中详细介绍人体实验的伦理问题。

19. Bhattacharya S. et al., 'Ronald Ross: Known scientist, unknown man', *Science and Culture*, 2010.

20. Chernin E., 'Sir Ronald Ross vs. Sir Patrick Manson: A Matter of Libel', *Journal of the History of Medicine and Allied Sciences*, 1988.

21. Manson-Bahr P., *History of the School of Tropical Medicine in London, 1899–1949*, (London, 1956).

22. Reiter P., 'From Shakespeare to Defoe: Malaria in England in the Little Ice Age', *Emerging Infectious Diseases*, 2000.

23. High R., 'The Panama Canal – the American Canal Construction', *International Construction*, October 2008.

24. Griffing S.M. et al., 'A historical perspective on malaria control in Brazil', *Memórias do Instituto Oswaldo Cruz,* 2015.

25. Jorland G. et al., *Body Counts: Medical Quantification in Historical and Sociological Perspectives* (McGill-Queen's University Press, 2005).

26. Fine P.E.M., 'John Brownlee and the Measurement of Infectiousness: An Historical Study in Epidemic Theory', *Journal of the Royal Statistical Society, Series A,* 1979.

27. Fine P.E.M., 'Ross's *a priori* Pathometry – a Perspective', *Proceedings of the Royal Society of Medicine,* 1975.

28. Ross R., 'The Mathematics of Malaria', *The British Medical Journal,* 1911.

29. Reiter P., 'From Shakespeare to Defoe: Malaria in England in the Little Ice Age', *Emerging Infectious Diseases,* 2000.

30. 有关麦肯德里克的背景信息见：Gani J., 'Anderson Gray McKendrick', *StatProb: The Encyclopedia Sponsored by Statistics and Probability Societies*。

31. Letter GB 0809 Ross/106/28/60. Courtesy, Library & Archives Service, London School of Hygiene & Tropical Medicine. © Ross Family.

32. Letter GB 0809 Ross/106/28/112. Courtesy, Library & Archives Service, London School of Hygiene & Tropical Medicine. © Ross Family.

33. Heesterbeek J.A., 'A Brief History of R_0 and a Recipe for Its Calculation', *Acta Biotheoretica,* 2002.

34. 有关科马克的背景信息见：Davidson J.N., 'William Ogilvy Kermack', *Biographical Memoirs of Fellows of the Royal Society,* 1971; Coutinho S.C., 'A lost chapter in the pre-history of algebraic analysis: Whittaker on contact transformations', *Archive for History of Exact Sciences,* 2010。

35. Kermack W.O. and McKendrick A.G., 'A Contribution to the Mathematical Theory of Epidemics', *Proceedings of the Royal Society A*, 1927.

36. Fine P.E.M., 'Herd Immunity: History, Theory, Practice', *Epidemiologic Reviews*, 1993; Farewell V. and Johnson T., 'Major Greenwood (1880–1949): a biographical and bibliographical study', *Statistics in Medicine*, 2015.

37. Dudley S.F., 'Herds and Individuals', *Public Health*, 1928.

38. Hendrix K.S. et al., 'Ethics and Childhood Vaccination Policy in the United States', *American Journal of Public Health*, 2016.

39. Fine P.E.M., 'Herd Immunity: History, Theory, Practice', *Epidemiologic Reviews*, 1993.

40. Duffy M.R. et al., 'Zika Virus Outbreak on Yap Island, Federated States of Micronesia', *NEJM*, 2009.

41. Mallet H-P. et al., 'Bilan de l'épidémie à virus Zika survenue en Polynésie française, 2013–14', *Bulletin d'information sanitaires, épidémiologiques et statistiques*, 2015.

42. Cao-Lormeau V.M. et al., 'Guillain-Barré Syndrome outbreak associated with Zika virus infection in French Polynesia: A case-control study', *The Lancet*, 2016.

43. Stoddard S.T. et al., 'House-to-house human movement drives dengue virus transmission', *PNAS*, 2012.

44. Kucharski A.J. et al., 'Transmission Dynamics of Zika Virus in Island Populations: A Modelling Analysis of the 2013–14 French Polynesia Outbreak', *PLOS Neglected Tropical Diseases*, 2016.

45. Faria N.R. et al., 'Zika virus in the Americas: Early epidemiological and genetic findings', *Science*, 2016.

46. Andronico A. et al., 'Real-Time Assessment of Health-Care

Requirements During the Zika Virus Epidemic in Martinique', *American Journal of Epidemiology*, 2017.

47. Rozé B. et al., 'Guillain-Barré Syndrome Associated with Zika Virus Infection in Martinique in 2016: A Prospective Study', *Clinical Infectious Diseases*, 2017.

48. Fine P.E.M., 'Ross's *a priori* Pathometry – a Perspective', *Proceedings of the Royal Society of Medicine*, 1975.

49. Ross R., 'An Application of the Theory of Probabilities to the Study of *a priori* Pathometry – Part I', *Proceedings of the Royal Society A*, 1916.

50. Clarke B., 'The challenge facing first-time buyers', *Council of Mortgage Lenders*, 2015.

51. Rogers E.M., *Diffusion of Innovations*, 3rd Edition, (New York, 1983).

52. 背景信息见：Bass F.M., 'A new product growth for model consumer durables', *Management Science*, 1969。

53. Bass F.M., Comments on 'A new product growth for model consumer durables', *Management Science*, 2004.

54. 罗斯的简易"易感者"模型可以写为：dS/dt = − bSI, dI/dt = bSI, 其中 b 在这里指的是感染率。当 dI/dt 增长最快的时候，也就是 dI/dt 的二阶导数为零时，新增感染的发生速度达到峰值。利用乘积法则可得：I = (3 − sqrt(3))/6 = 0.21。

55. Jackson A.C., 'Diabolical effects of rabies encephalitis', *Journal of NeuroVirology*, 2016.

56. Robinson A. et al., '*Plasmodium*-associated changes in human odor attract mosquitoes', *PNAS*, 2018.

57. Van Kerckhove K. et al., 'The Impact of Illness on Social Networks: Implications for Transmission and Control of Influenza', *American Journal of*

Epidemiology, 2013.

58. 有关哈德森背景的信息见：O'Connor J.J. et al., 'Hilda Phoebe Hudson', JOC/EFR, 2002; Warwick A., *Masters of Theory: Cambridge and the Rise of Mathematical Physics* (University of Chicago Press, 2003)。

59. Hudson H., 'Simple Proof of Euclid II. 9 and 10', *Nature*, 1891.

60. Chambers S., 'At last, a degree of honour for 900 Cambridge women', *The Independent*, 30 May 1998.

61. Ross R. and Hudson H., 'An Application of the Theory of Probabilities to the Study of *a priori* Pathometry. Part II and Part III', *Proceedings of the Royal Society A*, 1917.

62. Letter GB 0809 Ross/161/11/01. Courtesy, Library & Archives Service, London School of Hygiene & Tropical Medicine. © Ross Family; Aubin D. et al., 'The War of Guns and Mathematics: Mathematical Practices and Communities in France and Its Western Allies around World War I', *American Mathematical Society*, 2014.

63. Ross R., 'An Application of the Theory of Probabilities to the Study of *a priori* Pathometry. Part I', *Proceedings of the Royal Society A*, 1916.

第 2 章

1. 数学家安德鲁·奥德莱兹科指出，最终的损失甚至可能超过了 20 000 英镑。此外，他认为 1720 年的 1 英镑等价于今天的 1 000 英镑。牛顿当时在剑桥大学担任教授，年薪大约为 100 英镑。见：Odlyzko A., 'Newton's financial misadventures in the South Sea Bubble', *Notes and Records, The Royal Society*, 2018。

2. 有关爱德华·索普和詹姆斯·西蒙斯的背景信息见：Patterson S.,

The Quants (Crown Business New York, 2010)。有关长期资本管理公司的背景信息见：Lowenstein R., *When Genius Failed: The Rise and Fall of Long Term Capital Management* (Random House, 2000)。

3. Allen F. et al, 'The Asian Crisis and the Process of Financial Contagion', *Journal of Financial Regulation and Compliance*, 1999. 关于"金融传染"这一术语广泛流行的数据来自谷歌书籍词频统计器（Google Ngram Viewer）。

4. 有关债务抵押证券的背景信息见：MacKenzie D. et al, '"The Formula That Killed Wall Street"? The Gaussian Copula and the Cultures of Modelling', 2012。

5. 'Deutsche Bank appoints Sajid Javid Head of Global Credit Trading, Asia', *Deutsche Bank Media Release*, 11 October 2006; Roy S., 'Credit derivatives: Squeeze is over for EM CDOs', *Euromoney*, 27 July 2006; Herrmann J., 'What Thatcherite union buster Sajid Javid learned on Wall Street', *The Guardian*, 15 July 2015.

6. Dermn E., 'Model Risk', *Goldman Sachs Quantitative Strategies Research Notes*, April 1996.

7. CNBC interview, 1 July 2005.

8. 见 MacKenzie et al（2012）："危机不是由'模型失灵'导致的，而是因创意十足且机敏博闻的参与者有意利用模型来管理才出现的。"作者引用了几个人为例，这些人用模型玩弄算术游戏，使债务抵押证券看起来不仅能赢利而且风险也很低。

9. Tavakoli J., 'Comments on SEC Proposed Rules and Oversight of NRSROs', Letter to Securities and Exchange Commission, 13 February 2007.

10. MacKenzie D. et al., '"The Formula That Killed Wall Street"? The Gaussian Copula and the Culture of Modelling', 2012.

11. *New Directions for Understanding Systemic Risk* (National Academies Press, Washington DC, 2007).

12. Chapple S., 'Math expert finds order in disorder, including stock market', *San Diego Union-Tribune*, 28 August 2011.

13. May R., 'Epidemiology of financial networks', Presentation at LSHTM John Snow bicentenary event, April 2013. YouTube 上有视频。

14. 关于梅参与的背景信息见第 13 条。

15. 'Was tulipmania irrational?', *The Economist*, 4 October 2003.

16. Goldgar A., 'Tulip mania: the classic story of a Dutch financial bubble is mostly wrong', *The Conversation*, 12 February 2018.

17. "泡沫"一词的来源与解释见：https://www.etymonline.com/word/bubble。

18. Fregen R.G.P. et al., 'New Evidence on the First Financial Bubble', *Journal of Financial Economics*, 2013.

19. Odlyzko A., 'Newton's financial misadventures in the South Sea Bubble', *Notes and Records, The Royal Society*, 2018.

20. Odlyzko A., 'Collective hallucination and inefficient markets: The British Railway Mania of the 1840s', 2010.

21. 经作者许可转载，见：Frehen R.G.P. et al., 'New Evidence on the First Financial Bubble', *Journal of Financial Economics*, 2013。

22. Kindleberger C.P. et al., *Manias, Panics and Crashes: A History of Financial Crises* (Palgrave Macmillan, New York, 1978).

23. Rodrigue J-P., 'Stages of a bubble', extract from *The Geography of Transport Systems* (Routledge, New York, 2017). https://transportgeograph.org/?page_id=9035.

24. Sornette D. et al., 'Financial bubbles: mechanisms and diagnostics', *Review of Behavioral Economics*, 2015.

25. Coffman K.G. et al., 'The size and growth rate of the internet', *First*

Monday, October 1998.

26. Odlyzko A., 'Internet traffic growth: Sources and implications', 2000.

27. John Oliver on cryptocurrency: 'You're not investing, you're gambling', *The Guardian*, 12 March 2018.

28. 见：https://www.coindesk.com/price/biction。2017 年 12 月 18 日时的价格为 19 395 美元，2018 年 12 月 16 日时的价格为 3 220 美元。

29. Rodrigue J-P., 'Stages of a bubble', extract from *The Geography of Transport Systems* (Routledge, New York, 2017). https://transportgeography.org/?page_id=9035.

30. Kindleberger C.P. et al., *Manias, Panics and Crashes: A History of Financial Crises* (Palgrave Macmillan, New York, 1978).

31. Odlyzko A., 'Collective hallucination and inefficient markets: The British Railway Mania of the 1840s', 2010.

32. Sandbu M., 'Ten years on: Anatomy of the global financial meltdown', *Financial Times*, 9 August 2017.

33. Alessandri P. et al., 'Banking on the State', *Bank of England Paper*, November 2009.

34. Elliott L. and Treanor J., 'The minutes that reveal how the Bank of England handled the financial crisis', *The Guardian*, 7 January 2015.

35. 作者 2017 年 8 月对尼姆·阿利纳敏帕斯的采访。

36. Brauer F., 'Mathematical epidemiology: Past, present, and future', *Infectious Disease Modelling*, 2017; Bartlett M.S., 'Measles Periodicity and Community Size', *Journal of the Royal Statistical Society. Series A*, 1957.

37. Heesterbeek J.A., 'A Brief History of R_0 and a Recipe for Its Calculation', *Acta Biotheoretica*, 2002.

38. Smith D.L. et al., 'Ross, Macdonald, and a Theory for the Dynamics and

Control of Mosquito-Transmitted Pathogens', *PLOS Pathogens*, 2012.

39. Nájera J.A. et al., 'Some Lessons for the Future from the Global Malaria Eradication Programme (1955-1969)', *PLOS Medicine*, 2011. 世界卫生组织曾于 1953 年发起在全球根除天花的提议，但各国的反应都不太积极。

40. 有关再生数的背景信息见：Heesterbeek J.A., 'A Brief History of R_0 and a Recipe for Its Calculation', *Acta Biotheoretica*, 2002。

41. 对再生数的估计见：Fraser C. et al., 'Pandemic potential of a strain of influenza A (H1N1): early findings', *Science*, 2009; WHO Ebola Response Team, 'Ebola Virus Disease in West Africa — The First 9 Months of the Epidemic and Forward Projections', *NEJM*, 2014; Riley S. et al., 'Transmission dynamics of the etiological agent of SARS in Hong Kong', *Science*, 2003; Gani R. and Leach S., 'Transmission potential of smallpox in contemporary populations', *Nature*, 2001; Anderson R.M. and May R.M., *Infectious Diseases of Humans: Dynamics and Control* (Oxford University Press, Oxford, 1992); Guerra F.M. et al., 'The basic reproduction number (R_0) of measles: a systemic review', *The Lancet*, 2017。

42. Centers for Disease Control and Prevention, 'Transmission of Measles', 2017. https//www.cdc.gov/measles/transmission/html.

43. Fine P.E.M. and Anderson R.M., 'Measles in England and Wales— I: An analysis of Factors Underlying Seasonal Patterns', *International Journal of Epidemiology*, 1982.

44. 'How Princess Diana changed attitudes to AIDS', BBC News Online, 5 April 2017.

45. May R.M. and Anderson R.M., 'Transmission dynamics of HIV infection', *Nature*, 1987.

46. Eakle R. et al., 'Pre-exposure prophylaxis (PrEP) in an era of stalled HIV prevention: Can it change the game?', *Retrovirology*, 2018.

47. Anderson R.M. and May R.M., *Infectious Diseases of Humans: Dynamics and Control* (Oxford University Press, Oxford, 1992).

48. Fenner F. et al., 'Smallpox and Its Eradication', World Health Organization, 1988.

49. Wehrle P.F. et al., 'An Airborne Outbreak of Smallpox in a German Hospital and Its Significance with Respect to Other Recent Outbreaks in Europe', *Bulletin of the World Health Organization*, 1970.

50. Woolhouse M.E.J. et al., 'Heterogeneities in the transmission of infectious agents: Implications for the design of control programs', *PNAS*, 1997. 此理论基于 19 世纪经济学家维尔弗雷多·帕累托（Vilfredo Pareto）的一项发现：20% 的意大利人拥有 80% 的土地。

51. Lloyd-Smith J.O. et al., 'Superspreading and the effect of individual variation on disease emergence', *Nature*, 2005.

52. Worobey M. et al., '1970s and "Patient 0" HIV-1 genomes illuminate early HIV/AIDS history in North America', *Nature*, 2016.

53. Cumming J.G. 'An epidemic resulting from the contamination of ice cream by a typhoid carrier', *Journal of the American Medical Association*, 1917.

54. Bollobas B., 'To Prove and Conjecture: Paul Erdős and His Mathematics', *American Mathematical Monthly*, 1998.

55. Potterat J.J., et al., 'Sexual network structure as an indicator of epidemic phase', *Sexually Transmitted Infections*, 2002.

56. Watts D.J. and Strogatz S.H., 'Collective dynamics of "small-world" networks', *Nature*, 1998.

57. Barabási A.L. and Albert R., 'Emergence of Scaling in Random Networks', *Science*, 1999. 类似理论出现于 20 世纪 70 年代，物理学家德瑞克·约翰·德索拉·普莱斯（Derek de Solla Price）当时对一些学术出版物进行了分

析，他认为偏好依附（preferential attachment）可以解释引用次数的巨大差异：一篇已经被高引用的论文更有可能被引用，见：Price D.D.S., 'A General Theory of Bibliometric and Other Cumulative Advantage Processes', *Journal of the American Society for Information Science*, 1976。

58. Liljeros F. et al., 'The web of human sexual contacts', *Nature*, 2001; de Blasio B. et al., 'Preferential attachment in sexual networks', *PNAS*, 2007.

59. Yorke J.A. et al., 'Dynamics and control of the transmission of gonorrhea', *Sexually Transmitted Diseases*, 1978.

60. May R.M. and Anderson R.M., 'The Transmission Dynamics of Human Immunodeficiency Virus (HIV)', *Philosophical Transactions of the Royal Society B*, 1988.

61. Foy B.D. et al., 'Probable Non–Vector-borne Transmission of Zika Virus, Colorado, USA', *Emerging Infectious Diseases*, 2011.

62. Counotte M.J. et al., 'Sexual transmission of Zika virus and other flaviviruses: A living systematic review', *PLOS Medicine*, 2018; Folkers K.M., 'Zika: The Millennials' S.T.D.?', *New York Times*, 20 August 2016.

63. 其他研究人员也得出了相同的结论，见：Yakob L. et al., 'Low risk of a sexually-transmitted Zika virus outbreak', *The Lancet Infectious Diseases*, 2016; Althaus C.L. and Low N., 'How Relevant Is Sexual Transmission of Zika Virus?' *PLOS Medicine*, 2016。

64. 有关 HIV/AIDS 早期传播的背景信息见：Worobey et al., '1970s and "Patient 0" HIV-1 genomes illuminate early HIV/AIDS history in North America', *Nature*, 2016; McKay R.A., '"Patient Zero": The Absence of a Patient's View of the Early North American AIDS Epidemic', *Bulletin of the History of Medicine*, 2014。

65. 美国疾病控制与预防中心的名称 1992 年才从 Center for Disease Control and Prevention 变更为 Centers for Disease Control and Prevention。

66. McKay R.A., "Patient Zero": The Absence of a Patient's View of the Early North American AIDS Epidemic. *Bull Hist Med*, 2014.

67. Sapatkin D., 'AIDS: The truth about Patient Zero', *The Philadelphia Inquirer*, 6 May 2013.

68. WHO. Mali case, 'Ebola imported from Guinea: Ebola situation assessment', 10 November 2014.

69. Robert A. et al., 'Determinants of transmission risk during the late stage of the West African Ebola epidemic', *American Journal of Epidemiology*, 2019.

70. Nagel T., 'Moral Luck', 1979.

71. Potterat J.J. et al., 'Gonorrhoea As a Social Disease', *Sexually Transmitted Diseases*, 1985.

72. Potterat J.J., *Seeking the Positives: A Life Spent on the Cutting Edge of Public Health* (Createspace, 2015).

73. Kilikpo Jarwolo J.L., 'The Hurt — and Danger — of Ebola Stigma', ActionAid, 2015.

74. Frith J., 'Syphilis – Its Early History and Treatment until Penicillin and the Debate on its Origins', *Journal of Military and Veterans' Health*, 2012.

75. Badcock J., 'Pepe's story: How I survived Spanish flu', BBC News Online, 21 May 2018.

76. Enserink M., 'War Stories', *Science*, 15 March 2013.

77. Lee J-W. and McKibbin W.J., 'Estimating the global economic costs of SARS', from *Learning from SARS: Preparing for the Next Disease Outbreak: Workshop Summary* (National Academies Press, 2004).

78. Haldane A., 'Rethinking the Financial Network', Bank of England, 28 April 2009.

79. Crampton T., 'Battling the spread of SARS, Asian nations escalate travel restrictions', *New York Times*, 12 April 2003. 尽管暴发期间实施了旅行限制，但这些限制措施相较于确诊病例和追踪接触者而言，可能对于控制疫情收效甚微。实际上，世界卫生组织并不推荐暴发期间实施限制旅行的措施，见：'World Health Organization. Summary of WHO measures related to international travel', WHO, 24 June 2003。

80. Owens R.E. and Schreft S.L., 'Identifying Credit Crunches', *Contemporary Economic Policy*, 1995.

81. 背景信息及引用内容见 2018 年 7 月作者对安迪·霍尔丹的采访。

82. Soramaki K. et al., 'The topology of interbank payment flows', *Federal Reserve Bank of New York Staff Report*, 2006.

83. Gupta S. et al., 'Networks of sexual contacts: implications for the pattern of spread of HIV', *AIDS*, 1989.

84. Haldane A. and May R.M., 'The birds and the bees, and the big banks', *Financial Times*, 20 February 2011.

85. Haldane A., 'Rethinking the Financial Network', Bank of England, 28 April 2009.

86. Buffett W., Letter to the Shareholders of Berkshire Hathaway Inc., 27 February 2009.

87. Keynes J.M., 'The Consequences to the Banks of the Collapse of Money Values', 1931 (from *Essays in Persuasion*).

88. Tavakoli J., Comments on SEC Proposed Rules and Oversight of NRSROs. Letter to Securities and Exchange Commission, 13 February 2007.

89. Arinaminpathy N. et al., 'Size and complexity in model financial systems', *PNAS*, 2012; Caccioli F. et al., 'Stability analysis of financial contagion due to overlapping portfolios', *Journal of Banking & Finance*, 2014; Bardoscia M. et al., 'Pathways towards instability in financial networks', *Nature Communications*, 2017.

90. Haldane A. and May R.M., 'The birds and the bees, and the big banks', *Financial Times*, 20 February 2011.

91. Authers J., 'In a crisis, sometimes you don't tell the whole story', *Financial Times*, 8 September 2018.

92. Arinaminpathy N. et al., 'Size and complexity in model financial systems', *PNAS*, 2012.

93. Independent Commission on Banking. Final Report Recommendations, September 2011.

94. Withers I., 'EU banks spared ringfencing rules imposed on British lenders', *The Telegraph*, 24 October 2017.

95. Bank for International Settlements. Statistical release: 'OTC derivatives statistics at end-June 2018', 31 October 2018.

96. 作者 2018 年 9 月对芭芭拉·卡苏的采访。

97. Jenkins P., 'How much of a systemic risk is clearing?', *Financial Times*, 8 January 2018.

98. Battiston S. et al., 'The price of complexity in financial networks', *PNAS*, 2016.

第 3 章

1. 背景信息见：Shifman M., *ITEP Lectures in Particle Physics*, arXiv, 1995.

2. Pais A. J., *Robert Oppenheimer: A Life* (Oxford University Press, 2007).

3. Goffman W. and Newill V.A., 'Generalization of epidemic theory: An application to the transmission of ideas', *Nature*, 1964. 不过，戈夫曼的类比有一定局限性。尤其是，他声称 SIR 模型也适用于谣言的传播，其他人却认为，对该模型进行微调就会产生迥异的结果。例如，在一个简单的流行病模

型中，我们通常假设人们在一段时间后不再有传染性，对许多疾病来说，这都很合理。但剑桥大学的数学家达里尔·戴利（Daryl Daley）和大卫·肯德尔（David Kendall）指出，在谣言模型中，传播者不一定会自然"康复"，可能只有当他们遇到其他已经听过谣言的人时，才会停止散播谣言，见：Daley D.J. and Kendall D.G., 'Epidemics and rumours', *Nature*, 1964。

4. Landau genius scale. http://www.eoht.info/page/Landau+genius+scale.

5. Khalatnikov I.M and Sykes J.B. (eds.), *Landau: The Physicist and the Man: Recollections of L.D. Landau* (Pergamon, 2013).

6. Bettencourt L.M.A. et al., 'The power of a good idea: Quantitative modeling of the spread of ideas from epidemiological models', *Physica A*, 2006.

7. Azouly P. et al., 'Does Science Advance One Funeral at a Time?', *National Bureau of Economic Research working paper*, 2015.

8. Catmull E., 'How Pixar Fosters Collective Creativity', *Harvard Business Review*, September 2008.

9. Grove J., 'Francis Crick Institute: "gentle anarchy" will fire research', *THE*, 2 September 2016.

10. Bernstein E.S. and Turban S., 'The impact of the "open" workspace on human collaboration', *Philosophical Transactions of the Royal Society B*, 2018.

11. 事件背景和引文见：'History of the National Survey of Sexual Attitudes and Lifestyles', Witness Seminar held by the Wellcome Trust Centre for the History of Medicine at UCL, London, on 14 December 2009。

12. Mercer C.H. et al., 'Changes in sexual attitudes and lifestyles in Britain through the life course and over time: findings from the National Surveys of Sexual Attitudes and Lifestyles (Natsal)', *The Lancet*, 2013.

13. http://www.bbc.co.uk/pandemic.

14. Van Hoang T. et al., 'A systematic review of social contact surveys to

inform transmission models of close contact infections', *BioRxiv*, 2018.

15. Mossong J. et al., 'Social Contacts and Mixing Patterns Relevant to the Spread of Infectious Diseases', *PLOS Medicine*, 2008; Kucharski A.J. et al., 'The Contribution of Social Behaviour to the Transmission of Influenza A in a Human Population', *PLOS Pathogens*, 2014.

16. Eames K.T.D. et al., 'Measured Dynamic Social Contact Patterns Explain the Spread of H1N1v Influenza', *PLOS Computational Biology*, 2012; Eames K.T.D., 'The influence of school holiday timing on epidemic impact', *Epidemiology and Infection*, 2013; Baguelin M. et al., 'Vaccination against pandemic influenza A/H1N1v in England: a real-time economic evaluation', *Vaccine*, 2010.

17. Eggo R.M. et al., 'Respiratory virus transmission dynamics determine timing of asthma exacerbation peaks: Evidence from a population-level model', *PNAS*, 2016.

18. Kucharski A.J. et al., 'The Contribution of Social Behaviour to the Transmission of Influenza A in a Human Population', *PLOS Pathogens*, 2014.

19. Byington C.L. et al., 'Community Surveillance of Respiratory Viruses Among Families in the Utah Better Identification of Germs-Longitudinal Viral Epidemiology (BIG-LoVE) Study', *Clinical Infectious Diseases*, 2015.

20. Brockmann D. and Helbing D., 'The Hidden Geometry of Complex, Network-Driven Contagion Phenomena', *Science*, 2013.

21. Gog J.R. et al., 'Spatial Transmission of 2009 Pandemic Influenza in the US', *PLOS Computational Biology*, 2014.

22. Keeling M.J. et al., 'Individual identity and movement networks for disease metapopulations', *PNAS*, 2010.

23. Odlyzko A., 'The forgotten discovery of gravity models and the inefficiency of early railway networks', 2015.

24. Christakis N.A. and Fowler J.H., 'Social contagion theory: examining dynamic social networks and human behavior', *Statistics in Medicine*, 2012.

25. Cohen-Cole E. and Fletcher J.M., 'Detecting implausible social network effects in acne, height, and headaches: longitudinal analysis', *British Medical Journal*, 2008.

26. Lyons R., 'The Spread of Evidence-Poor Medicine via Flawed Social-Network Analysis', *Statistics, Politics, and Policy*, 2011.

27. Norscia I. and Palagi E., 'Yawn Contagion and Empathy in *Homo sapiens*', *PLOS ONE*, 2011. 需要注意的是，尽管开展打哈欠实验相当容易，但解释结果却并不简单。见：Kapitány R. and Nielsen M., 'Are Yawns really Contagious? A Critique and Quantification of Yawn Contagion', *Adaptive Human Behavior and Physiology*, 2017。

28. Norscia I. et al., 'She more than he: gender bias supports the empathic nature of yawn contagion in *Homo sapiens*', *Royal Society Open Science*, 2016.

29. Millen A. and Anderson J.R., 'Neither infants nor toddlers catch yawns from their mothers', *Royal Society Biology Letters*, 2010.

30. Holle H. et al., 'Neural basis of contagious itch and why some people are more prone to it', *PNAS*, 2012; Sy T. et al., 'The Contagious Leader: Impact of the Leader's Mood on the Mood of Group Members, Group Affective Tone, and Group Processes', *Journal of Applied Psychology*, 2005; Johnson S.K., 'Do you feel what I feel? Mood contagion and leadership outcomes', *The Leadership Quarterly*, 2009; Bono J.E. and Ilies R., 'Charisma, positive emotions and mood contagion', *The Leadership Quarterly*, 2006.

31. Sherry D.F. and Galef B.G., 'Cultural Transmission Without Imitation: Milk Bottle Opening by Birds', *Animal Behaviour*, 1984.

32. 相关背景见：Aplin L.M. et al., 'Experimentally induced innovations lead to persistent culture via conformity in wild birds', *Nature*, 2015。引自作者 2017 年 8 月对露西·阿普林的采访。

33. Weber M., *Economy and Society* (Bedminster Press Incorporated, New York, 1968).

34. Manski C., 'Identification of Endogenous Social Effects: The Reflection Problem', *Review of Economic Studies*, 1993.

35. Datar A. and Nicosia N., 'Association of Exposure to Communities with Higher Ratios of Obesity with Increased Body Mass Index and Risk of Overweight and Obesity Among Parents and Children', *JAMA Pediatrics*, 2018.

36. 引自作者 2017 年 8 月对迪恩·埃克尔斯的采访。

37. Editorial, 'Epidemiology is a science of high importance', *Nature Communications*, 2018.

38. 有关吸烟和癌症的背景信息见：Howick J. et al., 'The evolution of evidence hierarchies: what can Bradford Hill's "guidelines for causation" contribute?', *Journal of the Royal Society of Medicine*, 2009; Mourant A., 'Why Arthur Mourant Decided To Say "No" To Ronald Fisher', *The Scientist*, 12 December 1988。

39. 事件背景见：Ross R., *Memoirs, With a Full Account of the Great Malaria Problem and its Solution* (London, 1923)。

40. Racaniello V., 'Koch's postulates in the 21st century', *Virology Blog*, 22 January 2010.

41. Alice Stewart's obituary, *The Telegraph*, 16 August 2002.

42. Rasmussen S.A. et al., 'Zika Virus and Birth Defects – Reviewing the Evidence for Causality', *NEJM*, 2016.

43. Greene G., *The Woman Who Knew Too Much: Alice Stewart and the Secrets of Radiation* (University of Michigan Press, 2001).

44. 背景和引文来自作者 2018 年 6 月对尼古拉斯·克里斯塔基斯的采访。

45. Snijders T.A.B., 'The Spread of Evidence-Poor Medicine via Flawed Social-Network Analysis', *SOCNET Archives*, 17 June 2011.

46. Granovetter M.S., 'The Strength of Weak Ties', *American Journal of Sociology*, 1973.

47. Dhand A., 'Social networks and risk of delayed hospital arrival after acute stroke', *Nature Communications*, 2019.

48. 事件背景见：Centola D. and Macy M., 'Complex Contagions and the Weakness of Long Ties', *American Journal of Sociology*, 2007; Centola D., *How Behavior Spreads: The Science of Complex Contagions* (Princeton University Press, 2018)。

49. Darley J.M. and Latane B., 'Bystander intervention in emergencies: Diffusion of responsibility', *Journal of Personality and Social Psychology*, 1968.

50. Centola D., *How Behavior Spreads: The Science of Complex Contagions* (Princeton University Press, 2018).

51. Coviello L. et al., 'Detecting Emotional Contagion in Massive Social Networks', *PLOS ONE*, 2014; Aral S. and Nicolaides C., 'Exercise contagion in a global social network', *Nature Communications*, 2017.

52. Fleischer D., Executive Summary. The Prop 8 Report, 2010. http://prop8report.lgbtmentoring.org/read-the-report/executive-summary.

53. 有关深度游说的背景介绍，见：Issenberg S., 'How Do You Change Someone's Mind About Abortion? Tell Them You Had One', *Bloomberg*, 6 October 2014; Resnick B., 'These scientists can prove it's possible to reduce prejudice', *Vox*, 8 April 2016; Bohannon J., 'For real this time: Talking to people about gay and transgender issues can change their prejudices', *Associated Press*, 7 April 2016。

54. Mandel D.R., 'The psychology of Bayesian reasoning', *Frontiers in Psychology*, 2014.

55. Nyhan B. and Reifler J., 'When Corrections Fail: The persistence of political misperceptions', *Political Behavior*, 2010.

56. Wood T. and Porter E., 'The elusive backfire effect: mass attitudes' steadfast factual adherence', *Political Behavior*, 2018.

57. LaCour M.H. and Green D.P., 'When contact changes minds: An experiment on transmission of support for gay equality', *Science*, 2014.

58. Broockman D. and Kalla J., 'Irregularities in LaCour (2014)', Working paper, May 2015.

59. Duran L., 'How to change views on trans people? Just get personal', Take Two®, 7 April 2016.

60. 评论见: Gelman A., 'LaCour and Green 1, This American Life 0', 16 December 2015, https://statmodeling.stat.columbia.edu/2015/12/16/lacour-and-green-1-this-american-life-0/。

61. Wood T. and Porter E., 'The elusive backfire effect: mass attitudes' steadfast factual adherence', *Political Behavior*, 2018.

62. Weiss R. and Fitzgerald M., 'Edwards, First Lady at Odds on Stem Cells', *Washington Post*, 10 August 2004.

63. 引自作者 2018 年 11 月对布伦丹·奈恩的采访。

64. Nyhan B. et al., 'Taking Fact-checks Literally But Not Seriously? The Effects of Journalistic Fact-checking on Factual Beliefs and Candidate Favorability', *Political Behavior*, 2019.

65. 事例可见: https://twitter.com/brendannyhan/status/859573499333136384。

66. Strudwick P.A., 'Former MP Has Made A Heartfelt Apology For Voting Against Same-Sex Marriage', *BuzzFeed*, 28 March 2017.

67. 还有证据显示，那些曾有立场转变，并能解释转变原因的人，比始终保持某一个观点的人更具有说服力，见：Lyons B.A. et al., 'Conversion messages and attitude change: Strong arguments, not costly signals', *Public Understanding of Science*, 2019。

68. Feinberg M. and Willer R., 'From Gulf to Bridge: When Do Moral Arguments Facilitate Political Influence?', *Personality and Social Psychology Bulletin*, 2015.

69. Roghanizad M.M. and Bohns V.K., 'Ask in person: You're less persuasive than you think over email', *Journal of Experimental Social Psychology*, 2016.

70. How J.J. and De Leeuw E.D., 'A comparison of nonresponse in mail, telephone, and face-to-face surveys', *Quality and Quantity*, 1994; Gerber A.S. and Green D.P., 'The Effects of Canvassing, Telephone Calls, and Direct Mail on Voter Turnout: A Field Experiment', *American Political Science Review*, 2000; Okdie B.M. etal., 'Getting to know you: Face-to-face versus online interactions', *Computers in Human Behavior*, 2011.

71. Swire B. et al., 'The role of familiarity in correcting inaccurate information', *Journal of Experimental Psychology Learning Memory and Cognition*, 2017.

72. 引自作者 2018 年 7 月对布里奥尼·斯怀尔-汤普森的采访。

73. Broockman D. and Kalla J., 'Durably reducing transphobia: A field experiment on door-to-door canvassing', *Science*, 2016.

第 4 章

1. 事件背景和引文来自作者 2018 年 4 月对加里·斯拉特金的采访。

2. 数据来源：Bentle K. et al., '39,000 homicides: Retracing 60 years of

murder in Chicago', *Chicago Tribune*, 9 January 2018; Illinois State Fact Sheet. National Injury and Violence Prevention Resource Center, 2015。

3. Slutkin G., 'Treatment of violence as an epidemic disease', In: Fine P. et al. John Snow's legacy: epidemiology without borders. *The Lancet*, 2013.

4. 斯诺对霍乱的研究的背景见：Snow J., *On the mode of communication of cholera* (London, 1855); Tulodziecki D., 'A case study in explanatory power: John Snow's conclusions about the pathology and transmission of cholera', *Studies in History and Philosophy of Biological and Biomedical Sciences*, 2011; Hempel S., 'John Snow', *The Lancet*, 2013; Brody H. et al., 'Map-making and myth-making in Broad Street: the London cholera epidemic, 1854', *The Lancet*, 2000。

5. 抽象中蕴含的意义见：Seuphor M., *Piet Mondrian: Life and Work* (Abrams, New York, 1956); Tate Modern, 'Five ways to look at Malevich's Black Square', https://www.tate.org.uk/art/artists/kazimir-malevich-1561/five-ways-look-malevichs-black-square。

6. 有关霍乱的事件背景见：Locher W.G., 'Max von Pettenkofer (1818–1901) as a Pioneer of Modern Hygiene and Preventive Medicine', *Environmental Health and Preventive Medicine*, 2007; Morabia A., 'Epidemiologic Interactions, Complexity, and the Lonesome Death of Max von Pettenkofer', *American Journal of Epidemiology*, 2007。

7. García-Moreno C. et al., 'WHO Multi-country Study on Women's Health and Domestic Violence against Women', *World Health Organization*, 2005.

8. 引自作者 2018 年 5 月对夏洛特·沃茨的采访。

9. 有关影响暴力行为"传染"的因素，相关背景见：Patel D.M. et al., *Contagion of Violence: Workshop Summary* (National Academies Press, 2012)。

10. Gould M.S. et al., 'Suicide Clusters: A Critical Review', *Suicide and Life-Threatening Behavior*, 1989.

11. Cheng Q. et al., 'Suicide Contagion: A Systematic Review of Definitions and Research Utility', *PLOS ONE*, 2014.

12. Phillips D.P., 'The Influence of Suggestion on Suicide: Substantive and Theoretical Implications of the Werther Effect', *American Sociological Review*, 1974.

13. WHO. 'Is responsible and deglamourized media reporting effective in reducing deaths from suicide, suicide attempts and acts of self harm?', 2015. https://www.who.int.

14. Fink D.S. et al., 'Increase in suicides the months after the death of Robin Williams in the US', *PLOS ONE*, 2018.

15. Towers S. et al., 'Contagion in Mass Killings and School Shootings', *PLOS ONE*, 2015.

16. Brent D.A. et al., 'An Outbreak of Suicide and Suicidal Behavior in a High School', *Journal of the American Academy of Child and Adolescent Psychiatry*, 1989.

17. Aufrichtig A. et al., 'Want to fix gun violence in America? Go local', *The Guardian*, 9 January 2017.

18. 引自作者 2018 年 4 月对查理·兰斯福德的采访。

19. Confino J., 'Guardian-supported Malawi sex workers' project secures funding from Comic Relief ', *The Guardian*, 9 June 2010.

20. Bremer S., '10 Shot, 2 Fatally, at Vigil on Chicago's Southwest Side', *NBC Chicago*, 7 May 2017.

21. Tracy M. et al., 'The Transmission of Gun and Other Weapon-Involved Violence Within Social Networks', *Epidemiologic Reviews*, 2016.

22. Green B. et al., 'Modeling Contagion Through Social Networks to Explain and Predict Gunshot Violence in Chicago, 2006 to 2014', *JAMA Internal Medicine*, 2017.

23. 通过使用负二项子代分布拟合格林等人研究中的群体样本分布特

点，我得到的离散参数 k 的最大估计值为 0.096（方法见：Blumberg S. and Lloyd-Smith J.O., *PLOS Computational Biology*, 2013）。一个对比供参考，MERS-CoV 的 R 值为 0.63，k 值为 0.25（见：Kucharski A.J. and Althaus C.L., 'The role of superspreading in Middle East respiratory syndrome coronavirus (MERS-CoV) transmission', *Eurosurveillance*, 2015）。

24. Fenner F. et al., *Smallpox and its Eradication* (World Health Organization, Geneva, 1988).

25. 对阻断暴力的方法的评估见：Skogan W.G. et al., 'Evaluation of CeaseFire-Chicago', U.S. Department of Justice report, March 2009; Webster D.W. et al., 'Evaluation of Baltimore's Safe Streets Program', Johns Hopkins report, January 2012; Thomas R. et al., 'Investing in Intervention: The Critical Role of State-Level Support in Breaking the Cycle of Urban Gun Violence', Giffords Law Center report, 2017。

26. 对"治愈暴力"项目的批评的例子：Page C., 'The doctor who predicted Chicago's homicide epidemic', *Chicago Tribune*, 30 December 2016; 'We need answers on anti-violence program', *Chicago Sun Times*, 1 July 2014。

27. Patel D.M. et al., *Contagion of Violence: Workshop Summary* (National Academies Press, 2012).

28. 相关背景见：Seenan G., 'Scotland has second highest murder rate in Europe', *The Guardian*, 26 September 2005; Henley J., 'Karyn McCluskey: the woman who took on Glasgow's gangs', *The Guardian*, 19 December 2011; Ross P., 'No mean citizens: The success behind Glasgow's VRU', *The Scotsman*, 24 November 2014; Geoghegan P., 'Glasgow smiles: how the city halved its murders by "caring people into change"', *The Guardian*, 6 April 2015; '10 Year Strategic Plan', Scottish Violence Reduction Unit, 2017。

29. Adam K., 'Glasgow was once the "murder capital of Europe". Now it's a model for cutting crime', *Washington Post*, 27 October 2018.

30. 针对减少暴力小组的全方位正式评估尚未发布，但已有针对其部分工作的评估，见：Williams D.J. et al., 'Addressing gang-related violence in Glasgow: A preliminary pragmatic quasi-experimental evaluation of the Community Initiative to Reduce Violence (CIRV)', *Aggression and Violent Behavior*, 2014; Goodall C. et al., 'Navigator: A Tale of Two Cities', 12 Month Report, 2017。

31. 'Mayor launches new public health approach to tackling serious violence', London City Hall press release, 19 September 2018; Bulman M., 'Woman who helped dramatically reduce youth murders in Scotland urges London to treat violence as a "disease"', *The Independent*, 5 April 2018.

32. 有关南丁格尔在克里米亚战场工作的事件背景见：Gill C.J. and Gill G.C., 'Nightingale in Scutari: Her Legacy Reexamined', *Clinical Infectious Diseases*, 2005; Nightingale F., *Notes on Matters Affecting the Health, Efficiency, and Hospital Administration of the British Army: Founded Chiefly on the Experience of the Late War* (London, 1858); Magnello M.E., 'Victorian statistical graphics and the iconography of Florence Nightingale's polar area graph', *Journal of the British Society for the History of Mathematics Bulletin*, 2012。

33. Nelson S. and Rafferty A.M., *Notes on Nightingale: The Influence and Legacy of a Nursing Icon* (Cornell University Press, 2012).

34. 关于法尔的背景信息见：Lilienfeld D.E., 'Celebration: William Farr (1807–1883) – an appreciation on the 200th anniversary of his birth', *International Journal of Epidemiology*, 2007; Humphreys N.A., 'Vital statistics: a memorial volume of selections from the reports and writings of William Farr', *The Sanitary Institute of Great Britain*, 1885。

35. Nightingale F., *A Contribution to the Sanitary History of the British Army During the Late War with Russia* (London, 1859).

36. 引自：Diamond M. and Stone M., 'Nightingale on Quetelet', *Journal of the Royal Statistical Society A*, 1981。

37. Cook E., *The Life of Florence Nightingale* (London, 1913).

38. 引自：MacDonald L., *Florence Nightingale on Society and Politics, Philosophy, Science, Education and Literature* (Wilfrid Laurier University Press, 2003)。

39. Pearson K., *The Life, Letters and Labours of Francis Galton* (Cambridge University Press, London, 1914).

40. Patel D.M. et al., *Contagion of Violence: Workshop Summary* (National Academies Press, 2012).

41. 数据引自：Grinshteyn E. and Hemenway D., 'Violent Death Rates: The US Compared with Other High-income OECD Countries, 2010', *The American Journal of Medicine*, 2016; Koerth-Baker M., 'Mass Shootings Are A Bad Way To Understand Gun Violence', *Five Thirty Eight*, 3 October 2017。

42. 相关背景见：Thompson B., 'The Science of Violence', *Washington Post*, 29 March 1998; Wilkinson F., 'Gunning for Guns', *Rolling Stone*, 9 December 1993。

43. Cillizza C., 'President Obama's amazingly emotional speech on gun control', *Washington Post*, 5 January 2016.

44. Borger J., 'The Guardian profile: Ralph Nader', *The Guardian*, 22 October 2004.

45. 相关背景见：Jensen C., '50 Years Ago, "Unsafe at Any Speed" Shook the Auto World', *New York Times*, 26 November 2015。

46. Kelly K., 'Car Safety Initially Considered "Undesirable" by Manufacturers, the Government and Consumers', *Huffington Post*, 4 December 2012.

47. Frankel T.C., 'Their 1996 clash shaped the gun debate for years. Now they want to reshape it', *Washington Post*, 30 December 2015.

48. Kates D.B. et al., 'Public Health Pot Shots', *Reason*, April 1997.

49. Turvill J.L. et al., 'Change in occurrence of paracetamol overdose in UK after introduction of blister packs', *The Lancet*, 2000; Hawton K. et al., 'Long term effect of reduced pack sizes of paracetamol on poisoning deaths and liver transplant activity in England and Wales: interrupted time series analyses', *British Medical Journal*, 2013.

50. Dickey J. and Rosenberg M., 'We won't know the cause of gun violence until we look for it', *Washington Post*, 27 July 2012.

51. 事件背景和引文来自作者 2017 年 8 月对托比·戴维斯的采访。

52. Davies T.P. et al., 'A mathematical model of the London riots and their policing', *Scientific Reports*, 2013.

53. 一个例子：Myers P., 'Staying streetwise', *Reuters*, 8 September 2011。

54. 引自：De Castella T. and McClatchey C., 'UK riots: What turns people into looters?', BBC News Online, 9 August 2011。

55. Granovetter M., 'Threshold Models of Collective Behavior', *American Journal of Sociology*, 1978.

56. 相关背景见：Johnson N.F. et al., 'New online ecology of adversarial aggregates: ISIS and beyond', *Science*, 2016; Wolchover N., 'A Physicist Who Models ISIS and the Alt-Right', *Quanta Magazine*, 23 August 2017。

57. Bohorquez J.C. et al., 'Common ecology quantifies human insurgency', *Nature*, 2009.

58. Belluck P., 'Fighting ISIS with an Algorithm, Physicists Try to Predict Attacks', *New York Times*, 16 June 2016.

59. Timeline: 'How The Anthrax Terror Unfolded', National Public Radio (NPR), 15 February 2011.

60. Cooper B., 'Poxy models and rash decisions', *PNAS*, 2006; Meltzer M.I. et al., 'Modeling Potential Responses to Smallpox as a Bioterrorist Weapon', *Emerging Infectious Diseases*, 2001.

61. 我在好几个领域中都见过玩具火车的例子（如金融领域的伊曼纽尔·德曼就曾使用过），但此处要特别归功于我的老同事肯·埃姆斯（Ken Eames），他在疾病建模的讲座中非常巧妙地使用了这个例子。

62. Meltzer M.I. et al., 'Estimating the Future Number of Cases in the Ebola Epidemic – Liberia and Sierra Leone, 2014–2015', *Morbidity and Mortality Weekly Report*, 2014.

63. 美国疾病控制与预防中心的指数模型估计，每个月的病例数都将是上一个月的大约 3 倍。因此，如果让模型时间再运行 3 个月，4 月的预计病例数将是 1 月的 27 倍。（苏丹、利比亚和几内亚的总人口约为 2 400 万。）

64. 'Expert reaction to CDC estimates of numbers of future Ebola cases', *Science Media Centre*, 24 September 2014.

65. 相关背景见：Hughes M., 'Developers wish people would remember what a big deal Y2K bug was', *The Next Web*, 26 October 2017; Schofield J., 'Money we spent', *The Guardian*, 5 January 2000。

66. https://twitter.com/JoanneLiu_MSF/status/952834207667097600.

67. 美国疾病控制与预防中心的模型，考虑到未报告病例的存在，将报告病例数按 2.5 倍的比例进行了上调。如果我们对现实中的报告病例采用同样的上调比例，这就意味着实际感染人数约为 75 000 人，与疾病控制与预防中心原先的预测相差 133 万。关于将干预措施纳入考虑后，该模型可以解释疫情的观点来自：Frieden T.R. and Damon I.K., 'Ebola in West Africa – CDC's Role in Epidemic Detection, Control, and Prevention', *Emerging Infectious Diseases*, 2015。

68. Onishi N., 'Empty Ebola Clinics in Liberia Are Seen as Misstep in U.S. Relief Effort', *New York Times*, 2015.

69. Kucharski A.J. et al., 'Measuring the impact of Ebola control measures in Sierra Leone', *PNAS*, 2015.

70. Camacho A. et al., 'Potential for large outbreaks of Ebola virus disease', *Epidemics*, 2014.

71. Heymann D.L., 'Ebola: transforming fear into appropriate action', *The Lancet*, 2017.

72. 普遍认为这句话出自博克斯，但没有找到明确的资料来源。

73. 到 12 月初，报告的平均滞后时间为 2 ~ 3 天。资料来源：Finger F. et al., 'Real-time analysis of the diphtheria outbreak in forcibly displaced Myanmar nationals in Bangladesh', *BMC Medicine*, 2019。

74. 统计数据引自：Katz J. and Sanger-Katz M., '"The Numbers Are So Staggering." Overdose Deaths Set a Record Last Year', *New York Times*, 29 November 2018; Ahmad F.B. et al., 'Provisional drug overdose death counts', National Center for Health Statistics, 2018; Felter C., 'The U.S. Opioid Epidemic', Council on Foreign Relations, 26 December 2017; 'Opioid painkillers "must carry prominent warnings"', BBC News Online, 28 April 2019。

75. Goodnough A., Katz J. and Sanger-Katz M., 'Drug Overdose Deaths Drop in U.S. for First Time Since 1990', *New York Times*, 17 July 2019.

76. 阿片类药物成瘾危机的背景信息和引文来自作者 2018 年 5 月对罗莎莉·利卡尔多·帕库拉的采访。更详细的资料见：Pacula R.L., Testimony presented before the House Appropriations Committee, Subcommittee on Labor, Health and Human Services, Education, and Related Agencies on April 5, 2017。

77. 1979 年的死亡率为每 10 万人中 11 人，2015 年的死亡率为每 10 万中 137 人，这种指数级增长意味着翻倍时间为 $36/\log_2(137/11)=10$ 年。

78. Jalal H., 'Changing dynamics of the drug overdose epidemic in the United States from 1979 through 2016', *Science*, 2018.

79. Mars S.G. '"Every 'never' I ever said came true": transitions from opioid pills to heroin injecting', *International Journal of Drug Policy*, 2014.

80. TCR Staff, 'America "Can't Arrest Its Way Out of the Opioid Epidemic"', *The Crime Report*, 16 February 2018.

81. Lum K. and Isaac W., 'To predict and serve?' *Significance*, 7 October 2016.

82. 引自作者 2018 年 1 月对克里斯蒂安·卢姆的采访。

83. Perry W.L. et al., 'Predictive Policing', RAND Corporation Report, 2013.

84. Whitty C.J.M., 'What makes an academic paper useful for health policy?', *BMC Medicine*, 2015.

85. Dumke M. and Main F., 'A look inside the watch list Chicago police fought to keep secret', *Associated Press*, 18 June 2017.

86. "战略目标名单"算法的相关背景见：Posadas B., 'How strategic is Chicago's "Strategic Subjects List"? Upturn investigates', *Medium*, 22 June 2017; Asher J. and Arthur R., 'Inside the Algorithm That Tries to Predict Gun Violence in Chicago', *New York Times*, 13 June 2017; Kunichoff Y. and Sier P., 'The Contradictions of Chicago Police's Secretive List', *Chicago Magazine*, 21 August 2017。

87. 根据波萨达斯的说法（*Medium*, 2017），高危人员占比为 287 404/398 684=0.72。其中的 88 592 人（31%）从未被逮捕过，也不是犯罪案件的受害者。

88. Hemenway D., *While We Were Sleeping: Success Stories in Injury and Violence Prevention* (University of California Press, 2009).

89. 关于破窗理论的相关背景见：Kelling G.L. and Wilson J.Q., 'Broken Windows', *The Atlantic*, March 1982; Harcourt B.E. and Ludwig J., 'Broken Windows: New Evidence from New York City and a Five-City Social Experiment',

University of Chicago Law Review, 2005。

90. Childress S., 'The Problem with "Broken Windows" Policing', Public Broadcasting Service, 28 June 2016.

91. Keizer K. et al., 'The Spreading of Disorder', *Science*, 2008.

92. Keizer K. et al., 'The Importance of Demonstratively Restoring Order', *PLOS ONE*, 2013.

93. Tcherni-Buzzeo M., 'The "Great American Crime Decline": Possible explanations', In Krohn M.D. et al., *Handbook on Crime and Deviance*, 2nd edition, (Springer, New York 2019).

94. 其他关于犯罪率下降的假说及相应的批评见：Levitt S.D., 'Understanding Why Crime Fell in the 1990s: Four Factors that Explain the Decline and Six that Do Not', *Journal of Economic Perspectives*, 2004; Nevin R., 'How Lead Exposure Relates to Temporal Changes in IQ, Violent Crime, and Unwed Pregnancy', *Environmental Research Section A*, 2000; Foote C.L. and Goetz C.F., 'The Impact of Legalized Abortion on Crime: Comment', *Quarterly Journal of Economics*, 2008; Casciani D., 'Did removing lead from petrol spark a decline in crime?', BBC News Online, 21 April 2014。

95. 引自作者 2018 年 8 月对梅利莎·特蕾西的采访。

96. Lowrey A., 'True Crime Costs', *Slate*, 21 October 2010.

第 5 章

1. 有关 Buzzfeed 上的背景信息见：Peretti J., 'My Nike Media Adventure', *The Nation*, 9 April 2001; Email correspondence with customer service representatives at Nike iD. http://www.yorku.ca/dzwick/niked.html Accessed: January 2018; Salmon F., 'BuzzFeed's Jonah Peretti Goes Long', *Fusion*, 11 June

2014; Lagorio-Chafkin C., 'The Humble Origins of Buzzfeed', *Inc.*, 3 March 2014; Rice A., 'Does BuzzFeed Know the Secret?', *New York Magazine*, 7 April 2013。

2. Peretti J., 'My Nike Media Adventure', *The Nation*, 9 April 2001.

3. 背景信息和引用内容来自作者 2018 年 2 月对邓肯·沃茨的采访。对该项研究更详细的讨论见：Watts D., *Everything is Obvious: Why Common Sense is Nonsense* (Atlantic Books, 2011)。

4. Milgram S., 'The small-world problem', *Psychology Today*, 1967.

5. Dodds P.S. et al., 'An Experimental Study of Search in Global Social Networks', *Science*, 2003.

6. Bakshy E. et al., 'Everyone's an Influencer: Quantifying Influence on Twitter', *Proceedings of the Fourth ACM International Conference on Web Search and Data Mining (WSDM'11)*, 2011.

7. Aral S. and Walker D., 'Identifying Influential and Susceptible Members of Social Networks', *Science*, 2012.

8. Aral S. and Dillon P., 'Social influence maximization under empirical influence models', *Nature Human Behaviour*, 2018.

9. 数据来源：Ugander J. et al., 'The Anatomy of the Facebook Social Graph', *arXiv*, 2011; Kim D.A. et al., 'Social network targeting to maximise population behaviour change: a cluster randomized controlled trial', *The Lancet*, 2015; Newman M.E., 'Assortative mixing in networks', *Physical Review Letters*, 2002; Apicella C.L. etal., 'Social networks and cooperation in hunter-gatherers', *Nature*, 2012。

10. 支持这一结论的研究见：Aral S. and Dillon P., *Nature Human Behaviour*, 2018; Bakshy E. et al., *WSDM*, 2011; Kim D.A. et al., *The Lancet*, 2015。

11. Buckee C.O.F. et al., 'The effects of host contact network structure on pathogen diversity and strain structure', *PNAS*, 2004; Kucharski A., 'Study epidemiology of fake news', *Nature*, 2016.

12. Bessi A. et al., 'Science vs Conspiracy: Collective Narratives in the Age of Misinformation', *PLOS ONE*, 2015; Garimella K. et al., 'Political Discourse on Social Media: Echo Chambers, Gatekeepers, and the Price of Bipartisanship', *Proceedings of the World Wide Web Conference 2018*, 2018.

13. 相关背景见：Goldacre B., *Bad Science* (Fourth Estate, 2008); The Editors of The Lancet, 'Retraction – Ileal-lymphoid-nodular hyperplasia, non-specific colitis, and pervasive developmental disorder in children', *The Lancet*, 2010.

14. Finnegan G., 'Rise in vaccine hesitancy related to pursuit of purity', *Horizon Magazine*, 26 April 2018; Larson H.J., 'Maternal immunization: The new "normal" (or it should be)', *Vaccine*, 2015; Larson H.J. et al., 'Tracking the global spread of vaccine sentiments: The global response to Japan's suspension of its HPV vaccine recommendation', *Human Vaccines & Immunotherapeutics*, 2014.

15. 有关人痘接种的背景信息见：'Variolation – an overview', *ScienceDirect Topics*, 2018。

16. Voltaire., 'Letter XI' from *Letters on the English* (1734).

17. 有关伯努利研究的背景信息见：Dietz K. and Heesterbeek J.A.P., 'Daniel Bernoulli's epidemiological model revisited', *Mathematical Biosciences*, 2002; Colombo C. and Diamanti M., 'The smallpox vaccine: the dispute between Bernoulli and d'Alembert and the calculus of probabilities', *Lettera Matematica International*, 2015。

18. 有很多关于麻腮风疫苗和麻疹疫苗安全性与有效性的文献，如：Smeeth L. et al., 'MMR vaccination and pervasive developmental disorders: a case-control study', *The Lancet*, 2004; A. Hviid, J.V. Hansen, M. Frisch, et al., 'Measles, Mumps, Rubella Vaccination and Autism: A Nationwide Cohort Study', *Annals of Internal Medicine*, 2019; LeBaron C.W. et al., 'Persistence of Measles Antibodies

After 2 Doses of Measles Vaccine in a Postelimination Environment', *JAMA Pediatrics*, 2007。

19. Wellcome Global Monitor 2018, 19 June 2019.

20. Finnegan G., 'Rise in vaccine hesitancy related to pursuit of purity', *Horizon Magazine*, 26 April 2018.

21. Funk S. et al., 'Combining serological and contact data to derive target immunity levels for achieving and maintaining measles elimination', *BioRxiv*, 2019.

22. 'Measles: Europe sees record number of cases and 37 deaths so far this year', *British Medical Journal*, 2018.

23. Bakshy E. et al., 'Exposure to ideologically diverse news and opinion on Facebook', *Science*, 2015; Tufekci Z., 'How Facebook's Algorithm Suppresses Content Diversity (Modestly) and How the Newsfeed Rules Your Clicks', *Medium*, 7 May 2015.

24. Flaxman S. et al., 'Filter bubbles, echo chambers and online news consumption', *Public Opinion Quarterly*, 2016.

25. Bail C.A. et al., 'Exposure to opposing views on social media can increase political polarization', *PNAS*, 2018.

26. Duggan M. and Smith A., 'The Political Environment on Social Media', Pew Research Center, 2016.

27. Boyd D.M., 'Taken Out of Context: American Teen Sociality in Networked Publics', University of California, Berkeley PhD Dissertation, 2008.

28. 一个较早的例子：'Dead pet UL?' Posted on alt.folklore.urban, 10 July 1992。

29. Letter to Étienne Noël Damilaville, 16 May 1767.

30. Suler J., 'The Online Disinhibition Effect', *Cyberpsychology and Behavior*, 2004.

31. Cheng J. et al., 'Antisocial Behavior in Online Discussion Communities', *Association for the Advancement of Artificial Intelligence*, 2015; Cheng J. et al., 'Anyone Can Become a Troll: Causes of Trolling Behavior in Online Discussions', Computer-Supported Cooperative Work, 2017.

32. 有关脸书这项研究的背景信息见：Kramer A.D.I. et al., 'Experimental evidence of massive-scale emotional contagion through social networks', *PNAS*, 2014; D'Onfro J., 'Facebook Researcher Responds To Backlash Against "Creepy" Mood Manipulation Study', *Insider*, 29 June 2014。

33. Griffin A., 'Facebook manipulated users' moods in secret experiment', *The Independent*, 29 June 2014; Arthur C., 'Facebook emotion study breached ethical guidelines, researchers say', *The Guardian*, 30 June 2014.

34. 一些例子：Raine R. et al., 'A national cluster-randomised controlled trial to examine the effect of enhanced reminders on the socioeconomic gradient in uptake in bowel cancer screening', *British Journal of Cancer*, 2016; Kitchener H.C. et al., 'A cluster randomised trial of strategies to increase cervical screening uptake at first invitation (STRATEGIC)', *Health Technology Assessment*, 2016。值得注意的是，尽管随机实验（常常被称为"A/B 测试"）被广泛使用，许多人似乎仍然对其理念有异议（即使实验的选择是无害的，研究设计也合乎伦理）。2019 年的一项研究发现，"在开展 A/B 测试，以比较两项政策或治疗方法的有效性时，人们常常会对其进行批判；但在直接面向所有人实施 A 或者 B 时（即使此前从未对其进行过测试），人们又会觉得研究是合适的"。见：Meyer M.N.et al., 'Objecting to experiments that compare two unobjectionable policies or treatments', *PNAS*, 2019。

35. Berger J. and Milkman K.L., 'What Makes online Content Viral?', *Journal of Marketing Research*, 2011.

36. Heath C. et al., 'Emotional selection in memes: the case of urban legends', *Journal of Personality and Social Psychology*, 2001.

37. Tufekci Z., 'YouTube, the Great Radicalizer', *New York Times*, 10 March 2018.

38. Baquero F. et al., 'Ecology and evolution of antibiotic resistance', *Environmental Microbiology Reports*, 2009.

39. 相关背景见：De Domenico M. et al., 'The Anatomy of a Scientific Rumor', *Scientific Reports*, 2013。

40. Goel S. et al., 'The Structural Virality of Online Diffusion', *Management Science*, 2016.

41. Goel S. et al., 'The Structure of Online Diffusion Networks', *EC'12 Proceedings of the 13th ACM Conference on Electronic Commerce*, 2012; Tatar A. et al., 'A survey on predicting the popularity of web content', *Journal of Internet Services and Applications*, 2014.

42. Watts D.J. et al., 'Viral Marketing for the Real World', *Harvard Business Review*, 2007.

43. 方法见：Blumberg S. and Lloyd-Smith J.O., *PLOS Computational Biology*, 2013。即使可能存在超级传播事件，这个公式仍然适用。

44. Chowell G. et al., 'Transmission potential of influenza A/H7N9, February to May 2013, China', *BMC Medicine*, 2013.

45. Watts D.J. et al., 'Viral Marketing for the Real World', *Harvard Business Review*, 2007. 需要注意，与电子邮件相关的一些技术问题可能一定程度上人为降低了汰渍邮件的"再生数"。

46. Breban R. et al., 'Interhuman transmissibility of Middle East respiratory syndrome coronavirus: estimation of pandemic risk', *The Lancet*, 2013.

47. Geoghegan J.L. et al., 'Virological factors that increase the transmissibility of emerging human viruses', *PNAS*, 2016.

48. García-Sastre A., 'Influenza Virus Receptor Specificity', *American Journal of Pathology*, 2010.

49. Adamic L.A. et al., 'Information Evolution in Social Networks', *Proceedings of the Ninth ACM International Conference on Web Search and Data Mining (WSDM'16)*, 2016.

50. Cheng J. et al., 'Do Diffusion Protocols Govern Cascade Growth?', *AAAI Publications*, 2018.

51. 有关 BuzzFeed 信息早期传播的背景见：Rice A., 'Does BuzzFeed Know the Secret?', *New York Magazine*, 7 April 2013。

52. Watts D.J. et al., 'Viral Marketing for the Real World', *Harvard Business Review*, 2007.

53. Guardian Datablog, 'Who are the most social publishers on the web?', *The Guardian Online*, 3 October 2013.

54. Salmon F., 'BuzzFeed's Jonah Peretti Goes Long', *Fusion*, 11 June 2014.

55. Martin T. et al., 'Exploring Limits to Prediction in Complex Social Systems', *Proceedings of the 25th International Conference on World Wide Web*, 2016.

56. Shulman B. et al., 'Predictability of Popularity: Gaps between Prediction and Understanding', *International Conference on Web and Social Media*, 2016.

57. Cheng J. et al., 'Can cascades be predicted?', *Proceedings of the 23rd International Conference on World Wide Web*, 2014.

58. Yucesoy B. et al., 'Success in books: a big data approach to bestsellers', *EPJ Data Science*, 2018.

59. McMahon V., '#Neknominate girl's shame: I'm sorry for drinking a goldfish', *Irish Mirror*, 5 February 2014.

60. YouTube 上有很多"拼酒挑战"的视频。Fricker M., 'RSPCA hunt

yob who downed NekNomination cocktail containing cider, eggs, battery fluid, urine and THREE goldfish', *Mirror*, 5 February 2014.

61. 例如以下报道：Fishwick C., 'NekNominate: should Facebook ban the controversial drinking game?', *The Guardian*, 11 February 2014; '"Neknomination": Facebook ignores calls for ban after two deaths', *Evening Standard*, 3 February 2014。

62. More or Less: 'Neknomination Outbreak', BBC World Service Online, 22 February 2014.

63. Kucharski A.J., 'Modelling the transmission dynamics of online social contagion', *arXiv*, 2016.

64. 华威大学（University of Warwick）的研究人员也发现了类似的可预测性。基于"拼酒挑战"的动态特征，他们准确预测出了几个月后出现的"冰桶挑战"的流行期为4周，见：Sprague D.A. and House T., 'Evidence for complex contagion models of social contagion from observational data', *PLOS ONE*, 2017。

65. Cheng J. et al., 'Do Cascades Recur?', *Proceedings of the 25th International Conference on World Wide Web*, 2016.

66. Crane R. and Sornette D., 'Robust dynamic classes revealed by measuring the response function of a social system', *PNAS*, 2008.

67. Tan C. et al., 'Lost in Propagation? Unfolding News Cycles from the Source', *Association for the Advancement of Artificial Intelligence*, 2016; Tatar A. et al., 'A survey on predicting the popularity of web content', *Journal of Internet Services and Applications*, 2014.

68. Vosoughi S. et al., 'The spread of true and false news online', *Science*, 2018.

69. 一些例子见：Romero D.M., 'Differences in the Mechanics of

Information Diffusion Across Topics: Idioms, Political Hashtags, and Complex Contagion on Twitter', *Proceedings of the 20th International Conference on World Wide Web*, 2011; State B. and Adamic L.A., 'The Diffusion of Support in an Online Social Movement: Evidence from the Adoption of Equal-Sign Profile Pictures', *Proceedings of the 18th ACM Conference on Computer Supported Cooperative Work & Social Computing*, 2015; Guilbeault D.et al., 'Complex Contagions: A Decade in Review', in Lehmann S. and Ahn Y. (eds.), *Spreading Dynamics in Social Systems* (Springer Nature, 2018)。

70. Weng L. et al., 'Virality Prediction and Community Structure in Social Networks', *Scientific Reports*, 2013.

71. Centola D., *How Behavior Spreads: The Science of Complex Contagions* (Princeton University Press, 2018).

72. Anderson C., 'The End of Theory: The Data Deluge Makes the Scientific Method Obsolete', *Wired*, 23 June 2008.

73. 'Big Data, for better or worse: 90 per cent of world's data generated over last two years', *Science Daily*, 22 May 2013.

74. 这句名言通常会被写作这种形式。古德哈特的原话是："一旦利用观察到的统计规律实施外部干预，任何规律都会失效。"见：Goodhart C., 'Problems of Monetary Management: The U.K. Experience', in Courakis, A. S. (ed.), *Inflation, Depression, and Economic Policy in the West* (Springer 1981)。

75. Small J.P., *Wax Tablets of the Mind: Cognitive Studies of Memory and Literacy in Classical Antiquity* (Routledge, 1997).

76. Lewis K. et al., 'The Structure of Online Activism', *Sociological Science*, 2014.

77. Gabielkov M. et al., 'Social Clicks: What and Who Gets Read on Twitter?', ACM SIGMETRICS, 2016.

78. 引自作者 2017 年 8 月对迪恩·埃克尔斯的采访。

79. 这句话通常认为是约翰·沃纳梅克所说，但没有找到明确的出处。

80. 广告追踪技术的常见例子是 Facebook Pixel，见：'Conversion Tracking', Facebook for Developers, 2019, https://developers.facebook.com/docs/facebook-pixel。

81. 时间线见：Lederer B., '200 Milliseconds: The Life of a Programmatic RTB Ad Impression', Shelly Palmer, 9 June 2014。

82. Nsubuga J., 'Conservative MP Gavin Barwell in "date Arab girls" Twitter gaffe', *Metro*, 18 March 2013.

83. Albright J., 'Who Hacked the Election? Ad Tech did. Through "Fake News," Identify Resolution and Hyper-Personalization', *Medium*, 30 July 2017.

84. 2019 年第一季度，脸书通过美国用户和加拿大用户获得的广告收入为每人平均 30 美元，即每人年均 120 美元。如果因为部分用户选择不分享浏览数据，使广告预期收入减少了近 60%，那么从每一名用户身上损失掉的平均收入（至少）为 120×0.6=72 美元。这一结果的计算依据见：Facebook Q1 2019 Results, http://investor.fb.com; Johnson G.A. et al., 'Consumer Privacy Choice in Online Advertising: Who Opts Out and at What Cost to Industry?', *Simon Business School Working paper*, 2017; Leswing K., 'Apple makes billions from Google's dominance in search – and it's a bigger business than iCloud or Apple Music', *Business Insider*, 29 September 2018; Bell K., 'iPhone's user base to surpass 1 billion units by 2019', *Cult of Mac*, 8 February 2017。

85. Pandey E. and Parker S., 'Facebook was designed to exploit human "vulnerability"', *Axios*, 9 November 2017.

86. Kafka P., 'Amazon? HBO? Netflix thinks its real competitor is...sleep', *Vox*, 17 April 2017.

87. 有关设计的背景信息见：Harris T., 'How Technology is Hijacking Your

Mind – from a Magician and Google Design Ethicist', *Medium*, 18 May 2016。

88. Bajarin B., 'Apple's Penchant for Consumer Security', *Tech.pinions*, 18 April 2016.

89. Pandey E. and Parker S., 'Facebook was designed to exploit human "vulnerability"', *Axios*, 9 November 2017.

90. 尽管在当下，点"赞"按钮已经成为社交媒体的核心功能组件，但它实际上诞生于一个非常不同的网络时代，见：Locke M., 'How Likes Went Bad', *Medium*, 25 April 2018。

91. Lewis P. '"Our minds can be hijacked": the tech insiders who fear a smartphone dystopia', *The Guardian*, 6 October 2017.

92. 'Who can see the comments on my Moments posts?', WeChat Help Center, October 2018.

93. Das S. and Kramer A., *Self-Censorship on Facebook, AAAI*, 2013.

94. Davidsen C., 'You Are Not a Target', 7 June 2015. 完整的视频见：https://www.youtube.com/watch?v=LGiiQUMaShw&feature=youtu.be。

95. Issenberg S., 'How Obama's Team Used Big Data to Rally Voters', *MIT Technology Review*, 19 December 2012.

96. 背景信息和引用内容见：Rodrigues Fowler Y. and Goodman C., 'How Tinder Could Take Back the White House', *New York Times*, 22 June 2017。

97. Solon O. and Siddiqui S., 'Russia-backed Facebook posts "reached 126m Americans" during US election', *The Guardian*, 31 October 2017; Statt N., 'Twitter says it exposed nearly 700,000 people to Russian propaganda during US election', *The Verge*, 19 January 2018.

98. Watts D.J. and Rothschild D.M., 'Don't blame the election on fake news. Blame it on the media', *Columbia Journalism Review*, 2017. 另见：Persily N. and Stamos A., 'Regulating Online Political Advertising by Foreign Governments and

Nationals', in McFaul M.(ed.), 'Securing American Elections', Stanford University, June 2019。

99. Confessore N. and Yourish K., '$2 Billion Worth of Free Media for Donald Trump', *New York Times*, 16 March 2016.

100. 资料来源：Guess A. et al., 'Selective Exposure to Misinformation: Evidence from the consumption of fake news during the 2016 U.S. presidential campaign', 2018; Guess A. et al., 'Fake news, Facebook ads, and misperceptions: Assessing information quality in the 2018 U.S. midterm election campaign', 2019; Narayanan V.et al., 'Russian Involvement and Junk News during Brexit', *Oxford Comprop Data Memo*, 2017。

101. Pareene A., 'How We Fooled Donald Trump Into Retweeting Benito Mussolini', *Gawker*, 28 February 2016.

102. Hessdec A., 'On Twitter, a Battle Among Political Bots', *New York Times*, 14 December 2016.

103. Shao C. et al., 'The spread of low-credibility content by social bots', *Nature Communications*, 2018.

104. Musgrave S., 'ABC, AP and others ran with false information on shooter's ties to extremist groups', *Politico*, 16 February 2018.

105. O'Sullivan D., 'American media keeps falling for Russian trolls', *CNN*, 21 June 2018.

106. Phillips W., 'How journalists should not cover an online conspiracy theory', *The Guardian*, 6 August 2018.

107. 有关媒体操纵的背景信息见：Phillips W., 'The Oxygen of Amplification', *Data & Society Report*, 2018。

108. Weiss M., 'Revealed: The Secret KGB Manual for Recruiting Spies', *The Daily Beast*, 27 December 2017.

109. DiResta R., 'There are bots. Look around', *Ribbon Farm*, 23 May 2017.

110. 'Over 9000 Penises', *Know Your Meme*, 2008.

111. Zannettou S. et al., 'On the Origins of Memes by Means of Fringe Web Communities', *arXiv*, 2018.

112. Feinberg A., 'This is the Daily Stormer's playbook', *Huffington Post*, 13 December 2017.

113. Collins K. and Roose K., 'Tracing a Meme From the Internet's Fringe to a Republican Slogan', *New York Times*, 4 November 2018.

114. 关于现实生活中的溢出效应，见：O'Sullivan D., 'Russian trolls created Facebook events seen by more than 300,000 users', *CNN*, 26 January 2018; Taub A. and Fisher M., 'Where Countries Are Tinderboxes and Facebook Is a Match', *New York Times*, 21 April 2018。对 # 黑人的命也是命（#BlackLivesMatter）网络运动的分析也发现，在支持辩论双方的账号中，都有来自俄罗斯的账号，见：Stewart L.G. et al., 'Examining Trolls and Polarization with a Retweet Network', *MIS2*, 2018。

115. Broniatowski D.A. et al., 'Weaponized Health Communication: Twitter Bots and Russian Trolls Amplify the Vaccine Debate', *American Journal of Public Health*, 2018; Wellcome Global Monitor 2018, 19 June 2019.

116. Google Ngram.

117. Takayasu M. et al., 'Rumor Diffusion and Convergence during the 3.11 Earthquake: A Twitter Case Study', *PLOS ONE*, 2015.

118. Friggeri A. et al., 'Rumor Cascades', *AAAI Publications*, 2014.

119. 'WhatsApp suggests a cure for virality', *The Economist*, 26 July 2018.

120. McMillan R. and Hernandez D., 'Pinterest Blocks Vaccination Searches in Move to Control the Conversation', *Wall Street Journal*, 20 February 2019.

121. 引自作者 2018 年 10 月对惠特尼·菲利普斯的采访。

122. Baumgartner J. et al., 'What we learned from analyzing thousands of stories on the Christchurch shooting', *Columbia Journalism Review*, 2019.

123. 引自作者 2018 年 11 月对布伦丹·奈恩的采访。

124. 资料来源：Web of Science. Search string: (<platform> AND (contagio* OR diffus* OR transmi*)。未计入只将脸书和推特作为事例或对比研究提及，或只关注选用了什么平台而非平台上的信息传播的文献。2016 年至 2018 年间，共有 391 篇符合上述条件的推特研究，85 篇脸书研究。2019 年，推特共有 3.3 亿用户，脸书共有 24 亿用户。用户数据来源：https://www.statista.com/。

125. Nelson A. et al., 'The Social Science Research Council Announces the First Recipients of the Social Media and Democracy Research Grants', *Social Sciences Research Council Items*, 29 April 2019; Alba D., 'Ahead of 2020, Facebook Falls Short on Plan to Share Data on Disinformation', *New York Times*, 29 September 2019.

126. "几乎所有关于英国脱欧游说组织'Vote Leave'的电子通信记录和数据都是不可见的，就算你看遍公投活动以来的新闻报道和专栏评论，翻尽截至当下出版的每一本书，都难以找到蛛丝马迹。"引自：Cummings D., 'On the referendum #20', Dominic Cummings's Blog, 29 October 2016。2018 年 10 月，脸书创立了一个关于政治宣传的公共在线档案。尽管它只能捕捉信息传播过程的第一步，但实属一项重要变革。资料来源：Cellan-Jones R., 'Facebook tool makes UK political ads "transparent"', BBC News Online, 16 October 2018。

127. Ginsberg D. and Burke M., 'Hard Questions: Is Spending Time on Social Media Bad for Us?' Facebook newsroom, 15 December 2017; Burke M. et al., 'Social Network Activity and Social Well-Being', *Proceedings of the 28th International Conference on Human Factors in Computing Systems*, 2010; Burke

M. and Kraut R.E., 'The Relationship Between Facebook Use and Well-Being Depends on Communication Type and Tie Strength', *Journal of Computer-Mediated Communication*, 2016.

128. Routledge I. et al., 'Estimating spatiotemporally varying malaria reproduction numbers in a near elimination setting', *Nature Communications*, 2018.

第 6 章

1. 有关 Mirai 的背景信息见：Antonakakis M. et al., 'Understanding the Mirai Botnet', *Proceedings of the 26th USENIX Security Symposium*, 2017; Solomon B. and Fox-Brewster T., 'Hacked Cameras Were Behind Friday's Massive Web Outage', *Forbes*, 21 October 2016; Bours B., 'How a Dorm Room Minecraft Scam Brought Down the Internet', *Wired*, 13 December 2017。

2. 引自：Bours B., 'How a Dorm Room Minecraft Scam Brought Down the Internet', *Wired*, 13 December 2017。

3. 有关 WannaCry 的背景信息见：'What you need to know about the WannaCry Ransomware', *Symantec Blogs*, 23 October 2017; Field M., 'WannaCry cyber attack cost the NHS ￡92m as 19,000 appointments cancelled', *The Telegraph*, 11 October 2018; Wiedeman R., 'The British hacker Marcus Hutchins and the FBI', *The Times*, 7 April 2018。

4. Moore D. et al., 'The Spread of the Sapphire/Slammer Worm', *Center for Applied Internet Data Analysis* (CAIDA), 2003.

5. 有关 Elk Cloner 的背景信息见：Leyden J., 'The 30-year-old prank that became the first computer virus', *The Register*, 14 December 2012。

6. 引自作者 2018 年 5 月对韦斯皮尼亚尼的采访。

7. Cohen F., 'Computer Viruses – Theory and Experiments', 1984.

8. 有关莫里斯蠕虫的背景信息见：Seltzer L., 'The Morris Worm: Internet malware turns 25', *Zero Day*, 2 November 2013; UNITED STATES of America, Appellee, v. Robert Tappan MORRIS, Defendant-appellant. 928 F.2D 504, 1990。

9. Graham P., 'The Submarine', April 2005. http://www.paulgraham.com.

10. Moon M., '"Minecraft" success helps its creator buy a $70 million mansion', *Engadget*, 18 December 2014.

11. 有关 DDoS 的背景信息见：'Who is Anna-Senpai, the Mirai Worm Author?', *Krebs on Security*, 18 January 2017; 'Spreading the DDoS Disease and Selling the Cure', 19 October 2016。

12. 'Computer Hacker Who Launched Attacks On Rutgers University Ordered To Pay $8.6m', U.S. Attorney's Office, District of New Jersey, 26 October 2018.

13. @MalwareTechBlog, 13 May 2017.

14. Staniford S. et al., 'How to Own the Internet in Your Spare Time', *ICIR*, 2002.

15. 假设麻疹病毒的再生数 R=20，在 8 天内有传染性，那么其每小时可发生 0.1 次传播。

16. Moore D. et al., 'The Spread of the Sapphire/Slammer Worm', *Center for Applied Internet Data Analysis* (CAIDA), 2003.

17. 'Kaspersky Lab Research Reveals the Cost and Profitability of Arranging a DDoS Attack', Kaspersky Lab, 23 March 2017.

18. Palmer D., 'Ransomware is now big business on the dark web and malware developers are cashing in', *ZDNet*, 11 October 2017.

19. Nakashima E. and Timberg C., 'NSA officials worried about the day its potent hacking tool would get loose. Then it did', *Washington Post*, 16 May 2017.

20. Orr A., 'Zerodium Offers $2 Million for Remote iOS Exploits', *Mac Observer*, 10 January 2019.

21. 有关 Stuxnet 的背景信息见：Kushner D., 'The Real Story of Stuxnet', *IEEE Spectrum*, 26 February 2013; Kopfstein J., 'Stuxnet virus was planted by Israeli agents using USB sticks, according to new report', *The Verge*, 12 April 2012。

22. Kaplan F., *Dark Territory: The Secret History of Cyber War* (Simon & Schuster, 2016).

23. Dark Trace. Global Threat Report 2017. http://www.darktrace.com.

24. 背景信息和引用内容见：Lomas A., 'Screwdriving. Locating and exploiting smart adult toys', *Pen Test Partners Blog*, 29 September 2017; Franceschi-Bicchierai L., 'Hackers Can Easily Hijack This Dildo Camera and Livestream the Inside of Your Vagina (Or Butt)', *Motherboard*, 3 April 2017。

25. DeMarinis N. et al., 'Scanning the Internet for ROS: A View of Security in Robotics Research', *arXiv*, 2018.

26. 有关亚马逊网络服务掉线事件的背景信息见：Hindi R., 'Thanks for breaking our connected homes, Amazon', *Medium*, 28 February 2017; Hern A., 'How did an Amazon glitch leave people literally in the dark?', *The Guardian*, 1 March 2017。

27. 有关亚马逊网络服务表现的背景信息见：Amazon Compute Service Level Agreement. https://aws.amazon.com, 12 February 2018; Poletti T., 'The engine for Amazon earnings growth has nothing to do with e-commerce', *Market Watch*, 29 April 2018。

28. Swift D., '"Mega Outage" Wreaks Havoc on Internet, is AWS too Big to Fail?', *Digit*, 2017; Bobeldijk Y., 'Is Amazon's cloud service too big to fail?', *Financial News*, 1 August 2017.

29. Barrett B. and Newman L.H., 'The Facebook Security Meltdown Exposes

Way More Sites Than Facebook', *Wired*, 28 September 2018.

30. 有关"爱虫"的背景信息见：Meek J., 'Love bug virus creates worldwide chaos', *The Guardian*, 5 May 2000; Barabási A.L., *Linked: the New Science of Networks* (Perseus Books, 2003)。

31. White S.R., 'Open Problems in Computer Virus Research', *Virus Bulletin Conference*, 1998.

32. Barabási A.L. and Albert R., 'Emergence of Scaling in Random Networks', *Science*, 1999.

33. Pastor-Satorras R. and Vespignani A., 'Epidemic Spreading in Scale-Free Networks', *Physical Review Letters*, 2 April 2001.

34. Goel S. et al., 'The Structural Virality of Online Diffusion', *Management Science*, 2016.

35. 有关 left-pad 的背景信息见：Williams C., 'How one developer just broke Node, Babel and thousands of projects in 11 lines of JavaScript', *The Register*, 23 March 2016; Tung L., 'A row that led a developer to delete a 17-line JavaScript module has stopped countless applications working', *ZDNet*, 23 March 2016; Roberts M., 'A discussion about the breaking of the Internet', *Medium*, 23 March 2016。

36. Haney D., 'NPM & left-pad: Have We Forgotten How To Program?' 23 March 2016, https://www.davidhaney.io.

37. Rotabi R. et al., 'Tracing the Use of Practices through Networks of Collaboration', *AAAI*, 2017.

38. Fox-Brewster T., 'Hackers Sell $7,500 IoT Cannon To Bring Down The Web Again', *Forbes*, 23 October 2016.

39. Gallagher S., 'New variants of Mirai botnet detected, targeting more IoT devices', *Ars Technica*, 9 April 2019.

40. Cohen F., 'Computer Viruses – Theory and Experiments', 1984.

41. Cloonan J., 'Advanced Malware Detection – Signatures vs. Behavior Analysis', *Infosecurity Magazine*, 11 April 2017.

42. Oldstone M.B.A., *Viruses, Plagues, and History* (Oxford University Press, 2010).

43. 有关 Beebone 的背景信息见：Goodin D., 'US, European police take down highly elusive botnet known as Beebone', *Ars Technica*, 9 April 2015; Samani R., 'Update on the Beebone Botnet Takedown', *McAfee Blogs*, 20 April 2015。

44. Thompson C.P. et al., 'A naturally protective epitope of limited variability as an influenza vaccine target', *Nature Communications*, 2018.

45. 'McAfee Labs 2019 Threats Predictions Report', McAfee Labs, 29 November 2018; Seymour J. and Tully P., 'Weaponizing data science for social engineering: Automated E2E spear phishing on Twitter', Working paper, 2016.

第 7 章

1. 施密特案的背景信息见：Court of Appeal of Louisiana, Third Circuit. STATE of Louisiana v. Richard J. SCHMIDT. No.99–1412, 2000; Miller M., 'A Deadly Attraction', *Newsweek*, 18 August 1996。

2. Darwin C., *Journal of researches into the natural history and geology of the countries visited during the voyage of H.M.S. Beagle round the world, under the command of Capt. Fitz Roy, R.N.* (John Murray, 1860).

3. Hon C.C. et al., 'Evidence of the Recombinant Origin of a Bat Severe Acute Respiratory Syndrome (SARS)-Like Coronavirus and Its Implications on the Direct Ancestor of SARS Coronavirus', *Journal of Virology*, 2008.

4. Forensic File Update on Janice Trahan Case, CNN, 14 March 2016.

5. González-Candelas F. et al., 'Molecular evolution in court: analysis of a large hepatitis C virus outbreak from an evolving source', *BMC Biology*, 2013; Fuchs D., 'Virus doctor jailed for 1,933 years', *The Guardian*, 16 May 2007.

6. Oliveira T. et al., 'HIV-1 and HCV sequences from Libyan outbreak', *Nature*, 2006; 'HIV medics released to Bulgaria', BBC News Online, 24 July 2007.

7. Köser C.U. et al., 'Rapid Whole-Genome Sequencing for Investigation of a Neonatal MRSA Outbreak', *NEJM*, 2012; Fraser C. et al., 'Pandemic Potential of a Strain of Influenza A (H1N1): Early Findings', *Science*, 2009.

8. Kama M. et al., 'Sustained low-level transmission of Zika and chikungunya viruses following emergence in the Fiji Islands, Pacific', *Emerging Infectious Diseases*, 2019.

9. Diallo B. et al., 'Resurgence of Ebola virus disease in Guinea linked to a survivor with virus persistence in seminal fluid for more than 500 days', *Clinical Infectious Diseases*, 2016.

10. Racaniello V., 'Zika virus, like all other viruses, is mutating', *Virology Blog*, 14 April 2016.

11. Beaty B.M. and Lee B., 'Constraints on the Genetic and Antigenic Variability of Measles Virus', *Viruses*, 2016.

12. 关于基因序列对公众开放的背景信息见：Gire S.K. et al., 'Genomic surveillance elucidates Ebola virus origin and transmission during the 2014 outbreak', *Science*, 2014; Yozwiak N.L., 'Data sharing: Make outbreak research open access', *Nature*, 2015; Gytis Dudas, https://twitter.com/evogytis/status/1065157012261126145。

13. Sample I., 'Thousands of lives put at risk by clinical trials system that is "not fit for purpose"', *The Guardian*, 31 March 2014.

14. Callaway E., 'Zika-microcephaly paper sparks data-sharing confusion',

Nature, 12 February 2016; Maxmen, A., 'Two Ebola drugs show promise amid ongoing outbreak', *Nature*, 12 August 2019; Johansson M.A. et al., 'Preprints: An underutilized mechanism to accelerate outbreak science', *PLOS Medicine*, 2018; https://nextstrain.org/community/inrb-drc/ebola-nord-kivu.

　　15. Sabeti P., 'How we'll fight the next deadly virus', *TEDWomen* 2015.

　　16. Hadfield J. et al., 'Nextstrain: real-time tracking of pathogen evolution', *Bioinformatics*, 2018.

　　17. Owlcation, 'The History Behind the Story of Goldilocks', 22 February 2018, https://owlcation.com/humanities/goldilocks-and-three-bears.

　　18. 背景信息和引用内容来自作者 2017 年 10 月对杰米·特拉尼的采访。

　　19. Tehrani J.J., 'The Phylogeny of Little Red Riding Hood', *PLOS ONE*, 2013.

　　20. Van Wyhe J., 'The descent of words: evolutionary thinking 1780–1880', *Endeavour*, 2005.

　　21. Luu C., 'The Fairytale Language of the Brothers Grimm', *JSTOR Daily*, 2 May 2018.

　　22. Da Silva S.G. and Tehrani J.J., 'Comparative phylogenetic analyses uncover the ancient roots of Indo-European folktales', *Royal Society Open Science*, 2015.

　　23. Smith D. et al., 'Cooperation and the evolution of hunter-gatherer storytelling', *Nature Communications*, 2017.

　　24. 相关背景见：Stubbersfield J.M. et al., 'Serial killers, spiders and cybersex: social and survival information bias in the transmission of urban legends', *British Journal of Psychology*, 2015。其他"传话筒"研究也发现了类似的模式：在信息传播过程中，与社会有关的信息最容易传播。

　　25. 故事中反直觉元素的相关背景见：Mesoudi A. and Whiten A., 'The

multiple roles of cultural transmission experiments in understanding human cultural evolution', *Philosophical Transactions of the Royal Society B*, 2008; Stubbersfield J. and Tehrani J., 'Expect the Unexpected? Testing for Minimally Counterintuitive (MCI) Bias in the Transmission of Contemporary Legends: A Computational Phylogenetic Approach', *Social Science Computer Review*, 2013。

26. Dlugan A., 'How to Use the Rule of Three in Your Speeches', 27 May 2009. http://sixminutes.dlugan.com/rule-of-three-speechespublic-speaking.

27. "三分法则"在喜剧中也很常见，一个意想不到的第三项经常引出笑点。

28. Newberry M.G. et al., 'Detecting evolutionary forces in language change', *Nature*, 2017.

29. Valverde S. and Sole R.V., 'Punctuated equilibrium in the large-scale evolution of programming languages', *Journal of the Royal Society Interface*, 2015.

30. Svinti V. et al., 'New approaches for unravelling reassortment pathways', *BMC Evolutionary Biology*, 2013.

31. Sample I., 'Evolution: Charles Darwin was wrong about the tree of life', *The Guardian*, 21 January 2009.

32. 海豚"戴"海绵的背景信息见：Krützen M. et al., 'Cultural transmission of tool use in bottlenose dolphins', *PNAS*, 2005; Morell V., 'Why Dolphins Wear Sponges', *Science*, 20 July 2011。

33. 背景信息和引用内容来自作者 2017 年 8 月对露西·阿普林的采访。

34. Baker K.S. et al., 'Horizontal antimicrobial resistance transfer drives epidemics of multiple *Shigella* species', *Nature Communications*, 2018; McCarthy A.J. et al., 'Extensive Horizontal Gene Transfer during *Staphylococcus aureus* Co-colonization In Vivo', *Genome Biology and Evolution*, 2014; Alirol E. et al., 'Multidrug-resistant gonorrhea: A research and development roadmap to discover new medicines', *PLOS Medicine*, 2017.

35. Gallagher J., 'Man has "world's worst" super-gonorrhoea', BBC News Online, 28 March 2018; Gallagher J., 'Super-gonorrhoea spread causes "deep concern"', BBC News Online, 9 January 2019.

36. Alzheimer's Society's view on genetic testing. April 2015. https://www.alzheimers.org.uk/about-us/policy-and-influencing/whatwe-think/genetic-testing; Genetic testing for cancer risk. Cancer Research UK. https://www.cancerresearchuk.org/about-cancer/causes-of-cancer/inherited-cancer-genes-and-increased-cancer-risk/genetic-testing-for-cancer-risk.

37. Middleton A., 'Attention The Times: Prince William's DNA is not a toy', *The Conversation*, 14 June 2013. 研究人员也对这项研究背后的科学分析方法提出了批评，见：Kennett D.A, 'The Rise and Fall of Britain's DNA: A Tale of Misleading Claims, Media Manipulation and Threats to Academic Freedom', *Genealogy*, 2018。

38. Ash L., 'The Christmas present that could tear your family apart', BBC News Online, 20 December 2018.

39. Clark K., 'Scoop: 23andMe is raising up to $300M', *PitchBook,* 24 July 2018; Rutherford A., 'DNA ancestry tests may look cheap. But your data is the price', *The Guardian*, 10 August 2018.

40. Cox N., 'UK Biobank shares the promise of big data', *Nature*, 10 October 2018.

41. 根据 1990 年的人口普查数据，斯威尼估计，87% 的人可以被确认身份。基于 1990 年和 2000 年的数据，后续的研究将这一数据修正为 61% ~ 63%。相关背景见：Sweeney L., 'Simple Demographics Often Identify People Uniquely', Carnegie Mellon University, Data Privacy Working Paper, 2000; Ohm P., 'Broken Promises of Privacy: Responding to the Surprising Failure of

Anonymization', *UCLA Law Review*, 2010; Sweeney L., 'Only You, Your Doctor, and Many Others May Know', *Technology Science*, 2015。

42. Sweeney L., 'Only You, Your Doctor, and Many Others May Know', *Technology Science*, 2015.

43. Smith S., 'Data and privacy', *Significance*, 3 October 2014.

44. 有关出租车数据的背景信息见: Whong C., 'FOILing NYC's Taxi Trip Data', 18 March 2014. https://chriswhong.com; Pandurangan V., 'On Taxis and Rainbows', 21 June 2014. https://tech.vijayp.ca。

45. 背景信息和引用内容见: Tockar A., 'Riding with the Stars: Passenger Privacy in the NYC Taxicab Dataset', 15 September 2014. https://research.neustar. biz。

46. De Montjoye Y.A., 'Unique in the Crowd: The privacy bounds of human mobility', *Scientific Reports*, 2013.

47. Shahani A., 'Smartphones Are Used To Stalk, Control Domestic Abuse Victims', National Public Radio, 15 September 2014.

48. Hern A., 'Fitness tracking app Strava gives away location of secret US army bases', *The Guardian*, 28 January 2014.

49. Watts A.G. et al., 'Potential Zika virus spread within and beyond India', *Journal of Travel Medicine*, 2018; Bengtsson L. et al., 'Improved Response to Disasters and Outbreaks by Tracking Population Movements with Mobile Phone Network Data: A Post-Earthquake Geospatial Study in Haiti', *PLOS Medicine*, 2011; Santi P. et al., 'Quantifying the benefits of vehicle pooling with shareability networks', *PNAS*, 2014.

50. Chen M.K. and Rohla R., 'The effect of partisanship and political advertising on close family ties', *Science*, 2018; Silm S. et al., 'Are younger age groups less segregated? Measuring ethnic segregation in activity spaces using mobile phone data', *Journal of Ethnic and Migration Studies*, 2017; Xiao Y. et al., 'Exploring the disparities in park access through mobile phone data: Evidence from Shanghai, China', *Landscape and Urban Planning*, 2019; Atlas of Inequality, https://inequality. media.mit.edu.

51. Conlan A.J.K. et al., 'Measuring social networks in British primary schools through scientific engagement', *Proceedings of the Royal Society B*, 2010.

52. 有关 GPS 数据代理人的背景信息见：Harris R., 'Your Apps Know Where You Were Last Night, and They're Not Keeping It Secret', *New York Times*, 10 December 2018; Signoret P., Teemo, 'la start-up qui traque 10 millions de Français en continu', *L'Express L'Expansion*, 25 August 2018; 'Is Geospatial Data a $100 Billion Business for SafeGraph?' *Nanalyze*, 22 April 2017。

53. 需要注意，在这项测试中，被追踪人提供了授权，允许其手机被追踪，见：Cox J., 'I Gave a Bounty Hunter $300. Then He Located Our Phone', *Motherboard*, 8 January 2019。

54. Scam alert: Speeding ticket email scam. Tredyffrin Police Department. 23 March 2016.

55. SARS 传入的相关背景见：'SARS Commission Final Report', Government of Ontario, 2005; Tsang K.W. et al., 'A Cluster of Cases of Severe Acute Respiratory Syndrome in Hong Kong', *The NEJM*, 2003。

56. Donnelly C.A. et al., 'Epidemiological determinants of spread of causal agent of severe acute respiratory syndrome in Hong Kong', *The Lancet*, 2003.

57. WHO Ebola Response Team, 'Ebola Virus Disease in West Africa – The First 9 Months of the Epidemic and Forward Projections', *NEJM*, 2014; Assiri A. et al., 'Hospital Outbreak of Middle East Respiratory Syndrome Coronavirus', *NEJM*, 2013; WHO Consultation on Clinical Aspects of Pandemic (H1N1) 2009 Influenza, 'Clinical Aspects of Pandemic 2009 Influenza A (H1N1) Virus Infection', *NEJM*,

2010.

58. 威洛布鲁克研究的背景信息见：Rothman D.J., *The Willowbrook Wars: Bringing the Mentally Disabled into the Community* (Aldine Transaction, 2005); Fansiwala K., 'The Duality of Medicine: The Willowbrook State School Experiments', *Medical Dialogue Review*, 20 February 2016; Watts G., 'Robert Wayne McCollum', *The Lancet*, 2010。

59. 引自：Offit P., *Vaccinated: One Man's Quest to Defeat the World's Deadliest Diseases* (Harper Perennial, 2008)。

60. Goldby S., 'Experiments at the Willowbrook state school', *The Lancet*, 1971.

61. Gordon R.M., *The Infamous Burke and Hare: Serial Killers and Resurrectionists of Nineteenth Century Edinburgh* (McFarland, 2009).

62. Transcript for NMT 1: Medical Case, 9 January 1947. Harvard Law School Library Nuremberg Trials Project.

63. Waddington C.S. et al., 'Advancing the management and control of typhoid fever: A review of the historical role of human challenge studies', *Journal of Infection*, 2014.

64. 这类研究的相关背景见：Cohen J., 'Studies that intentionally infect people with disease-causing bugs are on the rise', *Science*, 18 May 2016; https://clinicaltrials.gov; Nordling L., 'The Ethical Quandary of Human Infection Studies', *Undark*, 19 November 2018。

第 8 章

1. Peterson Hill N., *A Very Private Public Citizen: The Life of Grenville Clark* (University of Missouri, 2016).

2. Ham P., 'As Hiroshima Smouldered, Our Atom Bomb Scientists Suffered Remorse', *Newsweek*, 5 August 2015.

3. Ito S., 'Einstein's pacifist dilemma revealed', *The Guardian*, 5 July 2005; 'The Einstein Letter That Started It All; A message to President Roosevelt 25 Years ago launched the atom bomb and the Atomic Age', *New York Times*, 2 August 1964.

4. Clark G., Letters to the Times, *New York Times*, 22 April 1955.

5. Harris E.D. et al., 'Governance of Dual-Use Technologies: Theory and Practice', *American Academy of Arts & Sciences*, 2016.

6. Santi P. et al., 'Quantifying the benefits of vehicle pooling with shareability networks', *PNAS*, 2014; 其他参考资料见本书前面各章。

7. Cadwalladr C. et al., 'Revealed: 50 million Facebook profiles harvested for Cambridge Analytica in major data breach', *The Guardian*, 17 March 2018.

8. Sumpter S., *Outnumbered: From Facebook and Google to Fake News and Filter-bubbles – The Algorithms That Control Our Lives* (Bloomsbury Sigma, 2018); Chen A. et al., 'Cambridge Analytica's Facebook data abuse shouldn't get credit for Trump', *The Verge*, 20 March 2018.

9. Zunger Y., 'Computer science faces an ethics crisis. The Cambridge Analytica scandal proves it', *Boston Globe*, 22 March 2018.

10. Harkin J., '"Big Data", "Who Owns the Future?" and "To Save Everything, Click Here"', *Financial Times*, 1 March 2013; Harford T., 'Big data: A big mistake?', *Significance*, 1 December 2014; McAfee A. et al., 'Big Data: The Management Revolution', *Harvard Business Review*, October 2012.

11. Ginsberg J. et al., 'Detecting influenza epidemics using search engine query data', *Nature*, 2009.

12. Olson D.R. et al., 'Reassessing Google Flu Trends Data for Detection of

Seasonal and Pandemic Influenza: A Comparative Epidemiological Study at Three Geographic Scales', *PLOS Computational Biology*, 2013.

13. Lazer D. et al., 'The Parable of Google Flu: Traps in Big Data Analysis', *Science*, 2014.

14. World Health Organization, 'Pandemic influenza vaccine manufacturing process and timeline', *WHO Briefing Note*, 2009.

15. Petrova V.N. et al., 'The evolution of seasonal influenza viruses', *Nature Reviews Microbiology*, 2017; Chakraborty P. et al., 'What to know before forecasting the flu', *PLOS Computational Biology*, 2018.

16. Buckee C., 'Sorry, Silicon Valley, but "disruption" isn't a cure-all', *Boston Globe*, 22 January 2017.

17. Farrar J., 'The key to fighting the next "Ebola" outbreak is in your pocket', *Wired*, 4 December 2016; 其他参考资料见本书前面各章。

18. World Health Organisation, 'Ebola outbreak in the Democratic Republic of the Congo declared a Public Health Emergency of International Concern', WHO newsroom, 17 July 2019; Silberner J., 'Congo's fight against Ebola stalls after epidemiologist is shot dead', *British Medical Journal*, 2019.

19. Ginsberg M. et al., 'Swine Influenza A (H1N1) Infection in Two Children – Southern California, March–April 2009, *Morbidity and Mortality Weekly Report*, 2009.

20. Cohen J., 'As massive Zika vaccine trial struggles, researchers revive plan to intentionally infect humans', *Science*, 12 September 2018; Koopmans M. et al., 'Familiar barriers still unresolved – a perspective on the Zika virus outbreak research response', *The Lancet Infectious Diseases*, 2018.

21. Gordon A. et al., 'Prior dengue virus infection and risk of Zika: A pediatric cohort in Nicaragua', *PLOS Medicine*, 2019.

22. Grinberg N. et al., 'Fake news on Twitter during the 2016 U.S. presidential election', *Science*, 2019; Guess A. et al., 'Less than you think: Prevalence and predictors of fake news dissemination on Facebook', *Science Advances*, 2019; Lazer D.M.J. et al., 'The science of fake news', *Science*, 2018; Wagner K., 'Inside Twitter's ambitious plan to change the way we tweet', *Recode*, 8 March 2019; McCarthy K., 'Facebook, Twitter slammed for deleting evidence of Russia's US election mischief ', *The Register*, 13 October 2017.

23. Haldane A.G., 'Rethinking the Financial Network', Bank of England speech, 28 April 2009; Editorial Board, 'A fractured reporting system stymies public-safety research', *Bloomberg*, 25 October 2018.

24. Greene G., *The Woman Who Knew Too Much: Alice Stewart and the Secrets of Radiation* (University of Michigan Press, 2001).

25. Presentation at Epidemics[6] conference, 2017.

26. Kosinski M. et al., 'Private traits and attributes are predictable from digital records of human behavior', *PNAS*, 2013.

27. Cadwalladr C. et al., 'Revealed: 50 million Facebook profiles harvested for Cambridge Analytica in major data breach', *The Guardian*, 17 March 2018. 值得注意的是，虽然两者在方法上具有明显的相似性，但剑桥分析公司并没有与科辛斯基合作。

28. Alaimo K., 'Twitter's Misguided Barriers for Researchers', *Bloomberg*, 16 October 2018.

29. Godlee F., 'What can we salvage from care.data?', *British Medical Journal*, 2016.

30. Kucharski A.J. et al., 'School's out: seasonal variation in the movement patterns of school children', *PLOS ONE*, 2015; Kucharski A.J. et al., 'Structure and consistency of self-reported social contact networks in British secondary schools',

PLOS ONE, 2018.

31. http://www.bbc.co.uk/pandemic.

32. Information Commissioner's Office, 'Investigation into the use of data analytics in political campaigns', *ICO report*, 11 July 2018.

33. Rifkind H., TV review, *The Times*, 24 March 2018.

34. 假设阅读本书需要花费 6 小时（即每分钟 225 个单词）。数据来源：World Health Organization. http://www.who.int, 2018; Dance D.A. et al., 'Global Burden and Challenges of Melioidosis', *Tropical Medicine and Infectious Disease*, 2018。

35. 传染病的死亡率从 1990 年的每 10 万人 291 人下降到了 2016 年的每 10 万人 154 人。数据来源：Ritchie H. et al., 'Causes of Death', *Our World in Data*, 2018。

36. UK Government, *Health profile for England: 2017.* https://www.gov.uk.

37. Harper-Jemison D.M. et al., 'Leading causes of death in Chicago', Chicago Department of Public Health Office of Epidemiology, 2006; 'Illinois State Fact Sheet', National Injury and Violence Prevention Resource Center, 2015.

38. Information Commissioner's Office, 'Investigation into the use of data analytics in political campaigns', *ICO report*, 11 July 2018; DiResta R. et al., 'The Tactics & Tropes of the Internet Research Agency', *New Knowledge*, 2018.

延伸阅读 FURTHER READING

如有意进一步了解本书所提到的话题，可参考以下文章、论文和书籍。另外，如果希望引用本书中统计图表的数据和代码，可从此网站下载：https://github.com/adamkucharski/rules-of-contagion/。

第1章

保罗·费恩的 3 篇论文更详细地讨论了机制建模理论和群体免疫等相关概念：'Ross's A Priori Pathometry – A Perspective'（*Proceedings of the Royal Society of Medicine*, 1975）；'John Brownlee and the measurement of infectiousness: an historical study in epidemic theory'（*Journal of the Royal Statistical Society: Series A*, 1979）；'Herd Immunity: History, Theory, Practice'（*Epidemiological Reviews*, 1993）。大卫·史密斯（David Smith）与同事对罗斯的分析及相关后续研究进行了更为专业的讨论，参见其合著论文 'Ross, Macdonald, and a Theory for the Dynamics and Control of Mosquito-Transmitted Pathogens'（*PLOS Pathogens*, 2012）。

第 2 章

唐纳德·麦肯齐（Donald MacKenzie）和泰勒·斯皮尔斯（Taylor Spears）的论文'"The Formula That Killed Wall Street"?: The Gaussian Copula and the Material Cultures of Modelling'（2012）是一份有益的口述史资料，讲述了债务抵押证券背后的建模机制。迈克尔·刘易斯（Michael Lewis）的两本书 Liar's Poker: Rising Through the Wreckage on Wall Street（W. W. Norton & Company, 1989）和 The Big Short: Inside the Doomsday Machine（W. W. Norton & Company, 2010）出版时间相隔约 20 年，为我们展现了抵押贷款交易的起源，以及其引发的混乱。罗杰·洛温斯坦（Roger Lowenstein）的 When Genius Failed: The Rise and Fall of Long-Term Capital Management（Random House, 2000）讨论了对冲基金体系的崩溃。

约翰·波特拉特的 Seeking the Positives: A Life Spent on the Cutting Edge of Public Health（CreateSpace, 2015）更加详细地解释了他的研究，描述了社交网络如何影响淋病和其他性传播疾病的流行。在疾病建模技术方面，自从我在本科阶段读到马特·基林（Matt Keeling）和派伊·鲁哈尼（Pej Rohani）的 Modelling Infectious Diseases in Humans and Animals（Princeton University Press, 2007）后，就一直将其列入必读教材书目。

安迪·霍尔丹的演讲'Rethinking the Financial Network'（Bank of England transcript, 2009）适时地讨论了生态学、流行病学和金融市场的联系。他后来与罗伯特·梅合著的论文'Systemic risk in banking ecosystems'（Nature, 2011）进一步扩展了这些观点，加入了更多的技术细节。

第 3 章

尼古拉斯·克里斯塔基斯和詹姆斯·福勒的 Connected: The Amazing Power of Social Networks and How They Shape Our Lives（HarperPress, 2011）概

述了社交网络动力学方面的研究，其中包括他们对肥胖和其他特质的社会濡染的研究。他们随后发表的论文'Social contagion theory: examining dynamic social networks and human behavior'（*Statistics in Medicine*, 2013）回应了对其研究的批评，以及在评估社会濡染方面存在的技术挑战。戴蒙·森托拉的 *How Behavior Spreads: The Science of Complex Contagions*（Princeton University Press, 2018）讨论了他在复杂传染方面的工作，以及在大规模的行为学研究方面的洞见。肖恩·泰勒（Sean Taylor）和迪恩·埃克尔斯的论文'Randomized experiments to detect and estimate social influence in networks'（*Complex Spreading Phenomena in Social Systems*, 2018）对社会濡染研究做出了很好的方法论综述。

大卫·斯皮格豪特（David Spiegelhalter）的 *Sex by Numbers: What Statistics Can Tell Us About Sexual Behaviour*（Wellcome Collection, 2015）体现了对 NATSAL 项目更深刻的洞见。露西·阿普林的论文'Culture and cultural evolution in birds: a review of the evidence'（*Animal Behaviour*, 2019）将研究聚焦在鸟类上，概述了动物社会的文化发展。

第 4 章

关于暴力传播的更多讨论与案例，可参见卡尔·贝尔、加里·斯拉特金和夏洛特·沃茨在全球暴力预防论坛（Forum on Global Violence Prevention）上发表的论文，收录于 *Contagion of Violence: Workshop Summary*（The National Academies Collection, 2013）。

D.A. 亨德森（D.A. Henderson）的著作 *Smallpox: The Death of a Disease – The Inside Story of Eradicating a Worldwide Killer*（Prometheus, 2009）提供了根除天花行动中的接触者追踪和环形接种的一手资料。尼尔·弗格森（Neil Ferguson）与同事合著的论文'Planning for smallpox outbreaks'（*Nature*, 2003）阐释了对天花和其他新发传染病疫情建模的方法，以及这些方法

的局限。亚伦·金（Aaron King）与同事合著的'Avoidable errors in the modelling of outbreaks of emerging pathogens, with special reference to Ebola' (*Proceedings of the Royal Society B*, 2015) 对传染病暴发预测方面的潜在"陷阱"进行了技术分析。

凯西·奥尼尔（Cathy O'Neil）的 *Weapons of Math Destruction: How Big Data Increases Inequality and Threatens Democracy*（Penguin, 2016）着重阐释了许多常用算法中根深蒂固的偏见（包括在警务系统中使用的一些算法）。汉娜·弗雷（Hannah Fry）的 *Hello World: How to be Human in the Age of the Machine*（Penguin, 2019）更详细地描写了种种算法在现代生活中所扮演的角色以及带来的风险。

第 5 章

邓肯·沃茨的著作 *Everything is Obvious: Why Common Sense is Nonsense* (Atlantic Books, 2011) 描述了理解和预测网络社会行为时存在的挑战，并提供了一些有益的看法。他后来与杰克·霍夫曼（Jake Hofman）和阿米特·夏尔马（Amit Sharma）合著的论文'Prediction and explanation in social systems' (*Science*, 2017) 详细阐释了这项研究中所使用的技术方法。贾斯丁·郑与同事合著的论文'Do Diffusion Protocols Govern Cascade Growth?'（*AAAI*, 2018）以数据为依据，解读了网络内容的"再生数"。脸书研究项目在线档案馆（https://research.fb.com/publications）上还有许多论文，更进一步探讨了网络行为和内容的传播。

惠特尼·菲利普斯的报告 *The Oxygen of Amplification: Better Practices for Reporting on Extremists*（Data & Society, 2018）很好地总结了媒体操纵的手段和可供对抗这些手段的办法。罗杰·麦克纳米（Roger McNamee）的 *Zucked: Waking Up to the Facebook Catastrophe*（HarperCollins, 2019）讨论了社交媒体平台的缺点，其中包括特里斯坦·哈里斯和蕾妮·迪雷斯塔工作的更多细

节。锡南·阿拉尔和迪恩·埃克尔斯的论文'Protecting elections from social media manipulation'（*Science*, 2019）为如何细致衡量网络操纵及其对选举的潜在影响给出了建议。

第 6 章

有关 Mirai 病毒攻击起源和后续的更多信息，请参见加莱特·格拉夫（Garrett Graff）为《连线》杂志撰写的两篇文章：'How a Dorm Room Minecraft Scam Brought Down the Internet'（2017）和 'The Mirai Botnet Architects Are Now Fighting Crime with the FBI'（2018）。此外，还有一些具有里程碑意义的论文提及了更多关于电脑病毒和蠕虫历史的技术细节，比如弗雷德·科恩的'Computer Viruses – Theory and Experiments'（1984）和斯图尔特·斯坦尼福德与同事合作发表的'How to Own the Internet in Your Spare Time'（*Proceedings of the 11th USENIX Security Symposium,* 2002）。阿尔伯特-拉兹洛·巴拉巴斯的 *Linked: The New Science of Networks*（Perseus, 2002）描述了网络理论的历史，其中包括网络如何影响了恶意软件的流行传播。

第 7 章

詹妮弗·加迪（Jennifer Gardy）和尼克·洛曼（Nick Loman）的 'Towards a genomics-informed, real-time, global pathogen surveillance system'（*Nature Reviews Genetics*, 2018）对测序工具如何被用于诊断和追踪疾病进行了综述。'Outbreak analytics: a developing data science for informing the response to emerging pathogens'（*Philosophical Transactions of the Royal Society B,* 2019）探索了数据科学在疫情期间的应用，以及其中需要改进的方面。

如果想对纽约出租车分析及其影响了解更多，安东尼·托卡尔最早发表在博客 NeuStar 上的两篇文章'Differential Privacy: The Basics'和'Riding with the Stars: Passenger Privacy in the NYC Taxicab Dataset'值得一读（文章链接：https://research.neustar.biz）。马修·萨尔加尼克的著作 *Bit By Bit: Social Research in the Digital Age*（Princeton University Press, 2018）对现代社会行为研究中涉及的伦理和逻辑问题做出了颇有见地的概述。

第 8 章

大卫·桑普特（David Sumpter）的著作 *Outnumbered: From Facebook and Google to Fake News and Filter-bubbles*（Bloomsbury, 2018）对有关网络算法的种种说法的可信度进行了统计学评估，并重点书写了剑桥分析公司的丑闻。西内德·沃尔什（Sinead Walsh）和奥利弗·约翰逊（Oliver Johnson）合著的 *Getting to Zero: A Doctor and a Diplomat on the Ebola Frontline*（Zed Books, 2018）提供了西非埃博拉疫情应对中涉及的政治、后勤和人力成本的第一手记录。

致谢 ACKNOWLEDGEMENTS

　　在为本书开展研究的过程中，有许多人与我分享了他们的专业知识和经验，我想要感谢他们每一个人：露西·阿普林、尼姆·阿利纳敏帕斯、温迪·巴克莱（Wendy Barclay）、芭芭拉·卡苏、尼古拉斯·克里斯塔基斯、托比·戴维斯、迪恩·埃克尔斯、保罗·费恩、杰玛·盖根（Jemma Geoghegan）、安迪·霍尔丹、海蒂·拉尔森（Heidi Larson）、罗莎莉·利卡尔多·帕库拉、克里斯蒂安·卢姆、布伦丹·奈恩、安德鲁·奥德莱兹科、惠特尼·菲利普斯、约翰·波特拉特、查理·罗姆福德（Charlie Romford）、加里·斯拉特金、布里奥尼·斯怀尔-汤普森、杰米·特拉尼、梅利莎·特蕾西、亚历克斯·韦斯皮尼亚尼*、夏洛特·沃茨和邓肯·沃

---

* 　亚历克斯·韦斯皮尼亚尼即正文中的亚历山德罗·韦斯皮尼亚尼。——译者注

茨。我还要感谢所有帮我查询历史数据和文献的工作人员：伦敦卫生与热带医学院图书馆与档案馆的维多利亚·克兰纳（Victoria Cranna）和艾莉森·福西（Alison Forsey），英国皇家科学研究所的莉娜·赫尔特格伦（Liina Hultgren），以及约翰·斯诺及斯诺研究档案馆（John Snow Archive and Research Companion）的彼得·云顿-约翰森（Peter Vinten-Johansen）。最终文稿如有任何错误，责任均在笔者。

在我的职业生涯中，我有幸遇到了一些优秀的导师，他们帮我在专业领域成长，还鼓励我与更多受众互动，他们是剑桥大学的朱莉娅·戈格（Julia Gog），帝国理工学院的史蒂文·莱利（Steven Riley），以及伦敦卫生与热带医学院的约翰·埃德蒙兹（John Edmunds）。同时，我还要感谢多年来与我共事，让我深受教益的合作者和同事，特别是我在伦敦卫生与热带医学院传染病数学建模中心的杰出同事们，本书的许多观点都直接或间接受益于与他们的讨论。我与许多科普作家面临着一个同样的问题：学界优秀的研究众多，远非我的一本书能够容纳。因而，在写作和编辑本书时，我不得不舍弃了很多研究者和研究项目，这绝不代表我不认可他们科学研究的质量。

我还想向所有参与本书写作过程的人致以谢意：我优秀的编辑、Profile 出版社的塞克利·盖福德（Cecly Gayford）和惠康博物馆（Wellcome Collection）的弗兰·巴里（Fran Barrie）。他们一直在给我提供宝贵的想法和创意。乔·斯坦斯（Joe Staines）为我的手稿润稿。我的经纪人彼得·塔拉克（Peter Tallack）在过去几年中一直给我支持和建议。我的父母对本书初稿提供了评论建议。克莱尔·弗雷泽（Clare Fraser）、雷切尔·赫比（Rachel Humby）、穆尼尔·贾汉吉尔（Munir Jahangir）、斯蒂芬·赖斯（Stephen Rice）和格雷厄姆·惠勒（Graham Wheeler）为我早期的章节提供了反馈意见。最后，我要感谢我了不起的、鼓舞人心的妻子艾米丽（Emily）。我在写上一本书时与她相遇，而在写作本书时，我终于有幸娶她为妻。

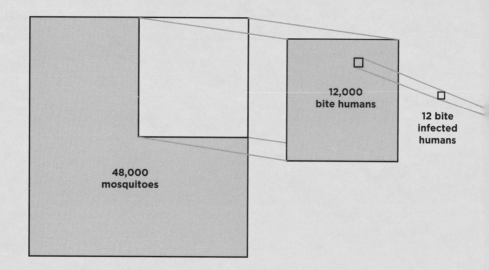

48,000 mosquitoes

12,000 bite humans

12 bite infected humans

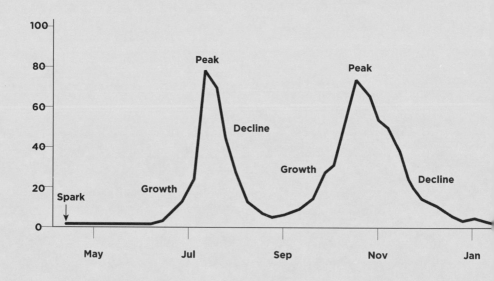